Wolf-Karsten Hofmann, Carsten Müller-Tidow (Hrsg.)
Myeloische Neoplasien

Wolf-Karsten Hofmann,
Carsten Müller-Tidow (Hrsg.)

Myeloische Neoplasien

—

DE GRUYTER

Herausgeber

Prof. Dr. med. Wolf-Karsten Hofmann
Universitätsklinikum Mannheim
III. Medizinische Klinik
Hämatologie und Onkologie
Theodor-Kutzer-Ufer 1–3
68167 Mannheim
w.k.hofmann@medma.uni-heidelberg.de

Prof. Dr. med. Carsten Müller-Tidow
Universitätsklinikum Heidelberg
Medizinische Klinik V
Im Neuenheimer Feld 410
69120 Heidelberg
carsten.mueller-tidow@med.uni-heidelberg.de

ISBN: 978-3-11-059750-9
e-ISBN (PDF): 978-3-11-059979-4
e-ISBN (EPUB): 978-3-11-059855-1

Library of Congress Control Number: 2019952844

Bibliografische Information der Deutschen Nationalbibliothek
Die Deutsche Nationalbibliothek verzeichnet diese Publikation in der Deutschen Nationalbiblio-
graphie; detaillierte bibliografische Daten sind im Internet über http://dnb.d-nb.de abrufbar.

© 2020 Walter de Gruyter GmbH, Berlin/Boston
Einbandabbildung: Prof. Dr. med. Jan Hastka und Prof. Dr. med. Georgia Metzgeroth
Satz/Datenkonvertierung: L42 AG, Berlin
Druck und Bindung: CPI Books GmbH, Leck

www.degruyter.com

Vorwort und Danksagung

Myeloische Neoplasien stellen in der Gesamtheit aller hämatologischen System-erkrankungen eine spezielle und außergewöhnliche Krankheitsgruppe dar. Als Paradebeispiel für den Transfer innovativer Grundlagenforschung direkt zum Patienten kann die molekulare Diagnostik und zielgerichtete Behandlung der chronisch myeloischen Leukämie (CML, etwa 800 Neuerkrankungen pro Jahr in Deutschland) mit Tyrosinkinaseinhibitoren genannt werden. Eine Erkrankung, die noch vor 20 Jahren mit einer durchschnittlichen mittleren Überlebenszeit von 4-6 Jahren eingeordnet wurde, ist heute so gut behandelbar, dass die Patienten – egal in welchem Alter sie erkranken – von einer normalen Lebenserwartung ausgehen können. Darüber hinaus stellt die akute myeloische Leukämie mit ca. 3.000-4.000 Neuerkrankungen pro Jahr in Deutschland eine wichtige und lebensbedrohliche Erkrankung der Blutbildung dar, bei der für ca. 40-50 % der erwachsenen Patienten inzwischen eine dauerhafte Heilung erzielt werden kann. Weitere, eher „chronisch" verlaufende Erkrankungen, wie die myeloproliferativen Neoplasien (ca. 1.200-1.600 Neuerkrankungen pro Jahr in Deutschland) und die myelodysplastischen Syndrome (Anzahl der Neuerkrankungen in Deutschland zwischen 4.000-5.000 pro Jahr, im Alter über 75 Jahre deutlich ansteigend) sind inzwischen sehr genau diagnostisch charakterisiert und durch eine Vielzahl von innovativen Medikamenten dauerhaft sehr gut behandelbar.

In Deutschland werden auf dem Gebiet der myeloischen Neoplasien weltweit anerkannte und akzeptierte klinische Studien durchgeführt. Durch konsequenten und unermüdlichen Einsatz im Rahmen kooperativer Studiengruppen ist es gelungen, die Behandlungsstrategien in den letzten Jahren zu optimieren und zu individualisieren. Für weitere Therapie-Fortschritte wird es kritisch darauf ankommen, dass diese Kultur erhalten wird – trotz schwerwiegender Finanzierungsprobleme und regulatorischer Hindernisse.

Das vorliegende Buch soll nach einer kurzen Einführung in die Grundlagen der myeloischen Neoplasien – welche für das Verständnis von zielgerichteten Therapien extrem wichtig sind – und einer ausführlichen Darstellung der aktuellen Diagnostik der Erkrankungen besonders praktische Aspekte der modernen Therapie dieser Erkrankungen – einschließlich des Konzeptes der allogenen Stammzelltransplantation – darstellen. Es ist gelungen, viele engagierte und national sowie international federführende Wissenschaftler und Ärzte für dieses Buchprojekt zu gewinnen, wofür sich die Herausgeber an dieser Stelle herzlich bedanken möchten.

https://doi.org/10.1515/9783110599794-201

Auch dieses Buch wäre – wie viele andere – in der vorliegenden Form nicht ohne die exzellente organisatorische und Lektorats-Mitarbeit von Frau Christiane Schumann (Mannheim) entstanden. Für diese kontinuierliche Unterstützung möchten wir uns ausdrücklich und herzlich bedanken.

Prof. Dr. med. Wolf-K. Hofmann
Prof. Dr. med. Carsten Müller-Tidow
Mannheim und Heidelberg, im Juni 2019

Inhalt

Autorenverzeichnis

Prof. Dr. med. Peter Dreger
Universitätsklinikum Heidelberg
Medizinische Klinik V
Im Neuenheimer Feld 410
69120 Heidelberg
peter.dreger@med.uni-heidelberg.de
Kapitel 3.6

Prof. Dr. Alice Fabarius
Universitätsmedizin Mannheim
III. Medizinische Klinik
Theodor-Kutzer-Ufer 1–3
68167 Mannheim
alice.fabarius@medma.uni-heidelberg.de
Kapitel 2.1

Prof. Dr. med. Jan Hastka
Universitätsmedizin Mannheim
III. Medizinische Klinik
Theodor-Kutzer-Ufer 1–3
68167 Mannheim
jan.hastka@umm.de
Kapitel 2.1, 2.5

Dr. med. Daniela Heidenreich
Universitätsmedizin Mannheim
III. Medizinische Klinik
Theodor-Kutzer-Ufer 1–3
68167 Mannheim
daniela.heidenreich@umm.de
Kapitel 3.7

Dr. med. Susanne Hofmann
Universitätsklinikum Heidelberg
Medizinische Klinik V
Im Neuenheimer Feld 410
69120 Heidelberg
susanne.hofmann@med.uni-heidelberg.de
Kapitel 3.6

Prof. Dr. med. Wolf-Karsten Hofmann
Universitätsmedizin Mannheim
III. Medizinische Klinik
Hämatologie und Onkologie
Theodor-Kutzer-Ufer 1–3
68167 Mannheim
w.k.hofmann@medma.uni-heidelberg.de
Kapitel 4

Dr. med. Johann-Christoph Jann
Universitätsmedizin Mannheim
III. Medizinische Klinik
Theodor-Kutzer-Ufer 1–3
68167 Mannheim
johann-christoph.jann@umm.de
Kapitel 2.1, 2.3

Dr. med. Sonia Jaramillo Segura
Universitätsklinikum Heidelberg
Medizinische Klinik V
Im Neuenheimer Feld 410
69120 Heidelberg
Sonia.JaramilloSegura@med.uni-heidelberg.de
Kapitel 1.2

PD Dr. med. Mohamad Jawhar
Universitätsmedizin Mannheim
III. Medizinische Klinik
Theodor-Kutzer-Ufer 1–3
68167 Mannheim
mohamad.jawhar@umm.de
Kapitel 3.4

PD Dr. med. Stefan Klein
Universitätsmedizin Mannheim
III. Medizinische Klinik
Theodor-Kutzer-Ufer 1–3
68167 Mannheim
stefan.klein@umm.de
Kapitel 3.7

Prof. Dr. med. Alwin Krämer
Universitätsklinikum Heidelberg
Medizinische Klinik V
Im Neuenheimer Feld 410
69120 Heidelberg
alwin.kraemer@med.uni-heidelberg.de
Kapitel 2.4

Dr. Dr. med. Sebastian Kreil
Universitätsmedizin Mannheim
III. Medizinische Klinik
Theodor-Kutzer-Ufer 1–3
68167 Mannheim
sebastian.kreil@umm.de
Kapitel 3.7

Prof. Dr. med. Georgia Metzgeroth
Universitätsmedizin Mannheim
III. Medizinische Klinik
Theodor-Kutzer-Ufer 1–3
68167 Mannheim
georgia.metzgeroth@umm.de
Kapitel 2.1, 2.5, 3.3

Prof. Dr. med. Carsten Müller-Tidow
Universitätsklinikum Heidelberg
Medizinische Klinik V
Im Neuenheimer Feld 410
69120 Heidelberg
carsten.mueller-tidow@med.uni-heidelberg.de
Kapitel 4

Dr. med. Nina Rosa Neuendorff
Universitätsklinikum Heidelberg
Medizinische Klinik V
Im Neuenheimer Feld 410
69120 Heidelberg
NinaRosa.Neuendorff@med.uni-heidelberg.de
Kapitel 1.3, 2.2

Prof. Dr. med. Florian Nolte
Universitätsmedizin Mannheim
III. Medizinische Klinik
Theodor-Kutzer-Ufer 1–3
68167 Mannheim
florian.nolte@medma.uni-heidelberg.de
Kapitel 3.1

Prof. Dr. med. Daniel Nowak
Universitätsmedizin Mannheim
III. Medizinische Klinik
Theodor-Kutzer-Ufer 1–3
68167 Mannheim
daniel.nowak@medma.uni-heidelberg.de
Kapitel 1.1

Prof. Dr. med. Andreas Reiter
Universitätsmedizin Mannheim
III. Medizinische Klinik
Theodor-Kutzer-Ufer 1–3
68167 Mannheim
andreas.reiter@medma.uni-heidelberg.de
Kapitel 2.5, 3.3

Prof. Dr. med. Susanne Saußele
Universitätsmedizin Mannheim
III. Medizinische Klinik
Theodor-Kutzer-Ufer 1–3
68167 Mannheim
susanne.saussele@medma.uni-heidelberg.de
Kapitel 3.5

Prof. Dr. med. Richard Schlenk
Universitätsklinik Heidelberg und Deutsches
Krebsforschungszentrum
NCT-Studienzentrale
Im Neuenheimer Feld 130.3
69120 Heidelberg
richard.schlenk@nct-heidelberg.de
Kapitel 3.2

Dr. med. Maria-Luisa Schubert
Universitätsklinikum Heidelberg
Medizinische Klinik V
Im Neuenheimer Feld 410
69120 Heidelberg
Maria-Luisa.Schubert@med.uni-heidelberg.de
Kapitel 1.2

Dr. med. Juliana Schwaab
Universitätsmedizin Mannheim
III. Medizinische Klinik
Theodor-Kutzer-Ufer 1–3
68167 Mannheim
juliana.schwaab@medma.uni-heidelberg.de
Kapitel 3.3

1 Pathophysiologische und molekulare Grundlagen myeloischer Neoplasien

1.1 Molekulare Pathogenese myeloischer Neoplasien

Daniel Nowak

1.1.1 Einleitung und historische Besonderheiten

Der Begriff der myeloischen Neoplasien beinhaltet alle malignen Neubildungen der myeloischen Zellreihen der Hämatopoese. Medizingeschichtlich erfolgte die Entdeckung und Beschreibung hämatologischer Erkrankungen und damit auch myeloischer Neoplasien im Vergleich zu soliden Malignomen vergleichsweise spät. Die Ableitung des Begriffs „Leukämie" aus abnormal gesteigerten Leukosen erfolgte erstmals nahezu zeitgleich durch die Pathologen John Hughes Bennett und Rudolf Virchow 1845 [1]. Eine erstmalige Unterscheidung der differenzierenden Hämatopoese in eine lymphatische und eine myeloische Differenzierungslinie gab es 1877 durch Paul Ehrlich. Aufgrund neuer und verbesserter, von ihm entwickelter Färbemethoden war es möglich geworden, die morphologischen Eigenschaften von Leukozyten darzustellen und somit eine systematische Beschreibung unterschiedlicher Progenitorzellpopulationen durchzuführen. Eine weitere Prägung und Einteilung der myeloischen Hämatopoese und Beschreibung von Monozytosen erfolgte im weiteren Verlauf unter anderem durch den Schweizer Internisten Otto Naegeli (1900).

Als frühe antileukämische therapeutische Versuche können z. B. die Behandlungen mit Arsentrioxid (*Fowler-Solution*) genannt werden, erstmalig 1865 beschrieben durch den Neurologen Heinrich Lissauer. Weitere z. T. wirksame Therapieversuche erfolgten ab 1895 mittels Röntgenstrahlen. Dennoch blieb das Verständnis über hämatologische Neoplasien und deren Behandlungsmöglichkeiten Anfang des 20. Jahrhunderts noch weitgehend unbefriedigend. Eine erste systematische epidemiologische Arbeit erschien 1917, beinhaltete 1.457 Patienten und formulierte die Hypothese einer infektiösen Genese. Erst im Verlauf der 1930er und 1940er Jahre kam es durch die Möglichkeit verbesserter Labortechniken zur Blutbildmessung, Entwicklung der Knochenmarkpunktion und verbesserter mikroskopischer Untersuchungstechniken zur häufigeren und besseren Abgrenzungen neoplastischer Erkrankungen von nicht malignen Erkrankungen der Hämatopoese.

Das Konzept der Chemotherapie gegen hämatologische Neoplasien entwickelte sich interessanterweise aus militärischen Forschungsprojekten des zweiten Weltkriegs. Man stellte fest, dass die in chemischen Kampfstoffen enthaltenen Lostverbindungen auf besondere Weise toxisch auf die Hämatopoese wirkten und leukämische Erkrankungen in Remission bringen konnten [2]. Dies war der Ausgangspunkt

https://doi.org/10.1515/9783110599794-001

zur Entwicklung der ersten Alkylanzien wie z. B. Busulfan (Myleran), Melphalan und Chlorambucil.

Entscheidende Durchbrüche zum besseren Verständnis und zur Therapie hämatologischer Neoplasien wurden aber erst ab den 1950er Jahren ermöglicht, einerseits durch die Beschreibung der Desoxyribonukleinsäure (DNA) als Träger der Erbsubstanz durch Watson und Crick [3] und andererseits durch die Entwicklung neuer Substanzen, die in den DNA-Stoffwechsel eingriffen, wie z. B. Purinanaloga wie 6-Mercaptupurin.

Der Beginn dieser „molekularen Ära" markierte auch den Beginn des Verständnisses molekularer Pathomechanismen myeloischer Neoplasien. Durch den einfachen Zugang zu malignen Zellen hämatologischer Malignome aus dem Blut und dem Knochenmark entwickelten sich einige myeloische Neoplasien zu „Modellerkrankungen" und Paradebeispielen translationaler onkologischer Forschung. Die diesbezüglich vielleicht bemerkenswerteste Erkrankung ist die chronische myeloische Leukämie (CML), deren Erforschungshistorie als grundsätzliche, erstrebenswerte Blaupause für die systematische Erforschung anderer hämatologischer wie auch solider Neoplasien dient und daher kurz dargestellt wird.

Nachdem es im Rahmen der Erforschung der Struktur der Erbsubstanz in den 1950er Jahren möglich geworden war, den menschlichen Chromosomensatz darzustellen [4], ermöglichte dies wenige Jahre später die erste Identifikation einer spezifisch in Leukämiezellen erworbenen chromosomalen Veränderung, des „Philadelphia-Chromosoms" in der chronischen myeloischen Leukämie (CML). Die Entdeckung des Philadelphiachromosoms in CML-Zellen war der historische Startschuss für die bisher erfolgreichste Umsetzung translationaler molekularer Hämatologie zum Wohle von Leukämiepatienten. Nach Weiterentwicklungen der zytogenetischen Analysemethoden für Chromosomen wurde das Philadelphia-Chromosom 1972 als balancierte Translokation zwischen Chromosom 9 und 22 beschrieben [5]. Molekularbiologisch erfolgte 1977 und 1978 durch Maxam, Gilbert und Sanger erstmals die Entwicklung von Methoden zur Sequenzierung der Basenabfolge in der DNA [6]. 1985 gelang daraufhin durch Heisterkamp und Groffen die molekulare Charakterisierung des aus dem Philadelphia-Chromosom entstehenden genetischen Fusionsproduktes „BCR-ABL1" aus Teilen des BCR-Gens auf Chromosom 22 und des ABL-Gens auf Chromosom 9 [7]. Ein erneuter Meilenstein der Molekularbiologie war 1986 die Entwicklung der Polymerase-Kettenreaktion (PCR), die es fortan ermöglichte, sequenzspezifisch DNA-Abschnitte beliebig exponentiell zu amplifizieren. Im Zuge dessen wurde das BCR-ABL1-Gen ausführlich charakterisiert, und es konnte gezeigt werden, dass das BCR-ABL1-Onkogen alleine ursächlich für die Entstehung einer CML ist. Diese Erkenntnis führte schließlich im Jahre 1996 zur Entwicklung des Tyrosinkinaseinhibitors Imatinib [8], welcher es ermöglichte, spezifisch das onkogene Wachstumssignal des BCR-ABL1-Fusionsgens zu hemmen. Damit stand zum ersten Mal ein Medikament in Tablettenform zur Verfügung, das gezielt gegen eine leukämiespezifische molekulare Läsion gerichtet war und daher eine extrem erfolgreiche und zugleich nebenwirkungsarme Therapie einer Krebserkrankung erlaubte. Durch die Therapie von CML-Patienten mit Imatinib oder dessen Nachfolgersubstanzen ist die CML heutzutage wie eine chronische Erkrankung zu behandeln, und die mediane Überlebenszeit von CML-Patienten wird auf > 20 Jahre geschätzt [9].

Dieses Paradebeispiel erfolgreicher molekularer Leukämieforschung dient seitdem als Vorlage zur Übertragung und Nachahmung für andere Leukämiearten. Diese Geschichte zeigt auch, dass die hämatologische Forschung traditionell eng mit molekularbiologischer Forschung verbunden ist, da methodologische Fortschritte in der Molekularbiologie konsekutiv auch immer zu Erfolgsschüben in der Leukämieforschung geführt haben. Leider konnte dieses Prinzip in den allermeisten hämatologischen Neoplasien bisher nicht auf ähnlich erfolgreiche Weise reproduziert werden, da die molekulare Pathogenese anderer Entitäten oftmals vielschichtiger zu sein scheint als in der CML. Dies könnte sich allerdings in den nächsten Jahren durch Anwendung erneuter technischer Revolutionen im Bereich der Molekularbiologie, wie z. B. im Next Generation Sequencing (NGS), durch Einzelzellanalysen und Hilfestellung durch maschinelles Lernen und künstliche Intelligenz (KI) möglicherweise ändern. Vor diesem Hintergrund werden im Folgenden die aktuellen Hypothesen und molekularen Erkenntnisse zu den myeloischen Neoplasien dargestellt.

1.1.2 Stammzellkonzept myeloischer Neoplasien

Das Verständnis, die systematische Einteilung und Nosologie myeloischer Neoplasien leitet sich aus der Entwicklungshierarchie der normalen Hämatopoese ab. Im klassischen Modell gleicht die Hämatopoese einer Art Pyramide, an deren Apex die multipotenten hämatopoetischen Stammzellen (HSC) stehen. Diese HSC bilden ein Reservoir an Zellen, die in der Lage sind, die Blutbildung lebenslang aufrechtzuerhalten. Neben der Produktion reifer und funktioneller Blutbestandteile ist die Besonderheit der HSC per Definition ihre Fähigkeit, sich auch selbst zu erneuern (Selbsterneuerungskapazität). In der normalen Blutbildung wird diese Selbsterneuerung streng kontrolliert. Durch die reguläre Zellteilung der Stammzellen entstehen multipotente Progenitorzellen (MPP) – anstatt neuer undifferenzierter HSC. Durch weitere schrittweise Restriktion des Differenzierungspotenzials entwickeln sich aus den MPP entlang einer verzweigten Hierarchie immer spezialisiertere Linien der Hämatopoese. Bereits auf Ebene der MPPs erfolgt als nächster Schritt in der Hierarchie eine relative Festlegung über die Entwicklung entweder in die lymphatische Reihe zu *(common)* lymphatischen Progenitorzellen oder Progenitorzellen der myeloischen Reihe, wie z. B. erythropoetische, granulopoetische, monozytäre, megakaryozytäre und ggf. dendritische Progenitorzellen, die dann über Expansionsteilungen in weiteren Differenzierungsschritten massenhaft ihre reifen Zielzellen produzieren. Die Hypothesen über die Definitionen, Schwellenwerte, Trennschärfe und Struktur des Verzweigungsbaums der hämatopoetischen Entwicklungshierarchien wurden im Verlauf der letzten Jahre immer wieder verfeinert und teilweise kontrovers diskutiert [10], was bisher jedoch nichts Grundlegendes am Stammzellkonzept der Hämatopoese geändert hat.

Die Nosologie der bekannten myeloischen Neoplasien leitet sich grob vereinfacht aus dem Differenzierungsbaum der oben beschriebenen myeloischen Differenzierungslinien ab. Je nachdem, welchem Differenzierungsstadium die zu klassifizierenden malignen Zellen phänotypisch und molekular am ähnlichsten sind, erfolgt ihre komplexe Klassifizierung (s. Kap. 2). Dennoch gilt auch für die myeloischen Neoplasien die Hypothese eines Stammzellkonzeptes, wonach die jeweiligen Erkrankungen nur durch sogenannte „leukämische Stammzellen" mit Selbsterneuerungskapazität aufrechterhalten werden können. Selbsterneuerungskapazität wird klassischerweise durch die Fähigkeit der Repopulation und Ausdifferenzierung in Xenograftversuchen nachgewiesen. Für myeloische Neoplasien wurden diese Versuche erstmals in den 1990er Jahren mit Zellen aus akuten myeloischen Leukämien durchgeführt. Dabei konnte gezeigt werden, dass ausschließlich diejenigen Zellen mit den primitivsten Oberflächenmarkerprofilen (CD34+/CD38-) Selbsterneuerungskapazität besaßen [11], was die Hypothese unterstützte, dass auch bei leukämischen Erkrankungen nicht alle malignen Zellen Selbsterneuerungskapazität besitzen. Vielmehr werden selbst stark transformierte und entdifferenzierte Leukämien durch ein kleines Reservoir an Stammzellen initiiert und aufrechterhalten. Diese Erkenntnis ist entscheidend für das Verständnis der molekularen Pathogenese der myeloischen Neoplasien, da sie dadurch als „Stammzellerkrankungen" eingeordnet werden müssen. Die zentrale Hypothese der molekularen Pathogenese myeloischer Neoplasien lässt sich daraus vereinfacht wie folgt formulieren: Hämatopoetische Stammzellen transformieren in maligne Erkrankungen, indem sie schrittweise molekulare Schäden erwerben, die ihnen einen Wachstumsvorteil gegenüber der gesunden Hämatopoese verschaffen und sich den Restriktionsmechanismen für Selbsterneuerungsprozesse entziehen (Abb. 1.1).

Das Repertoire an möglichen „erworbenen molekularen Schäden" ist vielseitig und komplex und reicht vom Erwerb klassischer genomischer Schäden wie chromosomaler Aberrationen, Mutationen, Deletionen, Insertionen und Translokationen über epigenetische Schäden, Chromatinremodellierung, post-translationale Veränderungen und Proteomveränderungen. Zudem hat man in den letzten Jahren gezeigt, dass die klonale Zusammensetzung der malignen Hämatopoese mit diesen erworbenen Schäden nicht statisch ist, sondern einer ständigen dynamischen Evolution unterliegt [12]. Abgesehen von somatisch erworbenen molekularen Schäden spielen in vielen Fällen auch bekannte oder noch unbekannte angeborene Keimbahnveränderungen eine Rolle in der molekularen Pathogenese myeloischer Neoplasien [13]. Diese werden in Kapitel 2.2 behandelt.

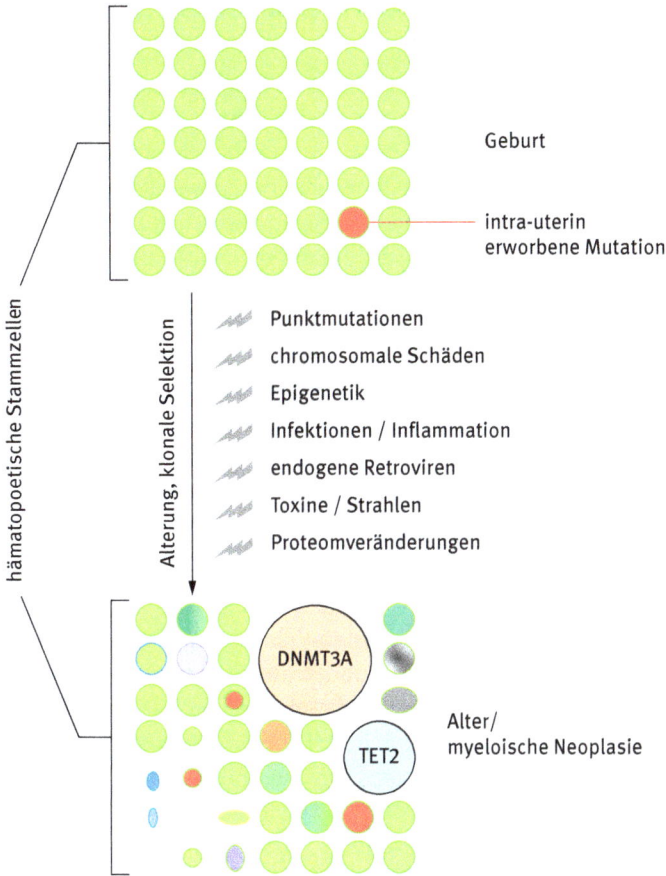

Abb. 1.1: Darstellung der Entwicklung klonaler Hämatopoese als Vorstufe zu myeloischen Neoplasien im Laufe des Alters aufgrund des Erwerbs molekularer Läsionen in hämatopoetischen Stammzellen. Gemäß neuerer Berechnungen wird die gesamte Hämatopoese des menschlichen Körpers von ca. 44.000–215.000 jeweils aktiven hämatopoetischen Stammzellen aufrechterhalten. Bei Geburt ist dieser „Stammzellpool" noch weitestgehend unbeschädigt und polyklonal. Im Lauf des Lebens erwerben diese Stammzellen zunehmend molekulare Schäden, was zu Verschiebungen der klonalen Zusammensetzung im Stammzellpool führen kann. Es kommt dadurch sowohl zu Funktionsverlust von Stammzellen als auch zu einer klonalen Expansion von Zellen, die dadurch einen Selektionsvorteil gewonnen haben. Aus solchen Klonen mit Wachstumsvorteil können sich schließlich auch bösartige myeloische Neoplasien entwickeln, die dann auch weiterhin die früh erworbenen molekularen Veränderungen tragen. DNMT3A und TET2: Punktmutationen spezifischer Gene (siehe Kap. 1.1.4).

1.1.3 Chromosomale Veränderungen

Die erstmalige Entdeckung des zuvor bereits erwähnten Philadelphia-Chromosoms in der CML hat eindrucksvoll gezeigt, dass chromosomale Aberrationen kausal für die Entstehung maligner Erkrankungen sein können und gleichzeitig oftmals vielversprechende Ziele für therapeutische Strategien darstellen. Initial war die Darstellung von Chromosomen mittels Metaphasenzytogenetik, die erstmals in den 1960er Jahren entwickelt wurde, überhaupt die einzige Methode, mit der man molekulare Schäden in bösartigen Zellen detektieren konnte. Dies führte daher frühzeitig zur Identifikation zahlreicher rekurrenter krankheitsspezifischer chromosomaler Schäden in myeloischen Neoplasien, die auch schnell Einzug in diagnostische Algorithmen erhielten [14] und bis heute zwingender Bestandteil hämatologischer Diagnostik sind [15]. Die gängigen chromosomalen Läsionen, die Anwendung in hämatologischer Diagnostik und Stratifizierung finden, sind zumeist chromosomale Translokationen, Deletionen und Amplifikationen. Die meisten bekannten und rekurrenten chromosomalen Translokationen führen zu pathogenetisch wirksamen Genfusionsprodukten wie beispielsweise BCR-ABL1 bei der CML, PML-RARA in der akuten Promyelozytenleukämie, die zahlreichen AML-klassifizierenden Fusionsprodukte (z. B. mit RUNX1, CBFB, MLLT3 u. a.) oder PDGF-Rezeptor-Rearrangements bei eosinophilen Erkrankungen und zu vielen anderen. Ein großer Vorteil dieser Translokationen und daraus hervorgehender Fusionsprodukte ist, dass sie sich hervorragend zu diagnostischen Zwecken eignen. Sie sind einfach in der Metaphasenzytogenetik zu identifizieren. Die spezifischen Fusionsprodukte eigenen sich darüber hinaus bestens zur Durchführung hochsensitiver Messungen der minimalen Resterkrankung (MRD) zur Monitorierung von Tumorlast, Ansprechen und frühzeitiger Detektion von Rezidiven. Mittels PCR lassen sich selbst geringste Mengen dieser pathologischen Fusionssequenzen aus DNA- oder RNA-Isolaten amplifizieren und robust und standardisiert nachweisen [16]. Große chromosomale Deletionen und Amplifikationen sind ebenfalls routinemäßiger Bestandteil hämatologischer Diagnostik. Für nahezu alle myeloischen Neoplasien sind charakteristische chromosomale Kopienzahlveränderungen (*copy number alterations*, CNA) bekannt und erhalten Eingang in diagnostische Leitlinien [15] (s. auch Kap. 2.1). Prominente CNA sind z. B. Deletionen von Chromosom 17p oder 7q, die mit besonders schlechter Prognose assoziiert werden. Anhand dieser beiden Beispiele lassen sich auch einfache pathogenetische Prinzipien ableiten, die funktionell für genomische Deletionen vermutet werden. Auf Chromosom 17p befindet sich die kodierende Region des wichtigen Tumorsuppressorgens TP53, auf Chromosom 7q die für EZH2, einen wichtigen Chromatinregulator. Beide Gene sind in myeloischen Neoplasien oftmals auch von inaktivierenden oder modifizierenden Punktmutationen betroffen. Entweder eine Haploinsuffizienz oder gar der Verlust eines Allels dieser Gene durch genomische Deletion und ggf. Mutation des verbleibenden Allels im Sinne eines doppelten Schadens werden pathogenetisch verantwortlich gemacht für schwere Störungen in der DNA-Schadensregulierung oder der Chromatinstrukturierung. Neben einer

Apoptoseresistenz entsteht durch diese Läsionen auch eine erhöhte genomische Instabilität, in deren Folge die Zellen dann noch schneller und leichter neue genetische Schäden erwerben können, mit denen oftmals eine Krankheitsprogression einhergeht. Während man sich in der klinischen hämatologischen Praxis auf eine relativ kleine Anzahl („Handvoll") an hochgradig rekurrenten Läsionen beschränkt, nimmt die Anzahl der jemals detektierten Läsionen dauerhaft zu und wird in großen webbasierten Datenbanken wie z. B. der *Mitelman Database of Chromosome Aberrations and Gene Fusions in Cancer* [17] für alle Krebserkrankungen regelmäßig katalogisiert.

Neben den oben beschriebenen mikroskopisch detektierbaren chromosomalen Aberrationen konnten in den letzten 15 Jahren aufgrund der Anwendung neuer molekularbiologischer Hochdurchsatzmethoden wie z. B. genomweiter *Array*-basierter Methoden und schließlich von *Next Generation Sequencing* (NGS) zahlreiche andere und z. T. bisher nicht bekannte DNA-strukturelle Schäden in myeloischen Neoplasien entdeckt werden. Nach Abschluss des Humanen Genomprojekts konnten mit der damit zur Verfügung stehenden Referenzsequenz des humanen Genoms Oligonukleotid-basierte Mikroarrays (SNP-Arrays) zur hochauflösenden genotypischen Abtastung des gesamten Genoms industriell hergestellt werden [18]. Abb. 1.2 zeigt beispielhaft die unterschiedliche Darstellungsweise einer typischen heterozygoten Deletion im langen Arm von Chromosom 5, del(5q), bei MDS durch (a) klassische Metaphasenzytogenetik, (b) hochauflösenden SNP-Array und (c) Berechnung nach Ganzexomsequenzierung. Mit SNP-Arrays wurde eine ganze Fülle an neuen rekurrenten, bisher kryptischen Schäden auch in myeloischen Neoplasien identifiziert, wie z. B. Mikrodeletionen, Amplifikationen und uniparentale Disomie [19]. Durch die Verfügbarkeit von NGS-Methoden [20] konnten zudem zusätzlich z. T. neue strukturelle Abberationen charakterisiert werden, z. B. Ereignisse wie Chromothripsis, Chromoplexie, *Double-Minute*-Chromosomen, Transposition mobiler Elemente oder Insertion von Fremd-DNA [21]. Während die oben dargestellten strukturellen Veränderungen der DNA bisher keinen Einzug in offizielle Leitlinien und Standardwerke gefunden haben [15], werden sie in mehreren internationalen Datenbanken systematisch erfasst und katalogisiert, z. B. im *Cancer Genomics Consortium* [22] oder im *Cancer Genome Atlas* [23]. Von dort gingen zuletzt Anstrengungen aus, die bisher in explorativen wissenschaftlichen Projekten erhobenen Daten zu myeloischen Neoplasien einer evidenzbasierten klinischen Anwendung zuzuführen [24].

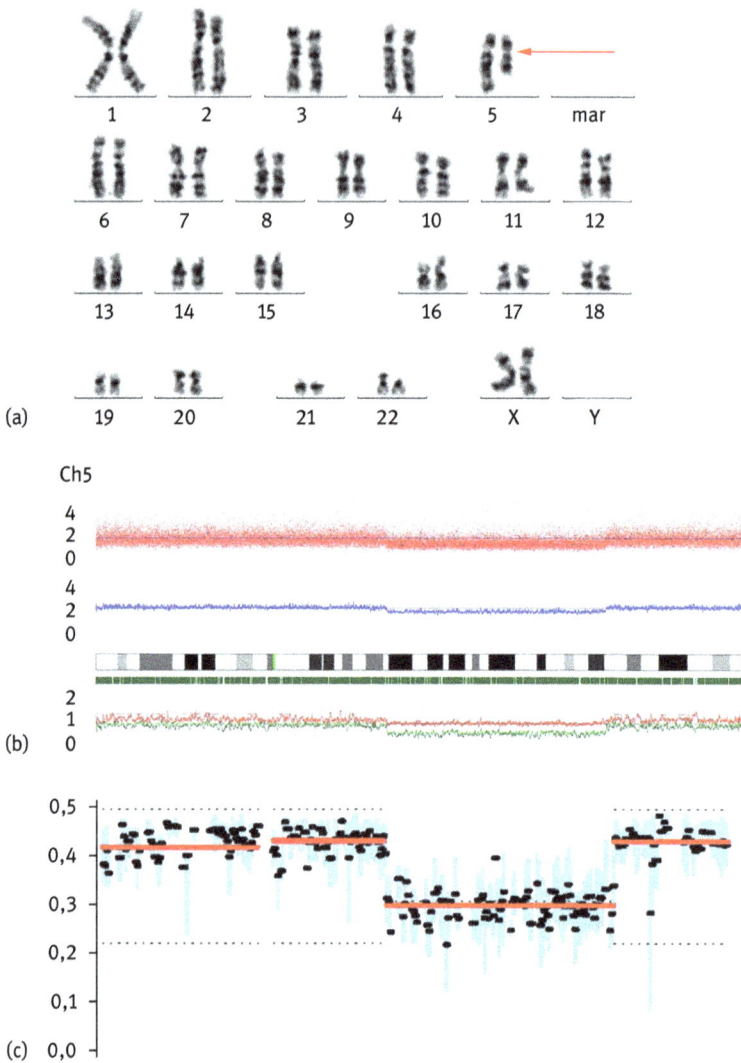

Abb. 1.2: (a) Darstellung einer MDS-typischen Deletion in Chromosom 5q in klassischer Zytogenetik. (b) Darstellung der Deletion 5q mittels hochauflösendem SNP-Array (Affymetrix 6.0) und CNAG 3.0 [25]. (c) Darstellung der Deletion 5q mittels Berechnung aus Exomsequenzierungsdaten durch das Sequenza-Tool [26].

1.1.4 DNA-Mutationen

Bis zum Jahr 2000 war die Anzahl der bekannten krankheitsspezifischen Punktmutationen in myeloischen Neoplasien aufgrund hoher Kosten der bis dahin verfügbaren Kapillarsequenzierungsverfahren stark begrenzt. Mit der Verfügbarkeit der oben beschriebenen Array-basierten Methoden konnte ein bedeutender Zuwachs an neu identifizierten somatischen Punktmutationen verzeichnet werden. Man war dadurch erstmals in der Lage, mit einer gezielten Sequenzierung kleiner rekurrent betroffener genomischer Regionen auch einzelne mutierte Zielgene in diesen Läsionen zu identifizieren. Ein absoluter, revolutionärer Durchbruch der genomischen Charakterisierung auf Einzelbasenebene in myeloischen Neoplasien gelang aber erst ab dem Jahr 2010. Die technische Verfügbarkeit der sogenannten massiven parallelen Sequenzierungstechniken (NGS) ermöglichte die DNA-Sequenzierung zu einem Bruchteil der initialen Kosten [27]. In der Folge wurden die Profile erworbener Mutationen in myeloischen Neoplasien zumindest auf exomischer Ebene weitestgehend entschlüsselt [28–30].

Als Ergebnis hat sich hierbei gezeigt, dass es einige wenige Mutationen gibt, die pathognomonisch und z. T. krankheitsdefinierend für die einzelnen Entitäten myeloischer Neoplasien sind (Zusammenfassung s. Tab. 1.1). Hierbei scheint es so zu sein, dass die entsprechenden Mutationen einen entsprechenden durchschlagenden klinischen und morphologischen Phänotyp hervorrufen, der zur Krankheitsklassifikation führt. Die meisten dieser Mutationen sind daher auch für die Diagnosestellung relevant und werden entsprechend im Detail noch in den Kapiteln der Subentitäten behandelt.

Dennoch kann noch nicht einmal für diese Mutationen eine ausnahmslose Exklusivität für die jeweiligen Entitäten beansprucht werden, sie finden sich in Ausnahmen auch in anderen. Vielmehr gilt dies noch für die restlichen, mittlerweile wahrscheinlich über 100 bekannten und vermutlich krankheitsassoziierten Punktmutationen in den myeloischen Neoplasien.

Die bisherigen Sequenzierungen haben ergeben, dass myeloische Neoplasien im Exom im Median ca. 9 erworbene Varianten aufweisen, die sich sowohl aus bekannten rekurrenten Treibermutationen als auch aus mutmaßlich z. T. irrelevanten Begleitmutationen zusammensetzen [31]. Auf ganzgenomischer Ebene wird diese Anzahl auf ca.

Tab. 1.1: Charakteristische Punktmutationen einzelner Entitäten.

Erkrankung	Charakteristische Punktmutationen
MPN (PV, ET, ET)	JAK2, CALR, MPL
Mastozytosen	KIT D816V
AML	FLT3-ITD oder -Mutation
MDS mit Ringsideroblasten	SF3B1

1.500 Varianten geschätzt [31]. In beiden Fällen ist dies deutlich weniger als bei den meisten soliden Tumorerkrankungen. Die Anzahl der exomischen Mutationen unter den einzelnen Subentitäten schwankt etwas, mit einer Tendenz zu geringerer Mutationszahl in den Niedrigrisikoerkrankungen *(low risk MDS,* MPN: 6–8) im Vergleich zu den eher proliferativen Erkrankungen (CMML, sAML: 12–13).

Die bekannten oder z. T. aufgrund ihrer Rekurrenz als sogenannte Treibermutationen vermuteten Varianten betreffen Gene aus unterschiedlichen biologischen Prozessen bzw. Strukturen: DNA-Methylierung, Chromatinmodellierung, RNA-Spleißen, Kohesinkomplex, Transkription, Tyrosinkinase, Zytokinrezeptor, RAS-Signalweg, Zell-Zyklus-Regulierung, DNA-Reparatur. Die bisher in myeloischen Neoplasien bekanntesten Treibermutationen sind ohne einen Anspruch auf Vollständigkeit in Tab. 1.2 zusammengefasst.

Alle in Tab. 1.2 aufgeführten Mutationen und andere, die bisher in myeloischen Neoplasien identifiziert wurden, lassen sich auch in allen Entitäten (MDS, AML, MPN u. a.) nachweisen. Erst nach mehreren groß angelegten Genotypisierungsstudien mit sehr großen Patientenkollektiven konnte gezeigt werden, dass die Mutationen nicht komplett zufällig verteilt sind. Wie man es intuitiv erwarten würde, sind Mutationen, die aktivierend in Proliferationssignalwege eingreifen, wie z. B. FLT3-, KIT-, RAS-, CEBPA- oder IDH1/IDH2-Mutationen eher bei proliferativen Erkrankungen wie der AML zu detektieren. Spliceosom-Mutationen oder Mutationen in den epigenetischen Regulatoren finden sich dagegen häufiger bei den MDS. Wenn mehrere Mutationen gleichzeitig vorliegen, gibt es auch einige Muster. Spliceosomgenmutationen sind beispielsweise nahezu immer exklusiv und heterozygot vorhanden. Ähnliches trifft

Tab. 1.2: Auswahl rekurrenter Punktmutationen in myeloischen Neoplasien, adaptiert aus [30].

Biologischer Prozess/Funktion	Mutierte Treibergene
DNA-Methylierung	DNMT3A, TET2, IDH1, IDH2, WT1
Chromatinmodifikation	EZH2, SUZ12, EED, JARID2, ASXL1, KMT2, KDM6A, ARID2, PHF6, ATRX
RNA-Spleißen	SF3B1, SRSF2, U2AF1, U2AF2, ZRSR2, PRPF8, LUC7L2
Kohesinkomplex-Gene	STAG2, RAD21, SMC3, SMC1A
Transkription	RUNX1, ETV6, GATA2, IRF1, CEBPA, BCOR, BCORL1, NCOR2, CUX1
Zytokinrezeptor/Tyrosinkinase	FLT3, KIT, JAK2, MPL, CALR, CSF3R
RAS-Signalweg	PTPN11, NF1, NRAS, KRAS, CBL
Zellzyklusregulierung	TP53, CDKN2A
DNA-Reparatur	ATM, BRCC3, FANCL
Andere Signalwege	NPM1, SETBP1, DDX41, GNAS, GNB1, FBXW7, PTEN

für die Kohesinkomplexgenmutationen zu, so dass vermutet werden kann, dass die Zellen Störungen dieser Vorgänge im Sinne einer synthetischen Letalität nur in begrenztem Maße tolerieren können. Im Gegensatz dazu gibt es auch Hinweise auf kooperierende Mutationsprofile. STAG2-Mutationen sind z. B. signifikant ko-mutiert mit RUNX1, ASXL1, SRSF2, EZH2, BCOR und IDH2.

Neben der Suche nach Mustern und diagnostisch relevanten Profilen war auch die prognostische Bedeutung der Mutationen in den letzten Jahren Gegenstand intensiver Forschung. Diesbezüglich besteht zunächst einmal die Hypothese, dass eine höhere Anzahl an Treibermutationen tendenziell mit einer schlechteren Prognose assoziiert ist [28],[32]. Die bisherigen Versuche, spezifische Einzelmutationen oder definierte „Panels" als prognostische Werkzeuge zu etablieren, hatten bisher keinen durchschlagenden Erfolg. Zum Teil wurden sogar widersprüchliche Studienergebnisse aus unterschiedlichen Gruppen produziert. Zusammenfassend zeichnet sich allerdings zumindest eine besondere Rolle für SF3B1-Mutationen beim MDS ab. SF3B1-Mutationen beim MDS als möglichst alleinige Läsion haben eher eine gute Prognose [33], so dass diese als die einzige diagnostisch relevante Mutation beim MDS Eingang in die neue WHO 2016-Klassifikation gefunden hat [15]. Mutationen, die sich als sicherer negativer Indikator durchgesetzt haben, sind TP53-Mutationen. Wie in anderen hämatologischen oder soliden Neoplasien sind TP53-Mutationen in myeloischen Neoplasien durchweg in allen Studien nicht zuletzt auch wegen ihrer häufigen Koinzidenz mit Hochrisikokaryotypen mit einer schlechten Prognose assoziiert [34]. Weitere Mutationen, die zuletzt Einzug in Empfehlungen des European LeukemiaNet (ELN) als negative molekulare Prädiktoren erhalten haben, sind ASXL1- und RUNX1-Mutationen in der AML [35]. Im MDS sind diese beiden Gene auch Teil einer Gruppe an Genen, deren Mutationen scheinbar robust mit einer negativen Prognose korrelieren: TP53, EZH2, RUNX1, ASXL1, ETV6 [36].

Die Gründe, warum die bahnbrechenden Fortschritte, vor allem die der neuen NGS-Methodik, entgegen allen Erwartungen bisher nicht zu einer grundlegenderen Reformierung hämatologischer Diagnostik myeloischer Neoplasien geführt haben, liegen unter anderem darin, dass sie auch eine neue, bisher verborgene Messebene erschlossen haben. Durch die massive parallele Sequenzierung können die Mutationen und andere genomische Läsionen nicht nur dichotom nach dem „Ja/Nein"-Prinzip detektiert werden, sondern man kann sie auch einigermaßen exakt quantifizieren. Durch die mehrfache (oftmals 100- bis 10.000fache) überlappende Sequenzierung einer Variante mit anschließender prozentualer Angabe der Mutation in der Gesamtzahl der Sequenzierungen kann man auch die Klongröße der mutierten Zellen in einer Patientenprobe ableiten (Abb. 1.3). Die Allelfrequenz der betroffenen Mutation wird als *Variant allele frequency* (VAF) angegeben. Durch NGS können daher auch Mutationen mit relativ kleiner VAF, also auch entsprechend kleiner Klongröße der betroffenen Zellen, in der Gesamtprobe gemessen werden.

Daher stellt sich eine neue Frage: Ab wann ist eine VAF diagnostisch relevant? In den meisten Fällen myeloischer Neoplasien lassen sich zudem mehrere Mutationen

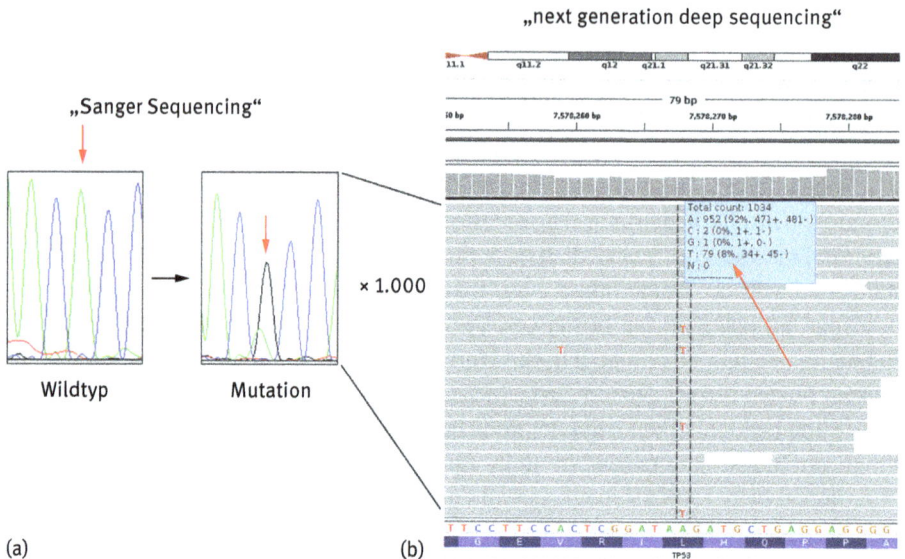

Abb. 1.3: Darstellung des Unterschieds zwischen klassischer kapillarbasierter „Sanger-Sequenzierung" und massiv paralleler *Next Generation Sequencing* (NGS)-Technik. (a) zeigt das Ergebnis einer kapillarbasierten Sequenzierung nach Sanger mit terminierenden fluoreszensmarkierten Nukleotiden. Bei einem Untersuchungsgang wird jeweils nur eine Leselänge *(read)* eines Sequenzabschnittes produziert, so dass die Mutation mit einem relativ hohen Anteil in der Probe vorhanden sein muss, um sie zu detektieren. Das Ergebnis ist dichotom oder allenfalls sehr grob semi-quantitativ. (b) Im Gegensatz dazu werden bei den neuen NGS-Verfahren in einem Untersuchungsgang bis zu mehrere tausend überlappende *reads* (graue Balken in der Abbildung) über einem Sequenzabschnitt produziert. NGS erlaubt daher durch das Abzählen von mutierten *reads* im Vergleich zu nicht-mutierten *reads* eine exakte Quantifikation der Allelfrequenz (VAF) einer Mutation und somit auch die Detektion von kleinen Subklonen in einem Zellgemisch.

gleichzeitig nachweisen. Diese wurden aber nicht alle gleichzeitig in einer Stammzelle erworben, sondern entweder nacheinander im Sinne einer schrittweise chronologischen Akquisition oder gar einer unabhängigen Akquisition in unterschiedlichen Stammzellen. Auf die biologische Tragweite einer solchen klonalen Heterogenität wird im nächsten Abschnitt „Klonale Evolution" noch genauer eingegangen. Für die Diagnostik mit Hilfe von NGS heißt das aber, dass man in einer Patientenprobe meistens Mutationen aus einem Gemisch unterschiedlicher Klone misst. Jeder dieser Klone hat vermutlich eine unterschiedliche biologische Aggressivität und damit eine unterschiedliche Prognose. Ambitionen, eine robuste NGS-basierte Diagnostik und molekular orientierte Stratifizierung durchzuführen, werden dadurch vor große Schwierigkeiten gestellt. Allein die heterogenen Mutationsprofile mit unterschiedlichen VAFs führen für jeden Patienten bereits sehr viele kontinuierliche Variablen ein. Dazu kommt, dass die Prognose nicht allein von molekularen Parametern abhängt, sondern auch von vielen anderen Faktoren (z. B. Alter, Geschlecht, Komorbidität,

Blasten u. a.). Trotz dieser Schwierigkeiten konnte gezeigt werden, dass NGS-basierte Mutationsprofile die bisher etablierten klinischen und morphologischen Stratifizierungswerkzeuge hilfreich ergänzen können [37].

1.1.5 Klonale Evolution

Die oben beschriebene Möglichkeit, durch NGS die Mutationslast einzelner Varianten genau zu quantifizieren, hat die seit langem bestehende Vermutung bestätigt, dass das Knochenmark bei Befall mit myeloischen Neoplasien zwar meistens von einem dominanten Zellklon beherrscht wird, dass aber auch zahlreiche Subklone mit abweichenden molekularen Profilen existieren. Gemäß aktuellen Hypothesen unterliegen diese Subklone einer andauernden Darwinistischen Evolution und Selektion [38]. Im Sinne dieser Evolutionstheorie wurde auch der Frage nach der Reihenfolge der Mutationsakquisition nachgegangen. Mittels molekularer Untersuchungen wurde 2012 erstmals in einer bahnbrechenden, auf Exomsequenzierung basierten Arbeit gezeigt, dass in der Transformation von MDS in sekundäre AML-Erkrankungen eine klonale Evolution auf molekularer Ebene stattfindet [39]. Die darin angewendeten bioinformatischen Ansätze zur Berechnung separater Zellklone aus Exom-Mutationsdaten wurden in zahlreichen folgenden Arbeiten auch dazu benutzt, zu untersuchen, in welcher Reihenfolge Mutationen in myeloischen Neoplasien erworben werden. Dabei hat sich gezeigt, dass die Reihenfolge des Mutationserwerbs nicht zufällig ist, sondern dass Mutationen in epigenetischen Regulatoren (z. B. DNMT3A, TET2), Chromatinmodulatoren (ASXL1) und Spliceosomgenmutationen (SRSF2, SF3B1) überproportional am Anfang der klonalen Hierarchie stehen und somit gehäuft als „Gründermutationen" in Frage kommen [12],[28],[29],[32]. Genmutationen in Transkriptionsfaktoren (z. B. RUNX1, ETV6) oder Proliferationssignalwegen (z. B. KRAS, NRAS), chromosomale Läsionen oder TP53 werden überwiegend erst später im Verlauf der klonalen Evolution erworben. Auf Einzelpatientenebene lassen sich dabei sowohl lineare, verzweigte und separate unabhängige Evolutionstrajektorien nachweisen [12]. Darüber hinaus lässt sich eine überraschend starke Dynamik der klonalen Zusammensetzung beobachten, wenn ein Selektionsdruck in Form einer antineoplastischen Therapie ausgeübt wird [12] (Abb. 1.4). Wenn z. B. MDS mit nicht-myeloablativen Therapien wie z. B. Lenalidomid oder 5-Azacitidin behandelt wird, kommt es zum Teil zu dramatischen Fluktuationen der klonalen Zusammensetzung. Dennoch bleibt das Knochenmark klonal, da verdrängte Klone durch andere, scheinbar resistente Klone ersetzt werden.

Eine weitere interessante Beobachtung im Zusammenhang mit klonaler Evolution in myeloischen Neoplasien war die Entdeckung, dass sich die gehäuften Gründermutationen, insbesondere DNMT3A und TET2, mit zunehmendem Alter (> 65 Jahren) auch im Blut hämatologisch gesunder Personen nachweisen ließen [12],[40]. In bisher weitgehender Unkenntnis der Bedeutung einer solchen Situation erfolgte die

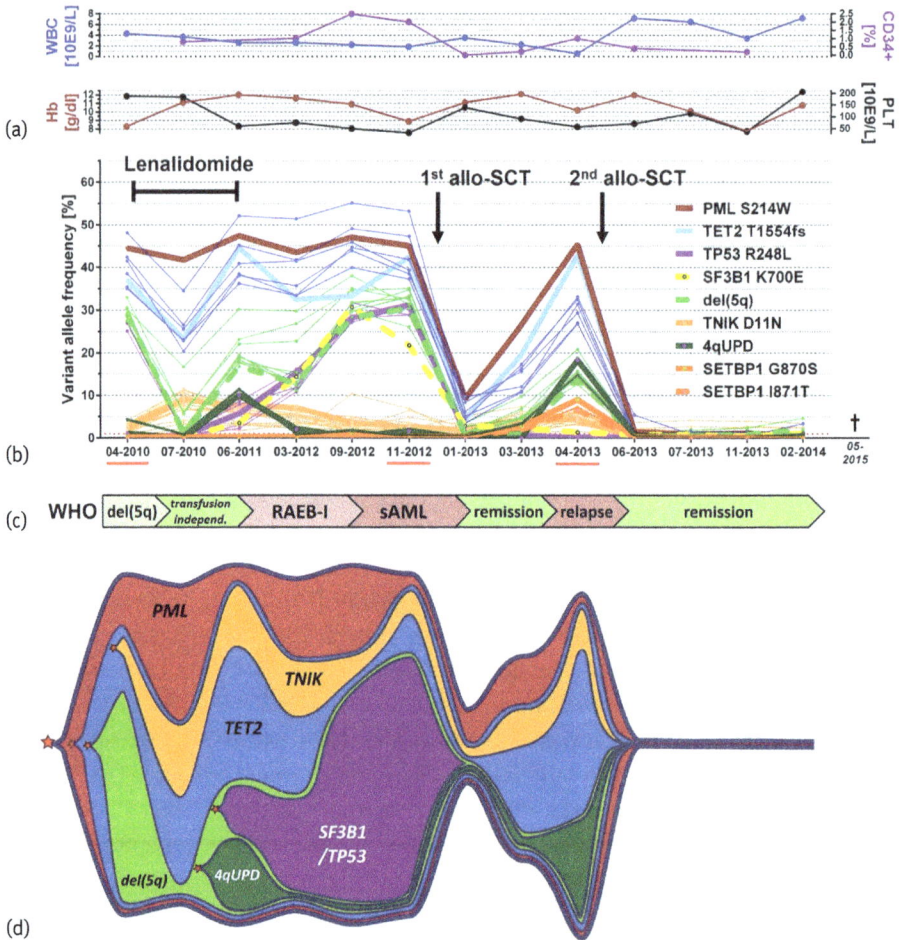

Abb. 1.4: Darstellung des chronologischen Verlaufs der klonalen Zusammensetzung des Knochenmarks eines MDS-Patienten über einen Zeitraum von ca. 4 Jahren unter dem Einfluss von Therapie mit Lenalidomid und zweimaliger allogener Stammzelltransplantation (aSZT). In (a) sind die klinischen Parameter des Patienten dargestellt: WBC = Leukozyten, CD34+ = Prozentsatz der CD34+ -Zellen im Knochenmark FACS, Hb = Hämoglobin, PLT = Thrombozyten. In (b) sind die Allelfrequenzen (VAF = *variant allele frequencies*) der einzelnen farbig kodierten molekularen Läsionen im zeitlichen Verlauf auf der Y-Achse dargestellt. Auf der X-Achse sind die Zeitpunkte diagnostischer Knochenmarkpunktionen dargestellt: Unter der Lenalidomidtherapie nimmt der Anteil der del(5q)-tragenden Klone zunächst ab, während ein TET2-tragender Klon persistiert. Im weiteren Verlauf dominiert zunehmend ein TP53-mutierter Klon und die Erkrankung transformiert in eine AML (c). Es folgt eine erste aSZT, welche die Mutationslast aller Läsionen zwar dramatisch senkt, aber nicht komplett eradiziert. Aufgrund des folglich entstehenden Rezidivs erfolgt eine zweite aSZT. Diese war schließlich in der Lage, den Patienten in eine dauerhafte Remission zu bringen. (d) zeigt eine vereinfachte bioinformatische Berechnung der anteilmäßigen klonalen Zusammensetzung des Knochenmarks mit unterschiedlichen Zellklonen. (Abbildung adaptiert aus [12])

Namensgebung dafür mit „klonale Hämatopoese unklarer Signifikanz" bzw. „klonale Hämatopoese von unbestimmtem Potenzial" (Englisch: *CHIP = clonal hematopoiesis of indeterminate potential*) [41] und wird in Kap. 1.3 behandelt.

Literatur

[1] Piller G. Leukaemia – a brief historical review from ancient times to 1950. British journal of haematology. 2001;112(2):282–292.

[2] Goodman LS, Wintrobe MM, Dameshek W et al. Landmark article Sept. 21, 1946: Nitrogen mustard therapy. Use of methyl-bis(beta-chloroethyl)amine hydrochloride and tris(beta-chloroethyl)amine hydrochloride for Hodgkin's disease, lymphosarcoma, leukemia and certain allied and miscellaneous disorders. Jama. 1984;251(17):2255–2261.

[3] Watson JD, Crick FH. Molecular structure of nucleic acids; a structure for deoxyribose nucleic acid. Nature. 1953;171(4356):737–738.

[4] Tjio JH, Puck TT. Genetics of somatic mammalian cells. II. Chromosomal constitution of cells in tissue culture. The Journal of experimental medicine. 1958;108(2):259–268.

[5] Rowley JD. Letter: A new consistent chromosomal abnormality in chronic myelogenous leukaemia identified by quinacrine fluorescence and Giemsa staining. Nature. 1973;243(5405):290–293.

[6] Maxam AM, Gilbert W. A new method for sequencing DNA. 1977. Biotechnology (Reading, Mass). 1992;24:99–103.

[7] Heisterkamp N, Stam K, Groffen J et al. Structural organization of the bcr gene and its role in the Ph' translocation. Nature. 1985;315(6022):758–761.

[8] Druker BJ, Tamura S, Buchdunger E et al. Effects of a selective inhibitor of the Abl tyrosine kinase on the growth of Bcr-Abl positive cells. Nature medicine. 1996;2(5):561–566.

[9] Hochhaus A. Educational session: managing chronic myeloid leukemia as a chronic disease. Hematology American Society of Hematology Education Program. 2011;2011:128–135.

[10] Haas S, Trumpp A, Milsom MD. Causes and Consequences of Hematopoietic Stem Cell Heterogeneity. Cell stem cell. 2018;22(5):627–638.

[11] Lapidot T, Sirard C, Vormoor J et al. A cell initiating human acute myeloid leukaemia after transplantation into SCID mice. Nature. 1994;367(6464):645–648.

[12] Mossner M, Jann JC, Wittig J et al. Mutational hierarchies in myelodysplastic syndromes dynamically adapt and evolve upon therapy response and failure. Blood. 2016;128(9):1246–1259.

[13] Brown AL, Churpek JE, Malcovati L et al. Recognition of familial myeloid neoplasia in adults. Seminars in hematology. 2017;54(2):60–68.

[14] Grimwade D, Walker H, Oliver F et al. The importance of diagnostic cytogenetics on outcome in AML: analysis of 1,612 patients entered into the MRC AML 10 trial. The Medical Research Council Adult and Children's Leukaemia Working Parties. Blood. 1998;92(7):2322–2333.

[15] Arber DA, Orazi A, Hasserjian R et al. The 2016 revision to the World Health Organization classification of myeloid neoplasms and acute leukemia. Blood. 2016;127(20):2391–2405.

[16] Gabert J, Beillard E, van der Velden VH et al. Standardization and quality control studies of 'real-time' quantitative reverse transcriptase polymerase chain reaction of fusion gene transcripts for residual disease detection in leukemia – a Europe Against Cancer program. Leukemia. 2003;17(12):2318–2357.

[17] Mitelman F, Johansson B, Mertens F (Eds.) Mitelman Database of Chromosome Aberrations and Gene Fusions in Cancer [document on the internet]. National Cancer Institute, U.S.A.; 2018 [cited 2018 Nov 14]. Available from http://cgap.nci.nih.gov/Chromosomes/Mitelman.

[18] Sato-Otsubo A, Sanada M, Ogawa S. Single-nucleotide polymorphism array karyotyping in clinical practice: where, when, and how? Seminars in oncology. 2012;39(1):13–25.

[19] Jacoby MA, Walter MJ. Detection of copy number alterations in acute myeloid leukemia and myelodysplastic syndromes. Expert review of molecular diagnostics. 2012;12(3):253–264.

[20] Muzzey D, Evans EA, Lieber C. Understanding the Basics of NGS: From Mechanism to Variant Calling. Current genetic medicine reports. 2015;3(4):158–165.

[21] Yi K, Ju YS. Patterns and mechanisms of structural variations in human cancer. Experimental & molecular medicine. 2018;50(8):98.

[22] Main Page: Welcome to the Compendium of Cancer Genome Aberrations (CCGA) [document on the internet]; 2018 [cited 2018 Nov 14]. Available from http://www.ccga.io/index.php/Main_Page.

[23] The Cancer Genome Atlas Program. [document on the Internet]. National Cancer Institute, U.S.A. [cited 2018 Nov 14]. Available from https://cancergenome.nih.gov/.

[24] Kanagal-Shamanna R, Hodge JC, Tucker T et al. Assessing copy number aberrations and copy neutral loss of heterozygosity across the genome as best practice: An evidence based review of clinical utility from the cancer genomics consortium (CGC) working group for myelodysplastic syndrome, myelodysplastic/myeloproliferative and myeloproliferative neoplasms. Cancer genetics. 2018;228–229:197–217.

[25] Nannya Y, Sanada M, Nakazaki K et al. A robust algorithm for copy number detection using high-density oligonucleotide single nucleotide polymorphism genotyping arrays. Cancer research. 2005;65(14):6071–6079.

[26] Favero F, Joshi T, Marquard AM et al. Sequenza: allele-specific copy number and mutation profiles from tumor sequencing data. Annals of oncology: official journal of the European Society for Medical Oncology. 2015;26(1):64–70.

[27] Mardis ER. A decade's perspective on DNA sequencing technology. Nature. 2011;470(7333):198–203.

[28] Haferlach T, Nagata Y, Grossmann V et al. Landscape of genetic lesions in 944 patients with myelodysplastic syndromes. Leukemia. 2014;28(2):241–247.

[29] Makishima H, Yoshizato T, Yoshida K et al. Dynamics of clonal evolution in myelodysplastic syndromes. Nature genetics. 2017;49(2):204–212.

[30] Tyner JW, Tognon CE, Bottomly D et al. Functional genomic landscape of acute myeloid leukaemia. Nature. 2018;562(7728):526–531.

[31] Ogawa S. Genetics of MDS. Blood. 2019; blood-2018-10-844621.

[32] Papaemmanuil E, Gerstung M, Malcovati L et al. Clinical and biological implications of driver mutations in myelodysplastic syndromes. Blood. 2013;122(22):3616–3627; quiz 99.

[33] Malcovati L, Karimi M, Papaemmanuil E et al. SF3B1 mutation identifies a distinct subset of myelodysplastic syndrome with ring sideroblasts. Blood. 2015;126(2):233–241.

[34] Haase D, Stevenson KE, Neuberg D et al. TP53 mutation status divides myelodysplastic syndromes with complex karyotypes into distinct prognostic subgroups. Leukemia. 2019. doi: 10.1038/s41375-018-0351-2. [Epub ahead of print]

[35] Dohner H, Estey E, Grimwade D et al. Diagnosis and management of AML in adults: 2017 ELN recommendations from an international expert panel. Blood. 2017;129(4):424–447.

[36] Kennedy JA, Ebert BL. Clinical Implications of Genetic Mutations in Myelodysplastic Syndrome. Journal of clinical oncology : official journal of the American Society of Clinical Oncology. 2017;35(9):968–974.

[37] Nazha A, Bejar R. Molecular Data and the IPSS-R: How Mutational Burden Can Affect Prognostication in MDS. Current hematologic malignancy reports. 2017;12(5):461–467.

[38] Ferrando AA, Lopez-Otin C. Clonal evolution in leukemia. Nature medicine. 2017;23(10):1135–1145.

[39] Walter MJ, Shen D, Ding L, Shao J et al. Clonal architecture of secondary acute myeloid leukemia. The New England journal of medicine. 2012;366(12):1090–1098.

[40] Jaiswal S, Fontanillas P, Flannick J et al. Age-related clonal hematopoiesis associated with adverse outcomes. The New England journal of medicine. 2014;371(26):2488–2498.
[41] Steensma DP, Bejar R, Jaiswal S et al. Clonal hematopoiesis of indeterminate potential and its distinction from myelodysplastic syndromes. Blood. 2015;126(1):9–16.

1.2 Molekulare Charakterisierung der AML

Sonia Jaramillo Segura, Maria-Luisa Schubert

Bei 50–60 % der neu diagnostizierten Fälle akuter myeloischer Leukämie (AML) lassen sich chromosomale Aberrationen mittels konventioneller Chromosomenanalyse und Fluoreszenz-in-situ-Hybridisierung (FISH) nachweisen [1]. Der Karyotyp zum Diagnosezeitpunkt stellt einen der wichtigsten prognostischen Faktoren für AML-Patienten dar [2]. Allerdings weisen ungefähr 40–50 % aller AML-Fälle keine zytogenetischen Veränderungen auf (*cytogenetically normal* (CN) AML). Mit der Weiterentwicklung molekulargenetischer Methoden und Sequenzierungstechniken, insbesondere dem Next Generation Sequencing (NGS), konnte nachgewiesen werden, dass in bis zu 79 % dieser CN-AMLs genetische Veränderungen vorliegen [3]. Dadurch hat sich das Spektrum molekularer Marker innerhalb dieser heterogenen Patientengruppe deutlich erweitert. Mit Zunahme des Verständnisses über zugrundeliegende molekulare Mechanismen der AML hat die Weltgesundheitsorganisation (WHO) eine Reihe neuer genetischer Marker mit diagnostischer und prognostischer Relevanz in die aktuelle AML-Klassifikation (2016) aufgenommen [4].

Insbesondere betroffen sind Mutationen in Genen, die (1) an multiplen Zellfunktionen (Nukleophosmin 1 (NPM1)), (2) der Signalübertragung von Wachstumsfaktorsignalen (FMS-like Tyrosinkinase-3 (FLT3)), (3) an epigenetischer Genregulation (DNA-Methyltransferase 3 A (DNMT3A), Isocitrat-Dehydrogenase (IDH) 1 und 2, Lysin-Methyltransferase 2 A (KMT2A), auch als *Mixed Lineage Leukemia* (MLL) bekannt), Tet Methylcytosine Dioxygenase 2 (TET2)), (4) an Chromatin- oder Histon-Modifikationen (Additional Sex Combs Like 1 (ASXL1)) oder (5) als Transkriptionsfaktoren oder Tumorsuppressorgene an der Regulation der Differenzierung hämatopoetischer Zellen (Runt-Related Transcription Factor 1 (RUNX1), CCAAT/Enhancerbinding Protein alpha (CEBPA), Tumorprotein p53 (TP53)) beteiligt sind (Tab. 1.3). Weiterhin spielen Genfusionen wie PML-RARA (PML: *Promyelocytic Leukemia*, RARA: *Retinoic Acid Receptor Alpha*) eine Rolle. In den folgenden Abschnitten werden die Eigenschaften dieser genetischen Aberrationen behandelt und zum Abschluss nochmals tabellarisch zusammengefasst (Tab. 1.4).

Tab. 1.3: Funktionelle Charakteristika von bei Karyotyp-normaler AML mutierten Genen.

Signaltrans-duktion	Multiple Funktionen	DNA-Methy-lierung	Transkriptions-faktor	Chromatin-/Histon-Modifikation	Tumor-suppressor
FLT3	NPM1	IDH1/2	CEBPA	ASXL1	TP53
		DNTM3A	RUNX1	KMT2A	
		TET2			

ASXL1: Additional Sex Combs Like 1; CEBPA: CCAAT/Enhancer-Binding Protein Alpha; DNMT3A: DNA-Methyltransferase 3 A; FLT3: FMS-Like Tyrosinkinase-3; IDH: Isocitrat-Dehydrogenase; KMT2A: Lysin-Methyltransferase 2 A; NPM1: Nukleophosmin 1; RUNX1: Runt-Related Transcription Factor 1; TET2: Tet Methylcytosine Dioxygenase 2; TP53: Tumorprotein p53

1.2.1 FLT3

Das FMS-like Tyrosinkinase-3 (FLT3)-Gen auf Chromosom 13q12 besteht aus 24 Exons und kodiert für eine Klasse-III-Rezeptortyrosinkinase, der durch Regulation von Proliferation und Differenzierung eine wesentliche Rolle bei der Hämatopoese zukommt. Der FLT3-Ligand, der in membranständiger oder löslicher Form durch hämatopoetische Zellen sowie Stromazellen des Knochenmarks exprimiert bzw. produziert wird, vermittelt durch Bindung an den FLT3-Tyrosinkinaserezeptor eine Aktivierung des FLT3-Signaltransduktionsweges, der das Wachstum und die Differenzierung pluripotenter hämatopoetischer Stammzellen und früher Vorläuferzellen reguliert. Entsprechend wird der FLT3-Tyrosinkinaserezeptor auf unreifen hämatopoetischen Vorläuferzellen einschließlich CD34+ -Stammzellen exprimiert. Mutationen im FLT3-Gen gehören zu den häufigsten Mutationen der AML, wobei zwei Mutationstypen unterschieden werden: Längenmutationen mit Auftreten von internen Tandemduplikationen (ITD) und Mutationen, die vornehmlich die Tyrosinkinasedomäne (TKD) betreffen. Bei beiden Mutationsformen handelt es sich um aktivierende Mutationen, die zu ligandenunabhängiger Aktivierung der Rezeptortyrosinkinase und konstitutiver Aktivität nachgeschalteter Signaltransduktionswege mit letztendlich dereguliertem Blastenwachstum führen [5–7].

Bei FLT3-ITDs werden Genabschnitte der FLT3-Exons 14 oder 15 mit einer Länge von 3–400 Basenpaaren (bp) dupliziert und unter Einhaltung des Leserasters auf Chromosom 13 eingefügt. FLT3-ITDs finden sich bei etwa 30 % aller erwachsenen AML-Patienten [2], wobei sie am häufigsten bei der CN-AML (32 %) und AML mit Translokation t(15;17) (39 %) [8] auftreten. Patienten mit FLT3-ITD-positiver AML weisen bei Diagnose meist eine höhere Leukozyten- und Blastenzahl im Vergleich zu Patienten ohne FLT3-ITD-Mutation auf und sind, insbesondere bei hoher ITD-Allel-Last (FLT3-ITD[high]: Allel-Verhältnis mutiertes FLT3-ITD (FLT3-ITD[mut]) zu FLT3-ITD Wildtyp (FLT3-ITD[wt]) ≥ 0,5), mit einer ungünstigen Prognose, hoher Rückfallrate und

insgesamt reduziertem Gesamtüberleben (*overall survival* (OS)) assoziiert [9],[10],[11].
Allerdings wird die Prognose einer FLT3-ITD durch weitere begleitende Mutationen
wie das Vorliegen einer NPM1-Mutation (s. Kap. 1.2.2) beeinflusst: Patienten mit niedriger FLT3-IDT Ratio (FLT3-ITD^{low}: Allel-Verhältnis FLT3-ITD^{mut} zu FLT3-ITD^{wt} < 0,5)
und NPM1-Mutation (NPM1^{mut}) weisen einen ähnlich günstigen Verlauf wie Patienten mit FLT3-ITD-negativer, NPM1^{mut} AML auf [10–12] und profitieren in der Erstlinie
nicht von einer allogenen Stammzelltransplantation [3]. AML mit NPM1^{wt} und FLT3-
ITD^{high} Allel-Ratio werden gemäß der European *LeukemiaNet* (ELN) AML-Risikostratifizierung hingegen der ungünstigen Risikogruppe zugerechnet und profitieren von
einer allogenen Stammzelltransplantation [13]. Ein weiteres Gen, das mit FLT3-ITD
assoziiert ist und die Prognose beeinflusst, ist DNMT3A (Kap. 1.2.4). Nach Eingang in
die AML-Risikostratifizierung des ELN werden für AML-Patienten die qualitative Bestimmung einer FLT3-ITD-Mutation sowie die Messung der FLT3-ITD-Last empfohlen.
Allerdings stehen die Etablierung einer international gültigen standardisierten Methode und die Definition allgemein gültiger Grenzwerte aus.

Die zweite Gruppe der FLT3-Mutationen umfasst Punktmutationen der TKD. Sie
treten bei 5–11 % der AML-Patienten auf. Die häufigste Punktmutation führt zu einem
Austausch eines Aspartat-Aminosäurerestes an Position 835 des Exon 20 durch Tyro-
sin (D835Y). Allerdings sind auch weitere Substitutionen, Deletionen oder Insertionen
in diesem und anderen FLT3-Genabschnitten bekannt. Im Gegensatz zu FLT3-ITDs
ist die prognostische Signifikanz der FLT3-TKD-Mutationen nicht eindeutig geklärt:
Während einerseits ein negativer prognostischer Einfluss beschrieben wurde [8],[14],
haben andere Studien keinen [3] oder einen prognostisch günstigen Effekt [15] von
FLT3-TKD-Mutationen beobachtet.

1.2.2 NPM1

Nukleophosmin 1 (NPM1) ist ein 37 kDa schweres Protein, das auf Chromosom 5q35
durch 12 Exons kodiert wird [16]. NPM1 ist an zahlreichen Zellprozessen beteiligt,
indem es u. a. Ribosomensynthese, Zentrosomenduplikation, Modulation des Chro-
matinzustandes und Stabilisierung des Tumorsuppressors p53 durch Interaktion mit
dem *alternative reading frame (ARF) tumor suppressor* reguliert. Die Lokalisation von
NPM1 unterliegt einer strengen Kontrolle: Größtenteils befindet sich NPM1 im Nu-
kleolus [17], pendelt allerdings kontinuierlich zwischen diesem und dem Zytoplasma
hin und her, um die vielfältigen Funktionen innerhalb der Zelle übernehmen zu können. In Anbetracht der Multifunktionalität von NPM1 ist nachvollziehbar, dass eine
aberrante Expression oder Lokalisation von NPM1 zur Entstehung maligner Prozesse
einer Zelle beiträgt. Tatsächlich handelt es sich bei zugrundeliegenden Mutationen
des NPM1-Gens um die häufigste genetische Alteration der AML [18]. Sie lässt sich
bei 25–35 % aller AML-Patienten und 45–63 % der CN-AML-Patienten nachweisen
[19],[20]. Mehr als 40 verschiedene NPM1-Mutationen wurden bisher beschrieben

[21]. NPM1-Mutationen sind immer heterozygot, da bei Ausscheidung beider Allele schwerwiegende Dysfunktionen der Gehirnentwicklung sowie des hämatologischen Systems auftreten. Mit einigen Ausnahmen in Exon 9 [22] und 11 betreffen NPM1-Mutationen zumeist das Exon 12. Bei über 90 % aller NPM1-Mutationen kommt es hier zur Insertion von 4 bp: NPM1-Mutationstyp A weist eine Duplikation eines TCTG-Tetranukleotides zwischen Position 956 und 959 der DNA-Sequenz auf und macht etwa 75 % aller NPM1-Mutationen aus. NPM1-Mutationen vom Typ B (Insertion von CATG an Position 956) machen 10 % und vom Typ D (Insertion von CCTG an Position 956) 5 % aller NPM1-Mutationen aus. All diese NPM1-Mutationen führen zu einer Verschiebung des Leserasters mit Modifikation der C-terminalen Proteinsequenz, die eine aberrante Lokalisation im Zytoplasma sowie beeinträchtigte Funktion von NPM1 in leukämischen Zellen bedingt [18]. Neben der Korrelation mit einem normalen AML-Karyotyp sind NPM1-Mutationen mit weiblichem Geschlecht, CD34-Negativität, CD33-Positivität, hohen Blastenwerten, extramedullärem Befall mit 4-fach häufigerem Auftreten einer Gingivahyperplasie, Thrombozytose, hohen Serum-Laktatdehydrogenase (LDH)-Werten und Lymphadenopathie assoziiert [18],[20],[23],[24]. Weiterhin sind NPM1-Mutationen mit anderen genetischen Veränderungen wie FLT3-ITD- (Assoziation in über 40 % der Fälle) (s. Kap. 1.2.1), FLT3-TKD (10–15 %) (s. Kap. 1.2.1), IDH1/2 (10 %) (Kap. 1.2.3) oder DNTM3-Mutationen (Kap. 1.2.4) vergesellschaftet [11],[23],[25–27].

Hinsichtlich der Prognose von AML-Patienten sind NPM1-Mutationen mit Chemosensitivität, höheren Raten kompletter Remissionen (*complete remission* (CR)) und günstigerem OS vergesellschaftet (18, 20). Allerdings gilt dies nur für die Fälle, in denen nicht gleichzeitig eine hohe FLT3-ITD-Mutationslast vorliegt, also für NPM1^{mut}/FLT3-ITD^{wt}- oder NPM1^{mut}/FLT3-ITD^{low}-Genotypen. Bei NPM1^{mut}/FLT3-ITD^{high}-AML-Patienten wird der günstige prognostische Effekt der NPM1-Mutation abgeschwächt bzw. aufgehoben (s. Kap. 1.2.1) [10],[12],[13],[20]. Aufgrund der prognostischen Relevanz können NPM1-Mutationen unter zusätzlicher Bestimmung des FLT3-Mutationsstatus für eine gezielte, risikoadaptierte Therapiesteuerung genutzt werden [3]. Im Gegensatz zu FLT3-Mutationen, die im Verlauf der Erkrankung bei ca. 20 % der AML-Patienten verloren gehen und im Rezidiv oftmals nicht mehr nachweisbar sind, eignen sich NPM1-Mutationen mit konstantem Mutationsmuster, Stabilität während des Krankheitsverlaufes und seltenem Verlust oder Veränderung bei Rezidiv besonders als Marker zur Erfassung minimaler Resterkrankung (*minimal residual disease* (MRD)) [28]. Die Untersuchung auf NPM1-Mutationen, insbesondere bei CN-AML-Patienten, gehört zum derzeitigen Therapiestandard.

1.2.3 IDH

Isocitrat-Dehydrogenasen (IDH) 1 und 2 katalysieren die oxidative Decarboxylierung von Isocitrat zu alpha-Ketoglutarat, wobei der Kofaktor Nicotinamidadenindinukleotidphosphat (NADP) zu NADPH reduziert wird. IDH1 und 2 spielen bei dem Abfangen reaktiver Sauerstoffspezies (*reactive oxygen species* (ROS)) und damit der Reduktion von oxidativem Stress einer Zelle eine Rolle [29]. Weiterhin sind sie an Apoptose-Regulation und durch Histon-Demethylierung und DNA-Modifikation an epigenetischen Prozessen beteiligt. Während IDH1 im Zytoplasma und den Peroxisomen lokalisiert ist und durch IDH1 auf Chromosom 2q33 durch 10 Exone kodiert wird, findet sich IDH2 in den Mitochondrien und wird durch IDH2 auf dem Chromosom 15q26 über 11 Exons kodiert [30].

Mutationen in IDH1 und IDH2 werden in 8 % bzw. 12 % aller AML-Patienten, meist *de novo* AML [31], und bei etwa 16 % der CN-AML Patienten [32] nachgewiesen. Sie führen zu einer neomorphen Enzymaktivität und Bildung des (R)-Enantiomers von 2-Hydroxyglutarat (2-HG), welches als onkogener Metabolit wirkt. Hohe Konzentrationen von 2-HG bewirken durch Inhibierung von TET2 (Kap. 1.2.5) und demethylierender Histone eine DNA-Hypermethylierung mit konsekutiver Modifikation der Genexpression und Störung der Differenzierung hämatopoetischer Zellen [33],[34]. IDH-Mutationen finden sich vornehmlich an hochkonservierten und funktionskritischen Arginin-Residuen in aktiven Enzymbereichen, wobei insgesamt drei Mutationstypen prädominieren: In IDH1 wird am häufigsten das Arginin an Position 132 (R132) von Exon 4 substituiert, wohingegen bei IDH2-Mutationen Arginine an den Positionen 172 (R172) oder 140 (R140) des Exon 4 ausgetauscht werden [35]. Klinisch sind IDH-Mutationen mit hohen Thrombozyten- [36] und niedrigen Leukozytenwerten [25] assoziiert. Bei weiteren molekulargenetischen Veränderungen, die mit IDH-Mutationen auftreten, handelt es sich um Mutationen, die ebenfalls in epigenetische Regulationsmechanismen eingebunden sind, wie NPM1 (Kap. 1.2.2) oder TET2 (Kap. 1.2.5) [35],[37].

Die prognostische Bedeutung von IDH1/IDH2-Mutationen ist bislang unklar. IDH1/IDH2-Mutationen, und hier insbesondere die IDH1-Mutation bei CN-AML Patienten mit begleitender NPM1-Mutation und FLT3-ITD^{wt}, werden insgesamt mit einer schlechteren Prognose hinsichtlich des OS und Therapieansprechens assoziiert [25],[35],[38]. Dahingegen wurde allerdings auch beschrieben, dass IDH-Mutationen keinen [36] oder einen günstigen prognostischen Effekt [39] bei betroffenen AML-Patienten ausüben. Weiterhin wurden für R172- und R140-IDH2-Mutationen gegensätzliche prognostische Wertigkeiten beschrieben [31],[40], so dass insgesamt Untersuchungen zur Definition der prognostischen Bedeutung von IDH1/2-Mutationen ausstehen.

1.2.4 DNMT3A

DNA-Methyltransferase 3 alpha (DNMT3A) wird auf Chromosom 2p23.3 kodiert und katalysiert die Methylierung von Cytosinresten zu 5-Methylcytosin an CpG-Dinukleotiden. Diese hat über *gene silencing* eine Repression der Genexpression zur Folge, und DNMT3A-Mutationen führen durch Beeinträchtigung der epigenetischen Regulation zu einer Störung der Hämatopoese. Etwa zwei Drittel aller Mutationen betreffen als Missense-Mutationen den Argininrest an Position 882 (R882) und führen unter anderem zu einer geringeren Enzymaktivität [41]. DNMT3A-Mutationen finden sich bei 15–25 % der AML-Patienten [42],[43]. Mit höherer Inzidenz treten sie bei CN-AML (34 %) und älteren Patienten auf [26],[44] und sind mit NPM1, FLT3 und IDH1/2-Mutationen assoziiert. Bei DNMT3A-Mutationen handelt es sich um Genveränderungen, die als sehr frühes Ereignis in der Leukämogenese auftreten und bereits in präleukämischen hämatopoetischen Stammzellen nachgewiesen werden können [45]. Außerdem bleiben sie über den Verlauf der Erkrankung stabil und meist bei Auftreten eines Rezidivs erhalten [46].

Obwohl die prognostische Bedeutung von der Art der DNMT3A-Mutation (R882-DNMT3A oder nicht-R882-DNMT3A) und der jeweils vorliegenden molekularen Subgruppe abzuhängen scheinen [41], werden DNMT3A-Mutationen mit einer ungünstigen Prognose hinsichtlich des progressionsfreien Überlebens (PFS) und des Gesamtüberlebens bei betroffenen Patienten assoziiert [27],[47]. Außerdem zeigen Patienten mit einer DNMT3A-Mutation (R882-DNMT3A) ein schlechteres Ansprechen auf eine anthrazyklinhaltige Induktionschemotherapie in Standarddosierung [48], so dass bei betroffenen Patienten eine intensivierte Induktionstherapie empfehlenswert erscheint [39].

1.2.5 TET2

Das *Ten-Eleven-Translocation oncogene family member 2* (TET2)-Gen auf Chromosom 4p24 wirkt als Tumorsuppressorgen. Indem es als alpha-Ketoglutarat und eisenabhängige Dioxygenase die Hydroxylierung von Methylcytosin zu 5-Hydroxymethylcytosin katalysiert, hat es einen Einfluss auf die DNA-Demethylierung und folglich auf epigenetische Regulation [49]. Mutationen in TET2, die eine aberrante Differenzierung hämatopoetischer Zellen zur Folge haben, finden sich bei zahlreichen myeloischen Erkrankungen [50],[51]. Bei Patienten mit *de novo* AML sind TET2-Mutationen mit einer Häufigkeit von 7–23 % zu finden.

Bisher konnten keine signifikante Assoziation von TET2-Mutationen mit anderen Mutationen nachgewiesen werden. Allerdings schließen sich TET2-Mutationen und IDH-Mutationen aus [52], da die durch IDH-vermittelten erhöhten 2-HG-Werte TET-2 inhibieren [53] (Kap. 1.2.3). Die prognostische Bedeutung von TET2-Mutationen ist nicht abschließend geklärt: TET2-Mutationen wurden mit reduziertem ereignisfreiem Überleben (*event-free survival* (EFS)), niedrigen CR-Raten und verkürztem OS als prognostisch ungünstig [54] oder aber neutral in Bezug auf die Prognose [52] gewertet.

1.2.6 RUNX1

Dem *Runt-related protein 1* (RUNX1), auch AML1 oder *core-binding factor subunit alpha 2* (CBFA2) genannt, kommt als aktivierendem Transkriptionsfaktor verschiedener hämatopoetischer Gene, wie beispielsweise *granulocyte-macrophage colony-stimulating factor* (GM-CSF), Myeloperoxidase oder Interleukin (IL)-3, eine unverzichtbare Rolle bei der Ausdifferenzierung myeloischer Vorläuferzellen und damit der Hämatopoese zu [55]. RUNX1 wird auf Chromosom 21q22 durch 10 Exons kodiert. Mutationen im RUNX1-Gen treten bei bis zu ca. 10 % der Patienten mit einer CN-AML als Punktmutationen mit einem Verlust der RUNX1-Transaktivierungsfähigkeit (*loss of function* – LOF) auf [56],[57]. Veränderungen im RUNX1-Gen werden als Keimbahnmutationen mit genetischen hämatologischen Störungen wie Fanconi-Anämie, kongenitaler Neutropenie oder autosomal-dominanten familiären Thrombozytopathien [58],[59],[60] in Verbindung gebracht. Somatische RUNX1-Mutationen werden bei 5–26 % der AML-Patienten nachgewiesen [61],[62], wobei die Inzidenz bei älteren und männlichen CN-AML-Patienten erhöht ist. Weiterhin sind RUNX1-Mutationen häufig bei Patienten mit einer sekundären AML aus einem myelodysplastischen Syndrom (MDS) und bei strahlenexponierten Patienten mit AML/MDS zu beobachten. Während sich RUNX1-Mutationen und weitere AML-definierende genetische Aberrationen wie NPM1- oder biallelische CEBPA-Mutationen gegenseitig ausschließen [56],[61], sind sie wiederum mit ASXL1-, IDH- oder KMT2A-Mutationen assoziiert [56].

Hinsichtlich der Prognose betroffener AML-Patienten müssen molekulare RUNX1-Veränderungen von weiteren RUNX1-Modifikationen abgegrenzt werden: Im Gegensatz zu chromosomalen Veränderungen durch RUNX1-Translokationen (mit Expression eines Fusionstranskriptes wie dem RUNX1-RUNX1T1- (t(8;21)(q22;q22)) (auch als AML1-ETO bezeichnet) [61] oder dem *ecotropic virus integration site 1* (EVI1)-RUNX1-Fusionstranskript), die mit einer günstigen Prognose einhergehen, werden molekulare Veränderungen von RUNX1 mit einem ungünstigen Einfluss auf das OS und signifikanter Refraktärität gegenüber einer Chemoinduktionstherapie in Verbindung gebracht [56]. RUNX1-mutierte Patienten weisen eine insgesamt niedrigere CR-Rate als RUNX1^{wt}-Patienten auf [61]. Somit werden RUNX1-Mutationen entsprechend den ELN-Empfehlungen dem ungünstigen AML-Risikoprofil zugeordnet [13].

1.2.7 CEBPA

CCAAT/enhancer binding protein-alpha (CEBPA) ist ein Transkriptionsfaktor, der an die spezifische Promotorsequenz CCAAT zahlreicher Gene bindet. Das CEBPA-Gen liegt auf Chromosom 19q13 und besteht aus einem Exon, das allerdings aufgrund des Vorliegens zweier mRNA-Startcodons zur Translation zweier Proteinisoformen, CEBPA-p42 und CEBPA-p30, führt [63]. Während CEBPA-p42 Differenzierung und

Zellzyklus reguliert, ist CEBPA-p30 in die Proliferation myeloischer Zellen eingebunden [64].

Mutationen in CEBPA kommen bei ca. 8–10 % aller AML-Patienten [65] und 13–15 % aller CN-AML-Patienten vor [3],[66]. Bei den beiden häufigsten CEBPA-Mutationstypen handelt es sich entweder um Mutationen, die durch Einbau eines Stoppsignals eine verkürzte CEBPA-p30-Isoform produzieren und eine inhibitorische Wirkung auf die myeloische Differenzierung ausüben, oder um Mutationen, die eine reduzierte DNA-Bindungsfähigkeit und damit gestörte Transkriptionsfunktion von CEBPA bedingen. Wie bereits erwähnt, treten CEBPA-Mutationen nicht mit RUNX1-Mutationen (Kap. 1.2.6) auf. Auch sind sie selten mit FLT3-ITD-Mutationen vergesellschaftet [56], allerdings sind sie u. a. mit TET2-, DNMT3A-, ASXL1- oder IDH-Mutationen assoziiert [67]. CEBPA-Mutationen zählen zu den Mutationen, die mit einer sehr günstigen Prognose einhergehen [3],[68],[69]. Dies gilt allerdings nur dann, wenn beide CEBPA-Allele (biallelisch) betroffen sind. Bei AML-Patienten mit biallelischer CEBPA-Mutation wurden CR-Raten bis zu 92 % beobachtet [63],[70],[71]. Acht-Jahres-Gesamtüberlebensraten von 54 % wurden für diese Mutationen beobachtet, wohingegen die Raten für CEBPA-Wildtyp- oder monoallelische CEBPA-Mutationsträger lediglich bei 34 % bzw. 31 % lagen. Aufgrund der ausgeprägten prognostischen Relevanz wurden biallelische CEBPA-Mutationen in die aktuelle WHO-AML-Klassifizierung als separate Entität aufgenommen [72].

1.2.8 ASXL1

Additional Sex Combs Like 1 (ASXL1) kommt als *chromatin modifier* mit dualer Funktion eine Rolle bei der epigenetischen Transkriptionsregulation zu. ASXL1 kann sowohl aktivierende als auch repressive Einflüsse auf die Gentranskription ausüben. Obwohl die Bedeutung von ASXL1 bei der Hämatopoese noch nicht vollständig geklärt ist, finden sich bei AML-Patienten häufig Veränderungen in ASXL1. Dieses wird auf dem langen Arm von Chromosom 20 kodiert. ASXL1-Mutationen treten fast ausschließlich in Exon 12 auf und führen am häufigsten zum Auftreten eines vorzeitigen Stop-Codons mit konsekutivem LOF [73]. Sie kommen bei 5–30 % der Patienten mit CN-AML vor [73], wobei sie insbesondere bei Patienten mit sekundärer AML [74], männlichen [75] und älteren Patienten (> 60 Jahre: 16,2 % vs. < 60 Jahre: 3,2 %) [43] auftreten. Während ASXL1-Mutationen gemeinsam mit RUNX1, IDH- oder CEBPA-Mutationen auftreten, ist eine Assoziation mit FLT3-ITD-, NPM1- oder DNTM3A-Mutationen selten [75]. Klinisch gehen ASXL1-Mutationen mit niedrigeren Leukozyten- und Blastenwerten einher [75]. Prognostisch zählen ASXL1-Mutationen zu den ungünstigen Markern, da sie im Vergleich zu ASXL1-Wildtyp mit niedrigen CR-Raten, kürzerem *relapse free survival* (RFS) und OS einhergehen [74]. Das gleichzeitige Vorliegen einer RUNX1-Mutation geht mit einer Potenzierung der ungünstigen Prognose einher, da ein zweifach erhöhtes Mortalitätsrisiko im Vergleich zu den unmutierten Genotypen besteht [75]. Die aktuellen ELN-Empfehlungen raten zur Bestimmung des ASXL1-Mutationsstatus bei AML-Patienten [13].

1.2.9 KMT2A

Das *Lysin Methyltransferase 2 A* (KMT2A)-Gen, früher als MLL-Gen bezeichnet, kodiert auf Chromosom 11q23 eine Histon-Methyltransferase, die Histon H3 an Lysin 4 methyliert. Somit kommt KMT2A eine wesentliche Rolle bei der Chromatinmodifikation und Transkriptionsregulierung zu. Insbesondere ist KMT2A in die Regulation der Expression von *homeobox* (HOX)-Genen während der Embryogenese und der Hämatopoese eingebunden. Veränderungen des KMT2A-Gens kommen bei 10 % aller akuten Leukämien als Umlagerungen *(rearrangements)* vor, wobei mittlerweile über 70 Translokationspartner von KMT2A identifiziert wurden [76]. Bei AML-Patienten begünstigen KMT2A-Translokationen einen Phänotyp mit vorwiegend mono- oder myelomonozytärer Differenzierung und sind häufig bei therapieassoziierter AML, insbesondere nach Behandlung mit Topoisomerase-II-Inhibitoren, nachzuweisen. Mit Ausnahme der KMT2A-Translokation t(9;11)/MLLT3-KMT2A mit intermediärem Risikoprofil gehen KMT2A-Rearrangements mit einem aggressiven Erkrankungsmuster und ungünstiger Prognose einher. Als weiterer Subtyp der KMT2A-Genveränderungen treten partielle Tandemverdoppelungen *(partial tandem duplications* (PTD)) auf. KMT2A-PTDs sind bei 3–5 % der AML-Patienten nachzuweisen und treten mit 8–11 % etwas häufiger bei CN-AMLs und älteren Patienten auf. KMT2A-PTDs scheinen DNMT3A2- und NPM1-Mutationen auszuschließen [77], kommen allerdings bei 25 % der Patienten gemeinsam mit einer FLT3-ITD-Mutation vor [78]. Patienten mit einer KMT2A-PTD bei CN-AML haben eine ungünstigere Prognose mit kürzerem PFS und OS als Patienten mit unmutiertem KMT2A [79–81].

1.2.10 TP53

Das Tumorprotein p53 (TP53*)-*Gen auf Chromosom 17 kodiert für einen Transkriptionsfaktor, der über mehr als 200 Zielgene an verschiedensten zellulären Funktionen, u. a. Zellzyklus-Arrest, DNA-Reparatur und Apoptose, beteiligt ist. TP53 wird als das häufigste mutierte Gen bei malignen Erkrankungen angesehen und bei AML-Patienten in 14–18 % der Fälle nachgewiesen [82],[83]. Überwiegend werden p53-Mutationen bei therapieassoziierter AML (t-AML) oder AML-Patienten mit mindestens drei strukturellen und/oder numerischen Aberrationen (komplexer Karyotyp, 70–80 %) [82],[84] beobachtet. Klinisch ist diese Mutation vor allem bei älteren Patienten zu finden und mit niedriger Blastenanzahl bei Diagnose assoziiert [85]. TP53-Mutationen sind mit sehr schlechtem Gesamtüberleben assoziiert [84] und weisen geringe CR-Raten sowie kürzere EFS und RFS auf [85]. Dabei ist die ungünstige Prognose unabhängig vom Alter betroffener Patienten oder weiteren zytogenetischen oder molekularen Markern [86]. TP53-Mutationen werden als einer der wichtigsten Indikatoren für das Überleben und die Prognose von AML-Patienten angesehen. Dementsprechend werden TP53-Mutationen gemäß der ELN-Risikostratifizierung der ungünstigen Risikokategorie zugeordnet [13].

1.2.11 PML-RARA

Der Retinsäure-Rezeptor (RAR)-alpha wird auf Chromosom 17 (17q21.2) kodiert und fungiert als Kernrezeptor als Transkriptionsfaktor, wobei er ohne seinen Liganden Retinsäure durch Rekrutierung des Histon-Deacetylase-Komplexes und Bildung von Heterochromatin eine repressive Wirkung auf die Gentranskription ausübt. RARA ist maßgeblich an der Granulopoese beteiligt.

Das Promyelozytenleukämie (PML)-Protein wird auf Chromosom 15 (15q24.1) kodiert und befindet sich innerhalb einer Zelle in sogenannten PML-Kernkörperchen. Zellen enthalten üblicherweise ca. 20–30 dieser Körperchen in ihrem Zellkern, wobei diese wiederum über 30 Proteine mit unterschiedlichen Funktionen enthalten können. Bei einer akuten Promyelozytenleukämie (APL) kommt es zu einer Translokation von Chromosom 15 und 17, wodurch RARA mit dem PML-Gen fusioniert. Diese PML-RARA-Fusion ist bei 95 % aller APL-Patienten nachweisbar, wobei die APL insgesamt etwa 5–8 % aller AML-Fälle ausmacht und größtenteils junge Patienten betrifft. Durch PML-RARA wird auch in Anwesenheit von Retinsäure die Transkription von RARA-regulierten Genen unterdrückt, was insgesamt zu einer Differenzierungsblockade myeloischer Zellen, Verhinderung der Apoptose und erhöhter Zellproliferation führt. Dies geht mit einem erhöhten Anteil atypischer Promyelozyten im Knochenmark einher. Weiterhin werden PML-Kernkörperchen zerstört.

Therapeutisch von Vorteil ist, dass eine hohe Sensitivität atypischer Promyelozyten gegenüber all-trans-Retinsäure (ATRA) und Arsentrioxid (ATO) besteht. Während ATRA an den RARA-Anteil bindet, bindet ATO an den PML-Teil des Fusionsproteins. Insgesamt wird dadurch der Abbau von PML-RARA vermittelt. Durch das gute Ansprechen der Patienten auf eine Therapie mit ATRA und ATO mit 5-Jahres-Raten von EFS von 85 %, PFS von 96 % und OS von 88 % wird die APL zu den günstigsten AML-Subgruppen gezählt [87],[88]. Dabei scheint der klinische Verlauf von APL-Patienten von weiteren molekularen Veränderungen wie beispielsweise einer FLT3-Mutation unabhängig zu sein [89].

Tab. 1.4 fasst die molekularen Veränderungen bei AML nochmals zusammen.

Tab. 1.4: Zusammenfassung molekularer Veränderungen bei AML.

Genmutation	Lokalisation [Chromosom]	Inzidenz	Prognostische oder prädiktive Bedeutung
FLT3-ITD	13q12	30 %	FLT3-ITD^{high}: ungünstig, hohe Rückfallrate, kurzes OS
NPM1	5q35	25–35 %	NPM1^{mut}/FLT3-ITD^{wt}, NPM1^{mut}/FLT3^{low}: hohe CR-Raten, günstiges OS
IDH1	2q33	8 %	Prognostische Bedeutung unklar
IDH2	15q26	12 %	Prognostische Bedeutung unklar
DNMT3	2p23	15–25 %	Schlechtes Ansprechen auf Induktionstherapie
TET2	4p24	7–23 %	Prognostische Bedeutung unklar
RUNX1	21q22	5–26 %	ungünstig bzgl. OS, Refraktärität gegenüber Induktionstherapie
CEBPA	19q13	8–10 %	Biallelisch: hohe CR-Raten, besseres OS
ASXL1	20q11	5–12 %	Interaktionen mit RUNX1-Mutationen mit ungünstiger Prognose assoziiert
KMT2A	11q23	10 %	Aggressive Erkrankung, ungünstige Prognose
TP53	17p13	14–18 %	Prognostisch sehr ungünstig, schlechtes OS, RFS, EFS
PML-RARA	PML: 15q24 RARA: 17q21	5–8 %	Günstiges OS und RFS

ASXL1: Additional Sex Combs Like 1; CEBPA: CCAAT/Enhancer-Binding Protein Alpha; CR: Complete Remission/komplette Remission; DNMT3A: DNA-Methyltransferase 3 A; EFS: Event-Free Survival/ Ereignis-freies Überleben; FLT3: FMS-like Tyrosinkinase-3; IDH1/2: Isocitrat-Dehydrogenase 1 und 2; KMT2A: Lysin-Methyltransferase 2 A; NPM1: Nukleophosmin 1; OS: Overall Survival/Gesamtüber-leben; PML: Promyelocytic Leukemia, RARA: Retinoic Acid Receptor Alpha; RFS: Relapse Free Survival/rezidivfreies Überleben; RUNX1: runt-related transcription factor 1; TET-2: tet methylcytosine dioxygenase 2; TP53: Tumorprotein p53

Literatur

[1] Byrd JC, Mrózek K, Dodge RK et al. Pretreatment cytogenetic abnormalities are predictive of induction success, cumulative incidence of relapse, and overall survival in adult patients with de novo acute myeloid leukemia: results from Cancer and Leukemia Group B (CALGB 8461). Blood. 2002;100(13):4325.

[2] Döhner H, Weisdorf DJ, Bloomfield CD. Acute Myeloid Leukemia. N Engl J Med. 2015;373(12):1136–1152.

[3] Schlenk RF, Döhner K, Krauter J et al. Mutations and treatment outcome in cytogenetically normal acute myeloid leukemia. N Engl J Med. 2008;358(18):1909–1918.

[4] Arber DA, Orazi A, Hasserjian R et al. The 2016 revision to the World Health Organization classification of myeloid neoplasms and acute leukemia. Blood. 2016;127(20):2391.

[5] Meshinchi S, Appelbaum FR. Structural and functional alterations of FLT3 in acute myeloid leukemia. Clinical cancer research : an official journal of the American Association for Cancer Research. 2009;15(13):4263–4269.

[6] Brandts CH, Sargin B, Rode M et al. Constitutive activation of Akt by Flt3 internal tandem duplications is necessary for increased survival, proliferation, and myeloid transformation. Cancer Res. 2005;65(21):9643–9650.

[7] Kayser S, Schlenk RF, Londono MC et al. Insertion of FLT3 internal tandem duplication in the tyrosine kinase domain-1 is associated with resistance to chemotherapy and inferior outcome. Blood. 2009;114(12):2386.

[8] Fröhling S, Schlenk RF, Breitruck J et al. Prognostic significance of activating FLT3 mutations in younger adults (16 to 60 years) with acute myeloid leukemia and normal cytogenetics: a study of the AML Study Group Ulm. Blood. 2002;100(13):4372.

[9] Whitman SP, Archer KJ, Feng L et al. Absence of the wild-type allele predicts poor prognosis in adult de novo acute myeloid leukemia with normal cytogenetics and the internal tandem duplication of FLT3: a cancer and leukemia group B study. Cancer Res. 2001;61(19):7233–7239.

[10] Gale RE, Green C, Allen C et al. The impact of FLT3 internal tandem duplication mutant level, number, size, and interaction with NPM1 mutations in a large cohort of young adult patients with acute myeloid leukemia. Blood. 2008;111(5):2776.

[11] Bullinger L, Dohner K, Dohner H. Genomics of Acute Myeloid Leukemia Diagnosis and Pathways. J Clin Oncol. 2017;35(9):934–946.

[12] Schlenk RF, Kayser S, Bullinger L et al. Differential impact of allelic ratio and insertion site in FLT3-ITD–positive AML with respect to allogeneic transplantation. Blood. 2014;124(23):3441.

[13] Döhner H, Estey E, Grimwade D et al. Diagnosis and management of AML in adults: 2017 ELN recommendations from an international expert panel. Blood. 2017;129(4):424.

[14] Yanada M, Matsuo K, Suzuki T et al. Prognostic significance of FLT3 internal tandem duplication and tyrosine kinase domain mutations for acute myeloid leukemia: a meta-analysis. Leukemia. 2005;19:1345.

[15] Mead AJ, Linch DC, Hills RK et al. FLT3 tyrosine kinase domain mutations are biologically distinct from and have a significantly more favorable prognosis than FLT3 internal tandem duplications in patients with acute myeloid leukemia. Blood. 2007;110(4):1262.

[16] Chan WY, Liu QR, Borjigin J et al. Characterization of the cDNA encoding human nucleophosmin and studies of its role in normal and abnormal growth. Biochemistry. 1989;28(3):1033–1039.

[17] Yun JP, Chew EC, Liew CT et al. Nucleophosmin/B23 is a proliferate shuttle protein associated with nuclear matrix. J Cell Biochem. 2003;90(6):1140–1148.

[18] Falini B, Mecucci C, Tiacci E et al. Cytoplasmic nucleophosmin in acute myelogenous leukemia with a normal karyotype. N Engl J Med. 2005;352(3):254–266.

[19] Schnittger S, Schoch C, Kern W et al. Nucleophosmin gene mutations are predictors of favorable prognosis in acute myelogenous leukemia with a normal karyotype. Blood. 2005;106(12):3733–3739.

[20] Döhner K, Schlenk RF, Habdank M et al. Mutant nucleophosmin (NPM1) predicts favorable prognosis in younger adults with acute myeloid leukemia and normal cytogenetics: interaction with other gene mutations. Blood. 2005;106(12):3740.

[21] Falini B, Nicoletti I, Martelli MF et al. Acute myeloid leukemia carrying cytoplasmic/mutated nucleophosmin (NPMc + AML): biological and clinical features. Blood. 2007;109(3):874.

[22] Mariano AR, Colombo E, Luzi L et al. Cytoplasmic localization of NPM in myeloid leukemias is dictated by gain-of-function mutations that create a functional nuclear export signal. Oncogene. 2006;25(31):4376–4380.

[23] Thiede C, Koch S, Creutzig E et al. Prevalence and prognostic impact of NPM1 mutations in 1485 adult patients with acute myeloid leukemia (AML). Blood. 2006;107(10):4011.

[24] Falini B, Mecucci C, Saglio G et al. NPM1 mutations and cytoplasmic nucleophosmin are mutually exclusive of recurrent genetic abnormalities: a comparative analysis of 2562 patients with acute myeloid leukemia. Haematologica. 2008;93(3):439.

[25] Paschka P, Schlenk RF, Gaidzik VI et al. IDH1 and IDH2 mutations are frequent genetic alterations in acute myeloid leukemia and confer adverse prognosis in cytogenetically normal acute myeloid leukemia with NPM1 mutation without FLT3 internal tandem duplication. J Clin Oncol. 2010;28(22):3636–3643.

[26] Marcucci G, Metzeler KH, Schwind S et al. Age-related prognostic impact of different types of DNMT3A mutations in adults with primary cytogenetically normal acute myeloid leukemia. J Clin Oncol. 2012;30(7):742–750.

[27] Thol F, Damm F, Ludeking A et al. Incidence and prognostic influence of DNMT3A mutations in acute myeloid leukemia. J Clin Oncol. 2011;29(21):2889–2896.

[28] Krönke J, Schlenk RF, Jensen KO et al. Monitoring of minimal residual disease in NPM1-mutated acute myeloid leukemia: a study from the German-Austrian acute myeloid leukemia study group. J Clin Oncol. 2011;29(19):2709–2716.

[29] Kim SY, Lee SM, Tak JK et al. Regulation of singlet oxygen-induced apoptosis by cytosolic NADP + -dependent isocitrate dehydrogenase. Mol Cell Biochem. 2007;302(1–2):27–34.

[30] Medeiros BC, Fathi AT, DiNardo CD et al. Isocitrate dehydrogenase mutations in myeloid malignancies. Leukemia. 2017;31(2):272–281.

[31] Papaemmanuil E, Gerstung M, Bullinger L et al. Genomic Classification and Prognosis in Acute Myeloid Leukemia. N Engl J Med. 2016;374(23):2209–2221.

[32] Mardis ER, Ding L, Dooling DJ et al. Recurring mutations found by sequencing an acute myeloid leukemia genome. N Engl J Med. 2009;361(11):1058–1066.

[33] Reitman ZJ, Yan H. Isocitrate dehydrogenase 1 and 2 mutations in cancer: alterations at a crossroads of cellular metabolism. Journal of the National Cancer Institute. 2010;102(13):932–941.

[34] Lu C, Ward PS, Kapoor GS, Rohle D et al. IDH mutation impairs histone demethylation and results in a block to cell differentiation. Nature. 2012;483:474.

[35] Marcucci G, Maharry K, Wu YZ et al. IDH1 and IDH2 gene mutations identify novel molecular subsets within de novo cytogenetically normal acute myeloid leukemia: a Cancer and Leukemia Group B study. J Clin Oncol. 2010;28(14):2348–2355.

[36] DiNardo CD, Ravandi F, Agresta S et al. Characteristics, clinical outcome, and prognostic significance of IDH mutations in AML. Am J Hematol. 2015;90(8):732–736.

[37] Rampal R, Alkalin A, Madzo J et al. DNA hydroxymethylation profiling reveals that WT1 mutations result in loss of TET2 function in acute myeloid leukemia. Cell Rep. 2014;9(5):1841–1855.

[38] Yamaguchi S, Iwanaga E, Tokunaga K et al. IDH1 and IDH2 mutations confer an adverse effect in patients with acute myeloid leukemia lacking the NPM1 mutation. Eur J Haematol. 2014;92(6):471–477.

[39] Patel JP, Gonen M, Figueroa ME et al. Prognostic relevance of integrated genetic profiling in acute myeloid leukemia. N Engl J Med. 2012;366(12):1079–1089.

[40] Green CL, Evans CM, Zhao L et al. The prognostic significance of IDH2 mutations in AML depends on the location of the mutation. Blood. 2011;118(2):409.

[41] Gaidzik VI, Schlenk RF, Paschka P et al. Clinical impact of DNMT3A mutations in younger adult patients with acute myeloid leukemia: results of the AML Study Group (AMLSG). Blood. 2013;121(23):4769.

[42] Ley TJ, Ding L, Walter MJ et al. DNMT3A mutations in acute myeloid leukemia. N Engl J Med. 2010;363(25):2424–2433.

[43] Shen Y, Zhu Y-M, Fan X et al. Gene mutation patterns and their prognostic impact in a cohort of 1185 patients with acute myeloid leukemia. Blood. 2011;118(20):5593.

[44] Ostronoff F, Othus M, Ho PA et al. Mutations in the DNMT3A exon 23 independently predict poor outcome in older patients with acute myeloid leukemia: a SWOG report. Leukemia. 2013;27(1):238–241.

[45] Shlush LI, Zandi S, Mitchell A et al. Identification of pre-leukaemic haematopoietic stem cells in acute leukaemia. Nature. 2014;506(7488):328–333.

[46] Hou H-A, Kuo Y-Y, Liu C-Y et al. DNMT3A mutations in acute myeloid leukemia: stability during disease evolution and clinical implications. Blood. 2012;119(2):559.

[47] Shivarov V, Gueorguieva R, Stoimenov A et al. DNMT3A mutation is a poor prognosis bio-marker in AML: Results of a meta-analysis of 4500 AML patients. Leukemia Research. 2013;37(11):1445–1450.

[48] Guryanova OA, Shank K, Spitzer B et al. DNMT3A mutations promote anthracycline resistance in acute myeloid leukemia via impaired nucleosome remodeling. Nat Med. 2016;22(12):1488–1495.

[49] Tahiliani M, Koh KP, Shen Y et al. Conversion of 5-methylcytosine to 5-hydroxymethylcytosine in mammalian DNA by MLL partner TET1. Science. 2009;324(5929):930–935.

[50] Jankowska AM, Szpurka H, Tiu RV et al. Loss of heterozygosity 4q24 and TET2 mutations associated with myelodysplastic/myeloproliferative neoplasms. Blood. 2009;113(25):6403–6410.

[51] Tefferi A, Pardanani A, Lim KH et al. TET2 mutations and their clinical correlates in polycythemia vera, essential thrombocythemia and myelofibrosis. Leukemia. 2009;23(5):905–911.

[52] Gaidzik VI, Paschka P, Spath D et al. TET2 mutations in acute myeloid leukemia (AML): results from a comprehensive genetic and clinical analysis of the AML study group. J Clin Oncol. 2012;30(12):1350–1357.

[53] Figueroa ME, Abdel-Wahab O, Lu C et al. Leukemic IDH1 and IDH2 mutations result in a hyper-methylation phenotype, disrupt TET2 function, and impair hematopoietic differentiation. Cancer cell. 2010;18(6):553–567.

[54] Metzeler KH, Maharry K, Radmacher MD et al. TET2 mutations improve the new European LeukemiaNet risk classification of acute myeloid leukemia: a Cancer and Leukemia Group B study. J Clin Oncol. 2011;29(10):1373–1381.

[55] Chen MJ, Yokomizo T, Zeigler BM et al. Runx1 is required for the endothelial to haematopoietic cell transition but not thereafter. Nature. 2009;457(7231):887–891.

[56] Mendler JH, Maharry K, Radmacher MD et al. RUNX1 mutations are associated with poor outcome in younger and older patients with cytogenetically normal acute myeloid leukemia and with distinct gene and MicroRNA expression signatures. J Clin Oncol. 2012;30(25):3109–3118.

[57]   Harada H, Harada Y, Niimi H et al. High incidence of somatic mutations in the AML1/RUNX1 gene in myelodysplastic syndrome and low blast percentage myeloid leukemia with myelodysplasia. Blood. 2004;103(6):2316.

[58]   Preudhomme C, Renneville A, Bourdon V et al. High frequency of RUNX1 biallelic alteration in acute myeloid leukemia secondary to familial platelet disorder. Blood. 2009;113(22):5583.

[59]   Quentin S, Cuccuini W, Ceccaldi R et al. Myelodysplasia and leukemia of Fanconi anemia are associated with a specific pattern of genomic abnormalities that includes cryptic RUNX1/AML1 lesions. Blood. 2011;117(15):e161.

[60]   Skokowa J, Steinemann D, Katsman-Kuipers JE et al. Cooperativity of RUNX1 and CSF3R mutations in severe congenital neutropenia: a unique pathway in myeloid leukemogenesis. Blood. 2014;123(14):2229.

[61]   Gaidzik VI, Bullinger L, Schlenk RF et al. RUNX1 mutations in acute myeloid leukemia: results from a comprehensive genetic and clinical analysis from the AML study group. J Clin Oncol. 2011;29(10):1364–1372.

[62]   Schnittger S, Dicker F, Kern W et al. RUNX1 mutations are frequent in de novo AML with non complex karyotype and confer an unfavourable prognosis. Blood. 2011;117(8):2348.

[63]   Koschmieder S, Halmos B, Levantini E et al. Dysregulation of the C/EBPalpha differentiation pathway in human cancer. J Clin Oncol. 2009;27(4):619–628.

[64]   Ossipow V, Descombes P, Schibler U. CCAAT/enhancer-binding protein mRNA is translated into multiple proteins with different transcription activation potentials. Proc Natl Acad Sci U S A. 1993;90(17):8219–8223.

[65]   Reckzeh K, Cammenga J. Molecular mechanisms underlying deregulation of C/EBPalpha in acute myeloid leukemia. Int J Hematol. 2010;91(4):557–568.

[66]   Marcucci G, Haferlach T, Dohner H. Molecular genetics of adult acute myeloid leukemia: prognostic and therapeutic implications. J Clin Oncol. 2011;29(5):475–486.

[67]   Grossmann V, Haferlach C, Nadarajah N et al. CEBPA double-mutated acute myeloid leukaemia harbours concomitant molecular mutations in 76.8 % of cases with TET2 and GATA2 alterations impacting prognosis. Br J Haematol. 2013;161(5):649–658.

[68]   Fröhling S, Schlenk RF, Stolze I et al. CEBPA mutations in younger adults with acute myeloid leukemia and normal cytogenetics: prognostic relevance and analysis of cooperating mutations. J Clin Oncol. 2004;22(4):624–633.

[69]   Marcucci G, Maharry K, Radmacher MD et al. Prognostic significance of, and gene and microRNA expression signatures associated with, CEBPA mutations in cytogenetically normal acute myeloid leukemia with high-risk molecular features: a Cancer and Leukemia Group B Study. J Clin Oncol. 2008;26(31):5078–5087.

[70]   Wouters BJ, Löwenberg B, Erpelinck-Verschueren CAJ et al. Double CEBPA mutations, but not single CEBPA mutations, define a subgroup of acute myeloid leukemia with a distinctive gene expression profile that is uniquely associated with a favorable outcome. Blood. 2009;113(13):3088–3091.

[71]   Taskesen E, Bullinger L, Corbacioglu A et al. Prognostic impact, concurrent genetic mutations, and gene expression features of AML with CEBPA mutations in a cohort of 1182 cytogenetically normal AML patients: further evidence for CEBPA double mutant AML as a distinctive disease entity. Blood. 2011;117(8):2469.

[72]   Swerdlow SH, Campo E, Harris NL et al. WHO Classification of Tumors of Haematopoietic and Lymphoid Tissues. Revised 4th ed. Geneva, Switzerland: WHO Press; 2017.

[73]   Boultwood J, Perry J, Pellagatti A et al. Frequent mutation of the polycomb-associated gene ASXL1 in the myelodysplastic syndromes and in acute myeloid leukemia. Leukemia. 2010;24:1062.

[74] Metzeler KH, Becker H, Maharry K et al. ASXL1 mutations identify a high-risk subgroup of older patients with primary cytogenetically normal AML within the ELN Favorable genetic category. Blood. 2011;118(26):6920–6929.

[75] Paschka P, Schlenk RF, Gaidzik VI et al. ASXL1 mutations in younger adult patients with acute myeloid leukemia: a study by the German-Austrian Acute Myeloid Leukemia Study Group. Haematologica. 2015;100(3):324–330.

[76] Meyer C, Hofmann J, Burmeister T et al. The MLL recombinome of acute leukemias in 2013. Leukemia. 2013;27(11):2165–2176.

[77] Sun QY, Ding LW, Tan KT et al. Ordering of mutations in acute myeloid leukemia with partial tandem duplication of MLL (MLL-PTD). Leukemia. 2017;31(1):1–10.

[78] Whitman SP, Ruppert AS, Marcucci G et al. Long-term disease-free survivors with cytogenetically normal acute myeloid leukemia and MLL partial tandem duplication: a Cancer and Leukemia Group B study. Blood. 2007;109(12):5164.

[79] Schoch C, Schnittger S, Klaus M et al. AML with 11q23/MLL abnormalities as defined by the WHO classification: incidence, partner chromosomes, FAB subtype, age distribution, and prognostic impact in an unselected series of 1897 cytogenetically analyzed AML cases. Blood. 2003;102(7):2395.

[80] Grossmann V, Schnittger S, Kohlmann A et al. A novel hierarchical prognostic model of AML solely based on molecular mutations. Blood. 2012;120(15):2963.

[81] Döhner K, Tobis K, Ulrich R et al. Prognostic significance of partial tandem duplications of the MLL gene in adult patients 16 to 60 years old with acute myeloid leukemia and normal cytogenetics: a study of the Acute Myeloid Leukemia Study Group Ulm. J Clin Oncol. 2002;20(15):3254–3261.

[82] Haferlach C, Dicker F, Herholz H et al. Mutations of the TP53 gene in acute myeloid leukemia are strongly associated with a complex aberrant karyotype. Leukemia. 2008;22:1539.

[83] Kadia TM, Jain P, Ravandi F et al. TP53 mutations in newly diagnosed acute myeloid leukemia: Clinicomolecular characteristics, response to therapy, and outcomes. Cancer. 2016;122(22):3484–3491.

[84] Bowen D, Groves MJ, Burnett AK et al. TP53 gene mutation is frequent in patients with acute myeloid leukemia and complex karyotype, and is associated with very poor prognosis. Leukemia. 2008;23:203.

[85] Rücker FG, Schlenk RF, Bullinger L et al. TP53 alterations in acute myeloid leukemia with complex karyotype correlate with specific copy number alterations, monosomal karyotype, and dismal outcome. Blood. 2012;119(9):2114.

[86] Hou HA, Chou WC, Kuo YY et al. TP53 mutations in de novo acute myeloid leukemia patients: longitudinal follow-ups show the mutation is stable during disease evolution. Blood Cancer J. 2015;5:e331.

[87] Lo-Coco F, Avvisati G, Vignetti M et al. Retinoic acid and arsenic trioxide for acute promyelocytic leukemia. N Engl J Med. 2013;369(2):111–121.

[88] Abaza Y, Kantarjian H, Garcia-Manero G et al. Long-term outcome of acute promyelocytic leukemia treated with all-trans-retinoic acid, arsenic trioxide, and gemtuzumab. Blood. 2017;129(10):1275–1283.

[89] Cicconi L, Divona M, Ciardi C et al. PML-RARα kinetics and impact of FLT3–ITD mutations in newly diagnosed acute promyelocytic leukaemia treated with ATRA and ATO or ATRA and chemotherapy. Leukemia. 2016;30:1987.

1.3 Klonale Hämatopoese von unbestimmtem Potenzial, idiopathische Zytopenien unklarer Signifikanz und klonale Zytopenien unklarer Signifikanz

Nina Rosa Neuendorff

1.3.1 Überblick

Die klonale Hämatopoese von unbestimmtem Potenzial (*clonal haematopoiesis of indeterminate potential*, CHIP) bezeichnet das Vorliegen eines hämatopoetischen Klons mit einer für eine hämatologische Neoplasie typischen Mutation ohne das Vorhandensein einer hämatologischen Grunderkrankung. Eine CHIP ist mit einem erhöhten Risiko für kardiovaskuläre Erkrankungen, einer Progression zur AML sowie einer erhöhten Gesamtmortalität verbunden.

1.3.2 Einleitung

Das Phänomen der klonalen Hämatopoese von unbestimmtem Potenzial (CHIP) ist erst seit wenigen Jahren bekannt. Es bezeichnet das Auftreten eines hämatopoetischen Klons mit einer (meist AML-/MDS-typischen) Mutation ohne das Vorliegen einer hämatologischen Neoplasie. Beschrieben wurde es zunächst als altersabhängige Erscheinung in Personen ohne eine hämatologische Erkrankung. Im Alter > 70 Jahren sind mind. 10–15 % der Bevölkerung betroffen, im Alter unter 40 Jahren jedoch weniger als 1 % [1]. Interessanterweise zeigte sich, dass mit dem Vorliegen einer CHIP das Risiko für die Entwicklung einer hämatologischen Neoplasie zwar deutlich erhöht ist, jedoch vor allem die Gesamtmortalität und insbesondere die kardiovaskuläre Mortalität deutlich steigt. Im Folgenden werden die diagnostischen Kriterien für die CHIP und klonale Zytopenien unklarer Signifikanz sowie deren Relevanz und praktische Implikationen erörtert.

1.3.3 Definition und Abgrenzung von CCUS sowie ICUS

Der Begriff CHIP wurde 2015 von David Steensma und Kollegen [2] geprägt und bezeichnet das Vorhandensein eines hämatopoetischen Klons, welcher eine für eine hämatologische Erkrankung typische Mutation mit einer Allelfrequenz von mindestens 2 % besitzt [2]. Für dieses Phänomen dürfen keine relevanten Zytopenien und keine Kriterien für eine hämatologische Erkrankung erfüllt sein. Liegt zusätzlich eine relevante Zytopenie vor, ohne dass zytomorphologische Kriterien eines myelodysplastischen Syndroms (MDS) erfüllt werden, spricht man von einer klonalen Zytopenie unklarer Signifikanz (clonal cytopenia of unknown significance, CCUS). Die idio-

DNMT3A ASXL1 TET2 SF3B1

Nachweis einer typischen Mutation

TP53 BCOR PPM1D JAK2

→ Morphologische Kriterien einer hämatologischen Neoplasie (Blastenvermehrung, Dysplasien)? —ja→ Diagnose der entsprechenden Neoplasie (AML, MDS, MPN)

↓ nein

nein ———— Vorliegen von Zytopenien?

↓ ja

CHIP

klonale Zytopenie unklarer Signifikanz (CCUS)

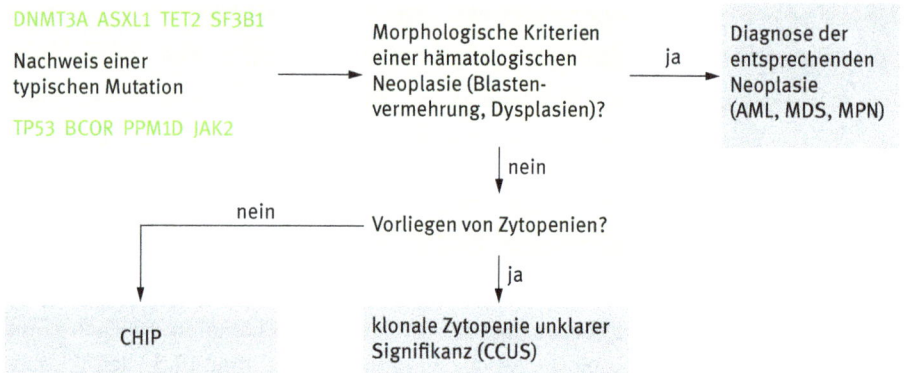

Abb. 1.5: Diagnostischer Algorithmus zur Differenzierung zwischen CHIP, CCUS und einer hämatologischen Neoplasie.

pathische Zytopenie unklarer Signifikanz (idiopathic cytopenia of unknown significance, ICUS) hingegen weist ebenfalls keine MDS-typischen zytomorphologischen Veränderungen auf, zusätzlich dürfen auch keine CHIP-typischen Mutationen nachgewiesen werden. Abb. 1.5 gibt einen Überblick zur diagnostischen Abgrenzung der CHIP von einem MDS und CCUS.

Die Definition, dass mindestens eine Allelfrequenz von 2 % für das Vorliegen von CHIP erreicht sein muss, ist eine bislang rein pragmatische Definition, die der in den Schlüsselarbeiten im Schnitt verwandten Sequenzierungstiefe geschuldet ist. Auch unterhalb von 2 % können vielfach bei jüngeren und gesunden Personen bereits die entsprechenden Mutationen nachgewiesen werden, sofern eine entsprechend sensitive Lesetiefe verwendet wird [3]. Die Signifikanz dieser Befunde bleibt abzuwarten.

1.3.4 Mutationsspektrum der klonalen Hämatopoese

Die gebräuchlichsten Definitionen von CHIP umfassen Mutationen in bekannten Leukämie-Treibergenen. Hierzu gehören v. a. DNMT3A, TET2, p53 und ASXL1. Die Schlüsselarbeiten zur klonalen bzw. altersassoziierten Hämatopoese haben sich ganz unterschiedlicher Nachweismethoden bedient, von der selektiven Sequenzierung bekannter Leukämie-Treibermutationen bis hin zur *whole exome-* oder *whole genome-*Sequenzierung. Hieraus resultiert, dass die einzelnen Studienkohorten in Bezug auf die Inzidenz der Mutationen nicht gut vergleichbar sind. Weiterhin ist die Bedeutung von Mutationen außerhalb der bekannten Treibermutationen nicht klar.

Die beschriebene erhöhte Mortalität bei Vorliegen einer klonalen Hämatopoese bezieht sich jedoch nicht nur auf die Fälle mit Leukämie-Treibermutationen [4],[5], so dass hier in Zukunft eine genauere Spezifizierung bezüglich der verschiedenen assoziierten Risiken stattfinden sollte. Einen Überblick über häufig auftretende Mutationen bietet Tab. 1.5.

Tab. 1.5: Häufige Treibermutationen hämatologischer Neoplasien, die im Rahmen einer klonalen Hämatopoese beschrieben sind, sowie ihre Funktionen.

Gen	Name Treibermutation	Funktion
DNMT3A	DNA(cytosine-5)-methyltransferase 3 A	DNA-Methylierung
ASXL1	Additional Sex Combs Like 1	Histonmethylierung/-ubiquitinierung
TET2	Tet Methylcytosine Dioxygenase 2	DNA-Methylcytosine-Dioxygenase
p53	Protein 53	Tumorsuppressor
STAG2	Stromal Antigen 2	Teil des Cohesin-Komplexes
BCOR	BCL-6 Corepressor	Ko-Repressor von Bcl6
Rad21	RAD21 Cohesin Complex Component	Involviert in DNA-Doppelstrang-Reparaturen
JAK2	Janus Kinase 2	Zytoplasmatische Tyrosinkinase
SRSF2	Serine And Arginine Rich Splicing Factor 2	Spleißfaktor
SF3B1	Splicing Factor 3B Subunit 1	Spleißfaktor
CBL	Casitas B-Lineage Lymphoma	E3 Ubiquitin-Protein Ligase
KDM6A	Lysine Demethylase 6 A	Histon-Demethylierung
PPM1D	Protein Phosphatase 1 D	Ser/ThrProtein Phosphatase
SETBP1	SET Binding Protein 1	Ko-Faktor der Histonmethylierung
GNAS	G-Protein Alpha Subunit	Häufige Signaltransduktionskomponente
IDH1	Isocitratdehydrogenase 1	Citratzyklus
IDH2	Isocitratdehydrogenase 2	Citratzyklus
U2AF1	U2 Small Nuclear RNA Auxiliary Factor 1	Spleißfaktor
RUNX1	Runt-Related Transcription Factor 1	Transkriptionsfaktor
EZH2	Enhancer of Zeste Homolog 2	Histonmethyltransferase

1.3.5 Ursprung der klonalen Hämatopoese

Eine kürzlich publizierte Arbeit wies in allen untersuchten Proben die jeweilige CHIP-Mutation auf Ebene der Lin-CD34 + CD38 - hämatopoetischen Stammzelle nach. Die Allelfrequenzen waren in Monozyten, Granulozyten und NK-Zellen deutlich höher als in B- oder T-Zellen, was darauf hinweist, dass sich die Expansion der CHIP-Klons präferenziell im myeloischen Kompartment abspielt. Dies galt jedoch nicht für die DNMT3A-Mutation, für die eine vergleichsweise ausgeprägtere Beteiligung des lymphatischen Kompartimentes gezeigt wurde.

1.3.6 Klonale Evolution und Risiken für die Progression in eine hämatologische Neoplasie

Bei Vorliegen einer klonalen Hämatopoese ist das Risiko einer AML gegenüber der Normalbevölkerung ungefähr 11- bis 13-fach erhöht, jedoch absolut nur mit max. 1 % pro Jahr [5],[7]. In Bezug auf eine mögliche, jedoch nicht zwangsläufig vorgezeichnete Progression in eine hämatologische Neoplasie entspricht das Transformationsrisiko einer CHIP in vielen Aspekten dem einer monoklonalen Gammopathie unklarer Signifikanz (MGUS) oder einer monoklonalen B-Zell-Lymphozytose unklarer Signifikanz (MBL). Das relativ geringe Risiko einer Progression in eine hämatologische Neoplasie zeigt jedoch die Bedeutung der klonalen Evolution und zusätzlicher erworbener Mutationen. Im Gegensatz zur MGUS und MBL ist die CHIP durch das Auftreten bestimmter Mutationen und nicht durch einen spezifischen Immunphänotyp oder das Produkt einer monoklonalen Zellfraktion definiert.

Bezüglich des Progressionsrisikos in eine hämatologische Neoplasie scheint es entscheidende Unterschiede zwischen ICUS und CCUS zu geben: Im Fall einer ASXL1-, TP53-, EHZ2- oder RUNX1-Mutation konnte kürzlich eine 100 %ige Progression des CCUS mit kurzer Latenzzeit im Vergleich zu einem lediglich 25 %igen Progressionsrisiko beim ICUS gezeigt werden [8].

In CCUS sind sowohl die Allelfrequenz als auch die durchschnittliche Anzahl der Mutationen höher als bei CHIP. Weiterhin sind die prognostisch ungünstigen Mutationen in den Spleißfaktorgenen, ASXL1, TP53 und RUNX1 im Verhältnis zu TET2- und DNMT3A-Mutationen zunehmend.

In der Kohorte der *Woman Health Initiative*, einer großen Kohortenstudie postmenopausaler Frauen in den USA, hatten die Personen mit klonaler Hämatopoese und AML-typischen Mutationen eine höhere Wahrscheinlichkeit für die Entwicklung einer späteren AML [9]. Hierzu gehörten DNMT3A-, TET2-, TP53-, IDH-, SRSF2-, SF3B1-, JAK2- sowie ASXL1-Mutationen. Alle Patientinnen mit TP53-und IDH-Mutationen sowie der Kombination aus RUNX1- und PHF6-Mutation entwickelten im Verlauf eine AML, wohingegen die anderen o. g. Mutationen auch bei den innerhalb des Beobachtungszeitraumes gesunden Kontrollen detektiert werden konnten. Beinahe die Hälfte aller späteren AML-Patientinnen zeigte bei der Ausgangsuntersuchung mehr als eine Mutation. Die Latenzzeit vom Auftreten der Mutation bis zur Entwicklung der AML wie auch die jährliche AML-Inzidenz waren mutationsspezifisch unterschiedlich: Die höchste jährliche AML-Inzidenz bestand bei TP53- und IDH-Mutationen mit 13,9 resp. 12,6/100.000 Personen/Jahr. Während die Wahrscheinlichkeit der Entwicklung einer AML für TP53- und IDH-Mutationen nicht mit einer bestimmten Allelfrequenz assoziiert war, stieg diese bei DNMT3A- und TET2-Mutationen ab einer Allelfrequenz von > 10 % [9].

Ohne den Einsatz von Einzelzellanalysen erlauben die aktuell gebräuchlichen Nachweismethoden für Mutationen im Rahmen einer AML-Diagnostik keine Differenzierung zwischen dem Vorliegen einer Mutation selektiv in einer leukämischen

Blastenpopulation, dem zusätzlichen Vorliegen eines nicht-transformierten (CHIP-) Klons oder beidem. Dies führt dazu, dass beispielsweise DNMT3A, TET2 oder ASXL1 als häufigste CHIP-Mutationen aller Wahrscheinlichkeit nach im Rahmen einer AML-Therapie nicht als MRD-Marker geeignet sind [10],[11],[12]. Gezeigt wurde, dass bei Persistenz dieser Marker kein erhöhtes Rezidivrisiko besteht [12]. Denkbar wäre jedoch ein höheres Risiko eines therapieassoziierten MDS oder einer anderen hämatologischen Zweitneoplasie. Hierzu fehlen jegliche Langzeitdaten.

1.3.7 Kardiovaskuläres Risiko

Wie oben erwähnt, zeigte sich, dass durch die Präsenz von CHIP das Risiko für kardiovaskuläre Ereignisse steigt. Das Risiko für Myokardinfarkte war in einer retrospektiven Fall-Kontroll-Studie vierfach, für eine koronare Herzerkrankung zweifach erhöht [13]. Für die vier häufigen CHIP-Mutationen DNMT3A, TET2, ASXL1 und JAK2 galt dies jeweils individuell. Mit steigender Größe des Klons stieg auch das Risiko. Dies konnte im Mausmodell rekapituliert werden: Eine fett-/cholesterinreiche Diät in LDL-Rezeptor-defizienten Mäusen nach Transplantation von TET2-defizienten oder haploinsuffizienten hämatopoetischen Stammzellen zeigte im Vergleich zu TET2-kompetenten Mäusen eine akzelerierte Arteriosklerose [13]. Mechanistisch führt die TET2-Defizienz zu einer gesteigerten IL1β-Produktion und -sekretion in Makrophagen, indem die TET2-vermittelten inhibierenden Effekte auf die IL1ß-Transkription sowie das NLRP3- (*NOD-like receptor family, pyrin domain containing 3*) Inflammasom wegfallen [14]. Der Arteriosklerose-akzelerierende Effekt der TET2-Defizienz im beschriebenen Mausmodell konnte durch pharmakologische Inhibition des Inflammasoms unterbunden werden [14].

IL1β nimmt eine Schlüsselrolle in der Pathogenese der Arteriosklerose ein, da es einen der potentesten Aktivatoren des angeborenen Immunsystems darstellt und durch vielfältige Wirkungen auf diverse Zelltypen proatherogen wirkt [15]. Als therapeutisches Target wurde IL1β in der multinationalen CANTOS-Studie untersucht. Eingeschlossen wurden Patienten mit koronarer Herzerkrankung und vorangegangenem Myokardinfarkt, die nach leitliniengerechter Optimierung der medikamentösen Therapie ein hoch-sensitives CRP ≥ 2 mg/l aufwiesen. Diese erhielten entweder Canatumumab oder ein Placebo. Gezeigt werden konnte eine lipidunabhängige signifikante Reduktion nicht-tödlicher Herzinfarkte und Schlaganfälle sowie kardiovaskulärer Todesfälle [16]. In einer Untergruppe innerhalb dieser Studie erfolgte eine CHIP-Diagnostik, welche ein Überwiegen von TET2-Mutationen erbrachte. Die Placebo-behandelten Patienten mit TET2- oder DNMT3A-Mutationen hatten in einer explorativen Analyse ein höheres Risiko für ein kardiovaskuläres Ereignis, während die TET2-mutierten Patienten der Verumgruppe ein besseres Ansprechen zeigten [17]. Wenngleich die Patientenzahlen in dieser explorativen Analyse klein waren, so sind diese dennoch kongruent mit dem oben beschriebenen mechanistischen Tiermodell, so dass dies einen Ausblick auf mögliches therapeutisches Eingreifen in die CHIP-vermittelte Akzeleration der Atherosklerose bietet.

In einer weiteren Kohorte von Patienten mit ischämischer Kardiomyopathie zeigte sich ein schlechteres klinisches Outcome bei CHIP, welches sich mit steigender Klongröße verschlechterte [18].

Ob eine selektive Extinktion des CHIP-Klons/der CHIP-Klone oder eine Kontrolle der gesteigerten Inflammation das kardiovaskuläre Risiko reduziert, bleibt aktuell unklar. Ebenso ist nicht geklärt, inwieweit eine stringentere Risikomodifikation der klassischen kardiovaskulären Risikofaktoren wie Dyslipidämien, Diabetes mellitus oder Hypertonus zu einem besseren kardiovaskulären Outcome der Patienten mit bestehender klonaler Hämatopoese führt.

1.3.8 Die Relevanz einer klonalen Hämatopoese im Rahmen von Chemotherapie und Stammzelltransplantation

Aufgrund des geringen, aber bestehenden Risikos einer Transition der klonalen Hämatopoese in eine hämatologische Neoplasie stellt sich die Frage, ob eine klonale Hämatopoese ein Risikofaktor für eine therapieassoziierte myeloische Neoplasie (TMN) in der Therapie solider oder hämatologischer Neoplasien darstellt. Dies konnte in unterschiedlichem Kontext gezeigt werden [19],[20]. Coombs und Kollegen [21] zeigten eine Prävalenz der klonalen Hämatopoese in ungefähr 25 % aller Patienten mit soliden Tumoren; die Prävalenz war mit dem Alter steigend, jedoch auch mit niedrigerer Prävalenz im Kindesalter beschrieben. In Einklang mit weiteren Fall-Kontroll-Studien [19],[20] zeigte sich ein höheres Risiko für die Entwicklung einer TMN bei Vorliegen einer klonalen Hämatopoese. Weiterhin trat diese ebenfalls häufiger nach vorangegangener Strahlentherapie, Nikotinabusus und kaukasischer Ethnie auf. Eine vorangegangene Chemotherapie war mit TP53- und PPM1D-Mutationen assoziiert. Bei gesonderter Betrachtung von klonaler Hämatopoese mit Mutationen in typischen Leukämie-Treibermutationen konnte ein verkürztes Gesamtüberleben beobachtet werden, welches nicht durch eine Progression in eine hämatologische Neoplasie, sondern in erster Linie durch einen Progress des soliden Tumors bedingt war. In Analogie zur proinflammatorischen Situation im Rahmen der Atherosklerose wäre prinzipiell auch eine Modifikation des Tumormikromilieus denkbar, welche durch eine veränderte Funktionalität eine Progression des Tumors fördert. Gezeigt ist bislang nur die Infiltration der Tumore durch Immunzellen mit CHIP-assoziierten Mutationen ohne mechanistische Ansätze [22].

Eine kürzlich publizierte Studie zeigte ein schlechteres Gesamtüberleben bei Patienten mit vorbestehender klonaler Hämatopoese vor autologer Stammzelltransplantation bei Lymphomen aufgrund von TMN und kardiovaskulärer Mortalität [23]. Der überwiegende Anteil von Patienten mit TMN wies bereits vor autologer Stammzelltransplantation eine klonale Hämatopoese mit der Mutation auf, welche in der späteren TMN nachgewiesen werden konnte. Weiterhin wiesen die Patienten mit CHIP eine längere Mobilisationsdauer sowie ein häufigeres Mobilisationsversagen auf.

Trotz der oben beschriebenen Studien fehlen bislang prospektive Longitudinal-studien, in welchen untersucht wird, inwieweit das Vorliegen von einer CHIP prädik-tiv für die Entwicklung von TMN ist und ob definierte Mutationen ein höheres Risiko als andere tragen und die Größe des Klons eine Rolle spielt.

Eine Arbeit, die kürzlich die Dynamik der klonalen Hämatopoese unter Therapie eines soliden Tumors untersuchte, konnte zeigen, dass die Allelfrequenz im Fall von DNMT3A-Mutationen im Verlauf unter Chemotherapie erstaunlich stabil blieb, wäh-rend andere CHIP-Mutationen sowohl abnehmende wie auch steigende Frequenzen unter Therapie aufwiesen [6]. Da es sich in der vorliegenden Arbeit bezogen auf die verschiedenen Mutationen um kleine Fallzahlen handelte, ist abzuwarten, inwieweit dies in einer größeren Kohorte reproduziert werden kann.

Eine kürzlich publizierte Arbeit untersuchte die Wirkung von Donor-CHIP auf die allogene Stammzelltransplantation [24]. Gezeigt werden konnte, dass dies keine Auswirkung auf das Gesamtüberleben oder die nicht-Rezidiv-assoziierte Mortalität hat. Weiterhin zeigte sich eine erhöhte Rate an chronischer GvHD bei Vorliegen einer DNMT3A-Mutation und in Einklang damit eine reduzierte Rezidiv- und Progressions-rate. Ob die erhöhte cGvHD-Rate den proinflammatorischen Effekten der Donor-CHIP-Hämatopoese geschuldet ist, bleibt funktionell zu validieren.

1.3.9 Alltagskonsequenzen einer CHIP-Diagnose und Ausblick

Aktuell gibt es keine bestehenden Empfehlungen oder etablierten Interventionen für den Umgang bei einem zufälligen CHIP-Befund. Insofern ist das Screenen gesunder Personen auf CHIP sehr kritisch zu betrachten. Ob in kardiovaskulären Hochrisiko-kollektiven eine Risikoreduktion durch Modifikation des inflammatorischen Phäno-typs möglich wird, ist mit Spannung zu erwarten. Auch wenn das Risiko einer thera-pieassoziierten myeloischen Neoplasie bei Vorliegen einer CHIP bei Therapien solider Tumore oder einer Hochdosischemotherapie beim Lymphom erhöht ist, gibt es aktuell noch keine Implikation für ein Screenen vor Therapie oder einer Therapiemodifika-tion. Dies könnte sich ändern, wenn therapeutische Möglichkeiten einer Eradikation des entsprechenden Klons zur Verfügung stehen sollten. Vielversprechend sind hier insbesondere einige der neueren molekular-gezielten Substanzen wie beispielsweise die IDH-Inhibitoren Enasidenib und Ivosidenib.

Literatur

[1] Gibson CJ, Steensma DP. New Insights from Studies of Clonal Hematopoiesis. Clin Cancer Res. 2018;24(19):4633–4642.

[2] Steensma DP, Bejar R, Jaiswal S et al. Clonal hematopoiesis of indeterminate potential and its distinction from myelodysplastic syndromes. Blood. 2015;126(1):9–16.

[3] Young AL, Challen GA, Birmann BM et al. Clonal haematopoiesis harbouring AML-associated mutations is ubiquitous in healthy adults. Nat Commun. 2016;7:12484.

[4] Zink F, Stacey SN, Norddahl GL et al. Clonal hematopoiesis, with and without candidate driver mutations, is common in the elderly. Blood. 2017;130(6):742–752.

[5] Genovese G, Kahler AK, Handsaker RE et al. Clonal hematopoiesis and blood-cancer risk inferred from blood DNA sequence. N Engl J Med. 2014;371(26):2477–2487.

[6] Arends CM, Galan-Sousa J, Hoyer K et al. Hematopoietic lineage distribution and evolutionary dynamics of clonal hematopoiesis. Leukemia. 2018;32(9):1908–1919.

[7] Jaiswal S, Fontanillas P, Flannick J et al. Age-related clonal hematopoiesis associated with adverse outcomes. N Engl J Med. 2014;371(26):2488–2498.

[8] Kern W, Meggendorfer M, Haferlach C et al. Integrated Diagnostic Approach for Suspected Myelodysplastic Syndrome As a Basis for Advancement of Diagnostic Criteria. Blood 2016;128(299).

[9] Desai P, Mencia-Trinchant N, Savenkov O et al. Somatic mutations precede acute myeloid leukemia years before diagnosis. Nat Med. 2018;24(7):1015–1023.

[10] Shlush LI, Zandi S, Mitchell A et al. Identification of pre-leukaemic haematopoietic stem cells in acute leukaemia. Nature. 2014;506(7488):328–333.

[11] Debarri H, Lebon D, Roumier C et al. IDH1/2 but not DNMT3A mutations are suitable targets for minimal residual disease monitoring in acute myeloid leukemia patients: a study by the Acute Leukemia French Association. Oncotarget. 2015;6(39):42345–42353.

[12] Jongen-Lavrencic M, Grob T, Hanekamp D et al. Molecular Minimal Residual Disease in Acute Myeloid Leukemia. N Engl J Med. 2018;378(13):1189–1199.

[13] Jaiswal S, Natarajan P, Silver AJ et al. Clonal Hematopoiesis and Risk of Atherosclerotic Cardiovascular Disease. N Engl J Med. 2017;377(2):111–121.

[14] Fuster JJ, MacLauchlan S, Zuriaga MA et al. Clonal hematopoiesis associated with TET2 deficiency accelerates atherosclerosis development in mice. Science. 2017;355(6327):842–847.

[15] Libby P. Interleukin-1 Beta as a Target for Atherosclerosis Therapy: Biological Basis of CANTOS and Beyond. J Am Coll Cardiol. 2017;70(18):2278–2289.

[16] Ridker PM, Everett BM, Thuren T et al. Antiinflammatory Therapy with Canakinumab for Atherosclerotic Disease. N Engl J Med. 2017;377(12):1119–1131.

[17] Svensson E, Madar A, Campbell C et al. TET2-Driven Clonal Hematopoiesis Predicts Enhanced Response to Canakinumab in the CANTOS Trial: An Exploratory Analysis. . Circulation. 2018;138(A15111.).

[18] Dorsheimer L, Assmus B, Rasper T et al. Association of Mutations Contributing to Clonal Hematopoiesis With Prognosis in Chronic Ischemic Heart Failure. JAMA Cardiol. 2019;4(1):25–33.

[19] Takahashi K, Wang F, Kantarjian H et al. Preleukaemic clonal haemopoiesis and risk of therapy-related myeloid neoplasms: a case-control study. Lancet Oncol. 2017;18(1):100–111.

[20] Gillis NK, Ball M, Zhang Q et al. Clonal haemopoiesis and therapy-related myeloid malignancies in elderly patients: a proof-of-concept, case-control study. Lancet Oncol. 2017;18(1):112–121.

[21] Coombs CC, Zehir A, Devlin SM et al. Therapy-Related Clonal Hematopoiesis in Patients with Non-hematologic Cancers Is Common and Associated with Adverse Clinical Outcomes. Cell Stem Cell. 2017;21(3):374–382 e4.

[22] Severson EA, Riedlinger GM, Connelly CF et al. Detection of clonal hematopoiesis of indeterminate potential in clinical sequencing of solid tumor specimens. Blood. 2018;131(22):2501–2505.

[23] Gibson CJ, Lindsley RC, Tchekmedyian V et al. Clonal Hematopoiesis Associated With Ad-
       verse Outcomes After Autologous Stem-Cell Transplantation for Lymphoma. J Clin Oncol.
       2017;35(14):1598–1605.
[24] Frick M, Chan W, Arends CM et al. Role of Donor Clonal Hematopoiesis in Allogeneic Hemato-
       poietic Stem-Cell Transplantation. J Clin Oncol. 2019;37(5):375–385.

2 Diagnose und WHO-Klassifikation myeloischer Neoplasien

2.1 Morphologie, Zytogenetik und molekulare Veränderungen zur Diagnostik myeloischer Neoplasien

Georgia Metzgeroth, Alice Fabarius, Johann-Christoph Jann, Jan Hastka

Die Diagnostik der hämatologischen Neoplasien basierte seit Einführung der konventionellen Färbungen zunächst ausschließlich auf klinischen und rein morphologischen Kriterien, die später durch zytochemische und immunologische Nachweismethoden verfeinert wurden. Genetische Befunde wurden im diagnostischen Algorithmus erst im Rahmen der 3. WHO-Klassifikation der hämatologischen Neoplasien im Jahre 2001 berücksichtigt. Die inzwischen vorliegende breite Verfügbarkeit der Zytogenetik und Molekulargenetik in der klinischen Routine hat die Diagnostik revolutioniert und unsere Kenntnisse über die Entstehung und Prognose der hämatologischen Neoplasien erweitert. Die genetischen Analysen sind jedoch, zumindest bisher, nicht alleine ausreichend, eine hämatologische Neoplasie zuverlässig zu diagnostizieren. Dementsprechend berücksichtigt die im Jahre 2008 erschienene bzw. 2016 revidierte 4. WHO-Klassifikation bei der Diagnostik alle verfügbaren Informationen aus Morphologie, Immuntypisierung, Genetik und Klinik.

2.1.1 Morphologie des peripheren Blutbildes und Knochenmarks

Meistens ist es das „schlechte Blutbild", das entweder als Zufallsbefund auffällt oder bei der Abklärung einer klinischen Symptomatik festgestellt wird und den ersten Hinweis auf das Vorliegen einer hämatologischen Grunderkrankung liefert. Dies gilt auch für die myeloischen Neoplasien, die sich sowohl durch eine Vermehrung der zellulären Blutbestandteile als auch durch Zytopenien manifestieren können. Dementsprechend muss jede Normabweichung des Blutbildes weiter abgeklärt werden, zunächst durch das Differenzialblutbild. Dabei ist bereits die maschinelle Beurteilung in den meisten Fällen ausreichend, um bei einer Leukozytose eine lymphatische Grunderkrankung auszuschließen. Eine Vermehrung von unreifen neutrophilen Granulozyten, die sogenannte Linksverschiebung, kommt als reaktive Abwehrmaßnahme bei Infekten physiologischerweise vor. Eine pathologische Linksverschiebung, die über die Myelozyten hinausgeht, spricht jedoch für eine myeloproliferative Neoplasie (MPN). Diese wird umso wahrscheinlicher, wenn die Vermehrung der granulozytären Vorstufen von einer Eosinophilie und insbesondere von einer Basophilie begleitet wird. Bei Nachweis von Blasten liegt generell eine lebensbedrohliche hämatologische

https://doi.org/10.1515/9783110599794-002

Erkrankung vor, wenn der Blastenanteil mehr als 20 % der peripheren Zellpopulation ausmacht, definitionsgemäß eine Leukämie.

Bei Auffälligkeiten des peripheren Blutbildes bzw. bei jedem Verdacht auf eine hämatologische Neoplasie ist ein maschinelles Blutbild jedoch nicht ausreichend. Angesichts des charakteristischen morphologischen Befundes, den viele hämatologische Erkrankungen aufweisen, gehört die manuelle mikroskopische Untersuchung eines Ausstriches des peripheren Blutes weiterhin zum diagnostischen Standard und sollte als diagnostische Erstmaßnahme bei jeder Abklärung erfolgen. Eine akute Leukämie wird meist auf einen Blick diagnostiziert, Auerstäbchen und ausgeprägte Granulation sind die typischen Merkmale einer myeloischen Differenzierung. Etwas mehr Zeit muss man sich nehmen, wenn eine MPN oder ein myelodysplastisches Syndrom (MDS) im Raum stehen. Form-, Färbe- und Granulationsatypien der Granulozyten (Abb. 2.1), Vermehrung von Eosinophilen und Basophilen, Größen- und Granulationsatypien der Thrombozyten und abnormale Erythrozyten wie z. B. die Tränenformen sind bei der Diagnostik dieser Erkrankungen wertvoll.

Um eine zuverlässige mikroskopische Beurteilung zu ermöglichen, muss die Untersuchung an qualitativ hochwertigen Ausstrichen erfolgen. Das betrifft nicht nur das manuelle Ausstreichen des Blutes, sondern auch das Alter der Präparate und insbesondere deren Färbung. So soll die Beurteilung an frisch hergestellten Blutausstrichen mit Hilfe von gepufferten Färbelösungen erfolgen, um die Farbnuancen zuverlässig interpretieren zu können. Bei einem zu niedrigen pH-Wert werden bei der klassischen panoptischen Routinefärbung nach Pappenheim basophile Komponen-

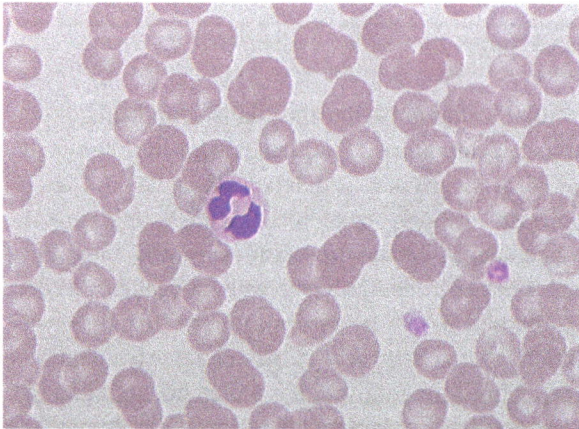

Abb. 2.1: Hypogranulierte und hyposegmentierte neutrophile Granulozyten sind ein wichtiger Hinweis auf das Vorliegen von dysplastischen Veränderungen. Diese wegen der morphologischen Ähnlichkeit mit der autosomal dominant vererbbaren Pelger-Huët-Anomalie als Pseudo-Pelger-Zellen bezeichnete Neutrophile weisen typischerweise einen nichtlobulierten oder einen aus zwei etwa gleich großen Segmenten bestehenden Zellkern auf. Pseudo-Pelger-Zellen sind zwar typisch, jedoch nicht spezifisch für ein MDS. Peripherer Blutausstrich bei MDS, Pappenheimfärbung.

ten schwächer angefärbt. Ist das pH zu hoch, werden die basischen Farben zu stark aufgenommen, was zu einer basophilen Überfärbung führt und z. B. eine Polychromasie der Erythrozyten oder eine toxische Granulation der Granulozyten simuliert. Die Färbung wird auch durch das Alter der Präparate beeinflusst. Bereits das Liegenlassen über das Wochenende resultiert in einer Zunahme der Basophilie.

Eine weitere Voraussetzung für eine zuverlässige Beurteilung des Blutausstriches ist die Untersuchung einer ausreichenden Zahl der Leukozyten. Gemäß den Empfehlungen der WHO soll das manuelle Differenzialblutbild bei myeloischen Neoplasien anhand von 200 Leukozyten ermittelt werden.

Als Ursprungsort der Hämatopoese spielt das Knochenmark auch in der Diagnostik der myeloischen Neoplasien eine zentrale Rolle. Die morphologische Untersuchung beinhaltet sowohl eine zytologische Beurteilung anhand eines Knochenmarkaspirates als auch eine histologische Beurteilung einer ≥ 1,5 cm langen, im rechten Winkel zur Kortikalis gewonnenen Knochenmarkstanze, die ≥ 10 intertrabekuläre Räume enthält. Beide Methoden haben ihre Vor- und Nachteile. Sie sind nicht als Konkurrenzmethoden zu sehen, sondern als Partner, die sich bei der Diagnostik komplementär ergänzen.

Die Vorteile der Zytologie liegen dank der schonenderen Herstellung der Präparate und der optimierten panoptischen Färbung in der Feinbeurteilung der einzelnen Zellen. Hier geht es darum, die Knochenmarkspopulation bezüglich ihrer Zusammensetzung und ihrer Qualität genau zu untersuchen. Die einzelnen Zellpopulationen bzw. ihre zellulären Bestandteile können dabei bezüglich ihrer Form, ihres färberischen Verhaltens und der Granulation genau unter die Lupe genommen werden, um vorliegende Abweichungen vom normalen Erscheinungsbild zu ermitteln. Dementsprechend ist die zytologische Untersuchung insbesondere bei denjenigen Erkrankungen wertvoll, die mit typischen morphologischen Veränderungen der einzelnen Zellen einhergehen, in erster Linie bei den MDS (Tab. 2.1).

Tab. 2.1: Morphologische Befunde der einzelnen Zellreihen, die auf eine dysplastische Hämatopoese hinweisen.

Zellreihe	Dysplasiezeichen
Erythropoese	Megaloblastäre Reifungsstörung, Chromatinverklumpung, atypische Mitosen, Kernknospung, Kernbrücken, Mehrkernigkeit, Vakuolisierung, Ringsideroblasten, pathologische Sideroblasten
Granulopoese	Riesenstäbe, Hypersegmentierung, Pseudo-Pelger-Zellen, Hypogranulation, Peroxidasedefekt, Blasten
Thrombopoese	Mononukleäre, binukleäre Megakaryozyten, Mikromegakaryozyten, Hypersegmentierung, fehlende Thrombozytenabschilferung

Auch der Nachweis einzelner Blasten ist eine Domäne der Zytologie, während in histologischen Biopsiepräparaten deren Erkennen ohne Spezialfärbungen in der Regel nicht möglich ist. Angesichts der großen prognostischen Bedeutung der Blasten empfiehlt die WHO, bei der morphologischen Beurteilung des Knochenmarkaspirats 500 Zellen der Granulopoese zu differenzieren. Um eine Aussage zu möglichen dysplastischen Veränderungen treffen zu können, sollen mindestens 200 Neutrophile und deren Vorstufen, 200 Zellen der Erythropoese und mindestens 30 Megakaryozyten beurteilt werden. Eine Zellreihe wird als dysplastisch bezeichnet, wenn die dysplastischen Veränderungen an ≥ 10 % der Zellen der jeweiligen Zelllinie nachweisbar sind.

Bei der histologischen Untersuchung einer Knochenmarkstanze geht es weniger um die morphologischen Feinheiten der Zellen, hier steht die Beurteilung der gesamten Architektur des Knochenmarks im Vordergrund. Bereits die Zellularität kann mit absoluter Sicherheit nur an einer Stanze ermittelt werden, die Zellularität des Knochenmarkaspirats kann hingegen verdünnungsbedingt erheblich verfälscht sein. Auch die Beurteilung der Knochenmarksarchitektur ist natürlich nur histologisch möglich. Die einzelnen Zellpopulationen im Knochenmark haben alle ihre bevorzugten Lieblingsorte. So findet man die unreifen Vorstufen der Granulopoese physiologischerweise dicht an der Spongiosa, wo sie in zwei bis drei Reihen angeordnet sind. Mit zunehmender Reifung verlassen die Zellen den subspongiösen Raum, um schließlich als weitgehend reife Produkte in den Sinus abgegeben zu werden. Die Zellen der Erythropoese findet man in Zellnestern, den sogenannten Erythronen, in denen die Erythroblasten verschiedener Reifungsstadien meist mit einem eisenspeichernden Makrophagen zusammengelagert sind. Megakaryozyten sind meist nahe am Sinus lokalisiert, um Thrombozyten direkt in diesen abgeben zu können. Abweichungen von diesem typischen Verteilungsmuster liefern wertvolle Informationen bei der Diagnostik. Das betrifft weniger die akuten Leukämien, bei denen das Knochenmark meist subtotal oder total durch Blasten okkupiert ist und die normale Hämatopoese fehlt. Es ist jedoch zumindest sehr hilfreich bei den MDS, um die ineffektive Hämatopoese bzw. die fehlende Reifung einzelner Zellreihen dokumentieren zu können, und es ist für die Diagnostik der MPN absolut essenziell. So spielen der genaue Anteil der jeweiligen Zellreihen wie auch deren Abweichung von der normalen Lokalisation auch im molekularen Zeitalter für die Subtypisierung der MPN eine zentrale Rolle. Ein hyperzelluläres Knochenmark mit einer Ausdehnung der subspongiösen Lamelle unreifer granulozytärer Vorstufen bis in die zentralen Bereiche der Spongiosaräume ist der erste Hinweis für eine MPN, der durch Vermehrung von eosinophilen Vorstufen und von Basophilen weiter erhärtet wird. Eine Schlüsselrolle spielen in der Differenzialdiagnose der MPN insbesondere die Megakaryozyten, da sich deren Anzahl, Lokalisation und Erscheinungsform bei den jeweiligen MPN-Entitäten unterscheidet. So sind die „Zwerg-Megakaryozyten" der chronischen myeloischen Leukämie (CML) typischerweise klein und einkernig, während die essenzielle Thrombozythämie (ET) durch große, hirschgeweihartig übersegmentierte reife Megakaryozyten gekennzeichnet ist. Besonders auffällig sind die unreifen, dysplastischen Megakaryozyten der primären Myelofibrose (PMF), die nicht nur durch ihre extreme morphologische Variabilität, sondern auch durch Clusterung und ihre häufig pathologische Lokalisation in der Nähe der Spongiosa bzw. in den Sinusoiden gekennzeichnet sind.

Die Aussagekraft der Morphologie kann durch zytochemische und antikörperbasierte Spezialfärbungen enorm gesteigert werden. Diese Färbungen können prinzipiell sowohl an Knochenmarkaspiraten wie auch an Knochenmarkstanzen durchgeführt werden. Durch Einführung der immunologischen Nachweismethoden haben die Bedeutung und der Gebrauch der Zytochemie sicher etwas abgenommen. Einzelne zytochemische Methoden haben jedoch nicht nur überlebt, sondern sind für die morphologische Beurteilung weiterhin wichtig, für die MPN sogar essenziell. Dazu gehört in erster Linie die Silberimprägnation der histologischen Präparate zur Beurteilung von Retikulin- und Kollagenfasern zur Graduierung der Fibrosierung anhand eines Consensus-Scoring-Systems, die für die Diagnose und Subtypisierung der MPN unerlässlich ist. Angesichts der zentralen Rolle von Eisen für die Blutbildung und insbesondere für die Erythropoese sollte auch die Beurteilung der Eisenspeicher bzw. der Eisenversorgung der erythropoetischen Vorstufen anhand einer Berliner-Blau-Färbung bei jeder Knochenmarkanalyse erfolgen. Bei Verdacht auf MDS ist dies ein Muss, weil der Nachweis von pathologischen Sideroblasten differenzialdiagnostisch wichtig ist und weil Ringsideroblasten bei der MDS-Klassifikation eine wichtige Rolle spielen (s. Kap. 2.3.2). Prinzipiell kann die Beurteilung des Eisenstoffwechsels sowohl an Aspiraten wie auch an einer Stanze erfolgen, die zytologische Untersuchung ist jedoch zuverlässiger und sollte bevorzugt werden.

Eine nicht nur optisch ansprechende, sondern auch praktisch sehr wichtige zytochemische Nachweismethode ist die metachromatische Toluidin-Blau-Färbung zur Darstellung von Basophilen und von Mastzellen. Sie findet vor allem Anwendung bei dem Verdacht auf systemische Mastozytose, da Mastzellen manchmal dem morphologischen Auge entgehen können.

Für die FAB-Klassifikation der akuten myeloischen Leukämie (AML) sind die Peroxidase-(POX)-Färbung zum Nachweis der myeloischen Differenzierung sowie die α-Naphthylazetat-Esterase-Färbung zum Nachweis der monozytären Differenzierung essenziell. Da diese AML-Klassifikation nur noch eine untergeordnete Rolle spielt, hat auch die Bedeutung dieser Färbungen abgenommen. Sie finden jedoch weiterhin als orientierende Übersichtsfärbungen Verwendung, um in den Knochenmarkstanzen den jeweiligen Anteil der Granulopoese sowie der monozytären Vorstufen abzuschätzen. Auch in der Zytologie ist die einfache und überall verfügbare POX-Färbung zum schnellen Nachweis einer myeloischen Differenzierung wertvoll, um myeloische Neoplasien sicher von den lymphatischen abzugrenzen. Das gilt insbesondere für die mikrogranuläre Variante der Promyelozytenleukämie (FAB AML M3v), deren Granula zu klein sind, um lichtmikroskopisch sichtbar zu sein. Angesichts der therapeutischen Konsequenzen muss diese Leukämieform rasch von anderen Subtypen abgegrenzt werden, was durch die kräftige POX-Reaktion problemlos gelingt.

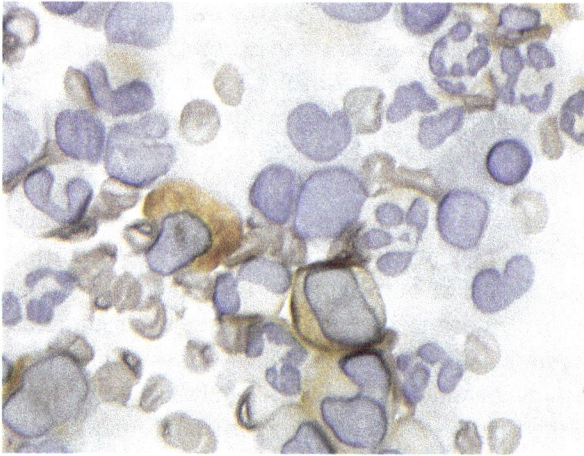

Abb. 2.2: Zytochemische (funktionelle) POX-Färbung eines Knochenmarkausstriches bei MDS. Die reifen Neutrophilen weisen einen funktionellen POX-Defekt auf. In den unreifen Vorstufen, die primäre Granulation enthalten, fällt die Reaktion noch positiv aus. Außer dem POX-Defekt weist die Hypersegmentierung der Granulozyten auf ein MDS hin.

Die POX-Färbung findet auch in der MDS-Diagnostik zum Nachweis des diagnostisch wertvollen POX-Defekts in den dysplastischen reifen Neutrophilen Anwendung (Abb. 2.2). Die α-Naphthylazetat-Esterase-Färbung („unspezifische Esterase") hat weiterhin ihre Berechtigung bei der Abklärung einer unreifen Blastenpopulation, da die Immuntypisierung bei Nachweis der monozytären Differenzierung zumindest nicht überragend ist und bei unreifen monozytären Blasten manchmal versagt.

Eine essenzielle Methode in der hämatologischen Diagnostik ist die Immunphänotypisierung, die entweder direkt am Objektträgerpräparat oder durchflußzytometrisch an einer Zellsuspension durchgeführt werden kann. Diese Methode erlaubt es, oberflächliche, zytoplasmatische und nukleäre Strukturen zu identifizieren und dadurch die Zellen bezüglich ihres Ursprungs, aber auch bezüglich ihrer Differenzierung genau zu charakterisieren. Bei der Objektträgermethode ergänzt die Immuntypisierung die klassische Morphologie und erhöht damit ihre diagnostische Aussagekraft, indem auffällige Zellen bzw. Zellpopulationen genau zugeordnet werden können. Besonders wertvoll ist die Immuntypisierung bei Nachweis einzelner Blasten bzw. Blasten, die sich morphologisch von den normalen Zellen kaum unterscheiden (Abb. 2.3).

Auch der Nachweis von pathologischen Zellen der Megakaryopoese bleibt die Domäne der Immunphänotypisierung. Dies gilt für atypische Megakaryozyten und insbesondere für Megakaryoblasten im Rahmen einer FAB AML M7, bei einer megakaryoblastären Blastenphase einer CML oder auch bei einem transient-myeloproliferativen Syndrom (TMD) bei Down-Syndrom.

Die bevorzugte Methode der Immunphänotypisierung in der Hämatologie ist jedoch die Durchflusszytometrie, weil man mit dieser Methode viele Zellen in einer kurzen Zeit sehr effizient untersuchen kann. Dabei können an jeder einzelnen Zelle mehrere Antigene gleichzeitig überprüft werden, moderne Geräte erlauben eine simultane Untersuchung von bis zu 20 Antigenen. Die Immunphänotypisierung hat insbesondere bei der akuten lymphatischen Leukämie (ALL) die Diagnostik revolutio-

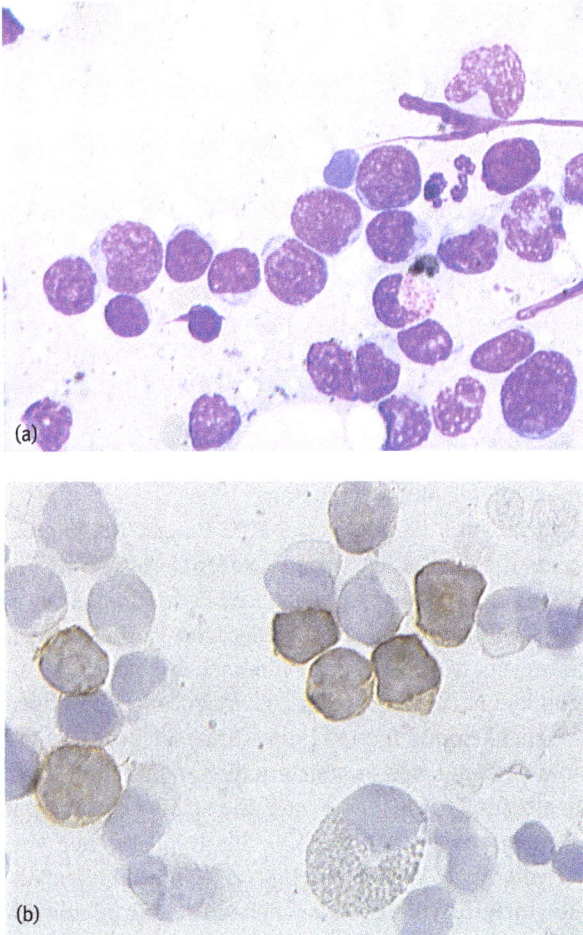

Abb. 2.3: Blastenvermehrung in einem Knochenmarkausstrich bei MDS. Die kleinen Blasten sind in der konventionellen Pappenheim-Färbung (a) kaum von normalen Lymphozyten zu unterscheiden. In der Immunzytologie (b) sind diese Zellen CD34 positiv und somit als Blasten identifizierbar.

niert, indem innerhalb dieser morphologisch relativ uniformen Leukämien klar definierte Subtypen abgegrenzt werden konnten. Sie hat aber auch bei den AML einen diagnostischen Fortschritt gebracht, weil durch Nachweis der myeloischen Antigene die minimal differenzierte FAB AML M0 abgegrenzt werden konnte, deren POX-Aktivität unterhalb der „FAB-Grenze" von 3 % liegt. Außerdem hat diese Methode eine sichere Diagnose der megakaryozytären FAB AML M7 ermöglicht, die durch Expression von CD41 bzw. CD61 charakterisiert ist. In manchen Fällen werden Kriterien einer *mixed-type*-Leukämie erfüllt, in der sowohl klassische lymphatische als auch klassische myeloische Antigene exprimiert werden (Tab. 2.2).

Die genaue Evaluierung des aberranten Antigenexpressionsmusters einer Blastenpopulation in der Multiparameter-Durchflusszytometrie (MFZ) erlaubt eine sehr genaue Therapiekontrolle bzw. Nachsorge und spielt in der MRD *(minimal residual*

Tab. 2.2: Zelllinienspezifische Oberflächen-Marker.

Zellreihe	Marker
Stammzelle	CD34, CD117, HLA-DR
Panmyeloisch	POX, CD13, CD33
Monozytär	CD14, CD16, CD11b, CD64
Mastzelle	CD25, CD117, Tryptase
Megakaryopoese	CD41, CD61
Erythropoese	CD71, CD235

disease)-Diagnostik eine wichtige Rolle. Die MFZ erreicht dabei eine Sensitivität von $1:10^5$ und kommt damit an die molekularen Methoden heran.

Eine zunehmende Bedeutung gewinnt die MFZ in der MDS-Diagnostik, die bisher auf morphologischen Kriterien und auf der Zytogenetik basierte. Die Sensitivität beider dieser Methoden ist jedoch limitiert. Die morphologische Beurteilung ist subjektiv und setzt eine langjährige Erfahrung voraus. Zytogenetische Veränderungen sind zwar objektiv, sind jedoch nur bei rund 50 % der Fälle nachweisbar. So bleibt die Diagnose eines MDS insbesondere in frühen Stadien eine diagnostische Herausforderung. Die MFZ bietet die Möglichkeit durch quantitative Untersuchung von nukleären, zytoplasmatischen und oberflächlichen Parametern die Qualität der Hämatopoese des Patienten mit Normalbefunden zu vergleichen und somit Aberrationen zu detektieren. Die MFZ ist insbesondere bei der Erfassung der dysplastischen Veränderungen der Myelopoese wertvoll. Auch diese Methode setzt jedoch eine langjährige Erfahrung in der Durchflusszytometrie voraus, indem neben der Beurteilung der Granularität im *side scatter* (SSC) das Expressionsmuster von stammzellassoziierten Antigenen (CD34, CD117), von typischen myeloischen Antigenen (CD13, CD33, POX, Lactoferrin), von monozytären Markern (CD14, CD64) sowie von aberranten lymphatischen Markern berücksichtigt werden muss [1],[2].

Die MFZ ist auch der diagnostische Hoffnungsträger für eine zuverlässige Abgrenzung einer chronischen myelomonozytären Leukämie (CMML) von akuten monozytären bzw. myelomonozytären Leukämien. Bei dieser Abgrenzung spielte bisher neben der klinischen Einschätzung die Morphologie eine Schlüsselrolle, indem die auffälligen monozytären Zellen entweder als Promonozyten und somit als Blasten oder „nur" als abnormale Monozyten eingestuft wurden. Angesichts der therapeutischen Konsequenzen wurden zwar mehrere Versuche unternommen, klare morphologische Kriterien auszuarbeiten, um die Differenzialdiagnose Promonozyt/abnormaler Monozyt zuverlässig aufzulösen, dennoch bleibt die Differenzierung selbst für den Geübten mehr als problematisch. In der Durchflusszytometrie weist die monozytäre Population der CMML eine charakteristische CD14^{high}-und CD16^{low}-Expression der monozytären Antigene auf, was eine Abgrenzung gegenüber anderen monozytären Neoplasien und reaktiven Monozytosen ermöglicht oder zumindest erleichtert [3],[4].

2.1.2 Zytogenetik

Zytogenetische Analysen sind ein fest etablierter, obligater Bestandteil der Diagnostik von myeloischen Neoplasien und sind essenziell zur – häufig zytogenetisch basierten – Prognoseabschätzung. Die Zytogenetik hat ihre Bedeutung nicht nur zum Zeitpunkt der Diagnosestellung, sondern findet auch Anwendung im Falle einer Krankheitsprogression mit Nachweis einer klonalen Evolution, das heißt neu aufgetretener zytogenetischer Aberrationen. Auch im Verlauf der Erkrankung ist die zytogenetische Untersuchung zur Beurteilung des Therapieansprechens (zytogenetische Remission) obligat. Die bei den MPN, MDS oder MPN/MDS beobachteten zytogenetischen Veränderungen sind vielfältig und häufig Entitäten-unspezifisch. Zumeist handelt es sich bei den MPN um unbalancierte Chromosomenveränderungen (z. B. Trisomien, Deletionen). Durch Nachweis von spezifischen Fusionsgenen oder rekurrenten chromosomalen Anomalien kann bei einigen Entitäten die Diagnose sicher durch die Zytogenetik gestellt werden (Tab. 2.3). Zu beachten ist jedoch, dass einige Fusionsgene (z. B. FIP1L1-PDGFRA) durch die zugrundeliegende nur minimale chromosomale Veränderung der konventionellen Zytogenetik entgehen. In diesen Fällen kann das Fusionsgen durch die Fluoreszenz-in-situ-Hybridisierung (FISH) oder PCR identifiziert werden.

Tab. 2.3: Chromosomale strukturelle und numerische Aberrationen bei myeloischen Neoplasien.

Aberrationen	Vorkommen	Chromosomen
Balancierte strukturelle chromosomale Aberrationen		
inv(16)(p13q22)	Zytogenetisch definierte AML mit CBFB-MYH11	
t(15;17)(q24;q21)	Zytogenetisch definierte APL mit PML-RARA	

Tab. 2.3: (fortgesetzt) Chromosomale strukturelle und numerische Aberrationen bei myeloischen Neoplasien.

Aberrationen	Vorkommen	Chromosomen
t(9;22)(q34;q11)	Zytogenetisch definierte CML oder ALL mit BCR-ABL1	
t(8;21)(q22;q22)	Zytogenetisch definierte AML mit RUNX1-RUNX1T1	
inv(3)(q21q26)	Zytogenetisch definierte AML mit RPN1-MECOM	

Unbalancierte strukturelle chromosomale Aberrationen

del(5)(q13q31)	Zytogenetisch definierte Myelodys-plasie mit del(5q)	

Tab. 2.3: (fortgesetzt) Chromosomale strukturelle und numerische Aberrationen bei myeloischen Neoplasien.

Aberrationen	Vorkommen	Chromosomen
del(20)(q10)	MPN (z. B. PV, ET, MDS)	
Unbalancierte numerische chromosomale Aberrationen		
+8	Alle myeloischen Neoplasien, keine zytogenetisch definierte Aberration	
−5	Alle myeloischen Neoplasien, keine zytogenetisch definierte Aberration, aber häufig bei fortgeschrittenen MPN (Blastenphasen) oder MDS (sekundäre AML)	
−7	Alle myeloischen Neoplasien, keine zytogenetisch definierte Aberration, aber häufig bei fortgeschrittenen MPN (Blastenphasen) oder MDS (sekundäre AML)	

Es wird zwischen einer zytogenetischen Analyse von 25 Metaphasen (klassische Chromosomenanalyse zur Bestimmung des Karyotyps) oder der Untersuchung einzelner Loci per FISH, welche in der Regel an Interphasekernen durchgeführt wird, unterschieden. Während der Karyotyp umfassend Überblick über strukturelle (z. B. Translokationen, Deletionen) und numerische (z. B. Monosomien, Trisomien) Aber-

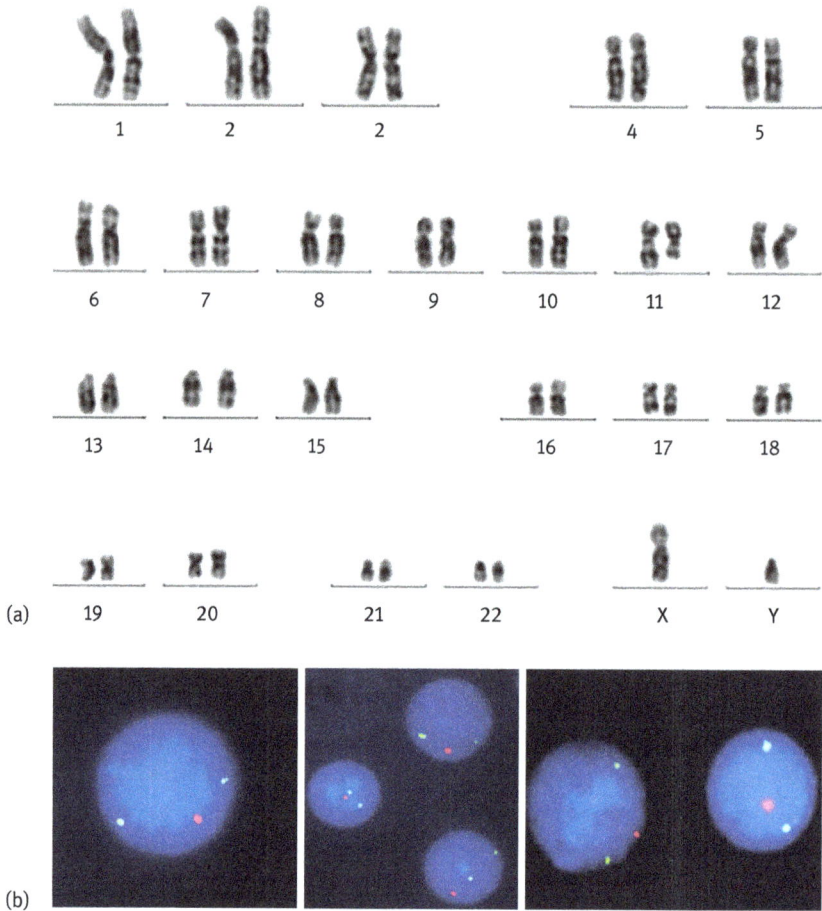

(a)

(b)

Abb. 2.4: (a) Konventionelle Chromosomenanalyse mit Deletion des langen Armes von Chromosom 11, Karyotyp: 46,XY,del(11)(q13); (b) FISH Sonde für 11p (grün) und 11q (rot).

rationen geben kann und weiterhin als Goldstandard gilt, ist diese Methode jedoch nicht sensitiv genug (ca. 1:25–50) und benötigt lebende, sich teilende Zellen. Die FISH-Untersuchung liefert dagegen nur Informationen zu dem einen untersuchten Chromosomenlocus, sie ist in der Regel jedoch etwas sensitiver (ca. 1:200–500) (Abb. 2.4, Abb. 2.5). Auch einzelne ganze Chromosomen (*Whole Chromosome Painting*) können bei bestimmter Fragestellung gefärbt werden. Bei der Chromosomenanalyse werden mindestens 25 Metaphasen analysiert, bei der FISH-Analyse sollten es mindestens 100 Interphasekerne sein. Die Ergebnisse der Chromosomenanalyse und der FISH-Analyse werden nach der aktuellen internationalen Nomenklatur (ISCN 2016) angegeben.

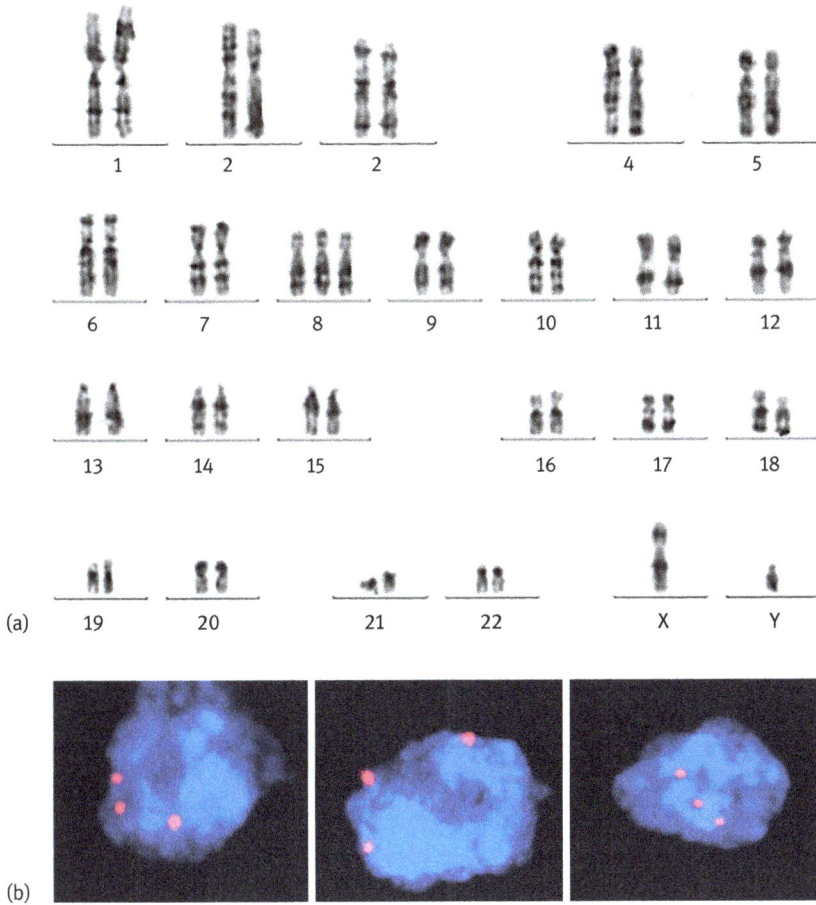

(a)

(b)

Abb. 2.5: Trisomie 8, (a) Karyotyp: 46,XY,+8; (b) FISH Sonde für Chromosom 8 (rot).

Die Befundinterpretation ist ein wichtiger Bereich, daher soll im Folgenden ein Beispiel exemplarisch gezeigt werden.

47,XY,+8,t(9;22)(q34;q11)[15]/48,idem,+19[5]/46,XY[5]

Im Karyotyp werden nur klonale zytogenetische Aberrationen aufgeführt. Als klonale Veränderungen werden der Verlust von Chromosomen in mindestens drei Metaphasen oder der Zugewinn bzw. strukturelle Veränderung in mindestens zwei Metaphasen eingestuft. Zu Beginn wird die Chromosomenzahl angegeben (im Beispiel 47 bzw. 48 und beim normalen Karyotyp 46). Dann folgen die Geschlechtschromosomen durch Komma getrennt (im Beispiel XY). Im Anschluss werden die chromosomalen Aberrationen aufgelistet (hier Trisomie 8 und die Translokation t(9;22)(q34;q11)), in der Reihenfolge der Chromosomen 1–22. Aberrationen der Geschlechtschromosomen werden vorangestellt. Numerische Aberrationen stehen vor strukturellen, wenn ein und dasselbe Chromosom betroffen ist. „Idem" gibt an, dass in diesem Klon die vorher beschriebenen Veränderungen vorliegen (+8,t(9;22)(q34;q11)) und weitere zusätzliche chromosomale Veränderungen hinzugekommen sind (+19). In eckigen Klammern wird die Anzahl der Metaphasen aufgeführt. Normale Metaphasen werden in der Karyotypformel an das Ende gestellt.

Für die klassische Chromosomenanalyse, bei der in der Regel Zellkulturen aus lebenden Zellen angelegt werden, sind das Antikoagulanz und der rasche Probentransport innerhalb von 24–48 Stunden bei Raumtemperatur wichtig. Die Untersuchung wird in der Regel an heparinisiertem Material (500 I. E./ml Knochenmark) durchgeführt, Citrat als Antikoagulanz kann jedoch auch verwendet werden. Für die FISH-Analysen an Interphasekernen kann hingegen EDTA, Citrat oder Heparin verwendet werden. Die Materialabnahme muss unter sterilen Bedingungen erfolgen. In der Regel werden 2–5 ml Knochenmark bzw. 10–20 ml peripheres Blut benötigt (Tab. 2.4). Die Untersuchungsdauer beträgt bei einer klassischen Chromosomenanalyse 3–10 Tage. FISH-Analysen können innerhalb von 1–2 Tagen erfolgen oder aber im Rahmen von dringlichen Direktpräparationen innerhalb weniger Stunden.

Tab. 2.4: Geeignetes Antikoagulanz für die Diagnostik aus Knochenmark oder Blut (– nicht geeignet; + möglich; ++ optimal).

	Heparin	Citrat	EDTA
Morphologie	–	++	+
Zytogenetik	++	+	–
FISH	++	++	++
PCR	++	++	++

2.1.3 Molekulare Veränderungen

MPN werden zunehmend über molekulare Marker klassifiziert (z. B. JAK2 V617F-mutierte MPN), weshalb diese Erkrankungsgruppe hier als Beispiel für die prinzipielle Bedeutung der Molekulargenetik genutzt wird (Tab. 2.5). Diagnostisch sind zurzeit nur die klassischen Treibermutationen der MPN (BCR-ABL1, JAK2, CALR, MPL, KIT) wichtig. Die weiterführende molekulargenetische Untersuchung richtet sich nach klinischer Verdachtsdiagnose und der klinischen Bedeutung. Hierbei sollte die Diagnostik im Sinne einer Stufendiagnostik erfolgen. Eine weiterführende molekulargenetische Analyse wird bei der initialen Diagnostik der klassischen MPN nicht empfohlen. Bei jüngeren Patienten und vor allem im Kontext einer allogenen Stammzelltransplantation wird die ergänzende Durchführung eines molekularen Panels zur Prognoseabschätzung empfohlen. Inzwischen gibt es eine Reihe molekular basierter Risikoscores (u. a. PMF, CMML). Für eine Reihe weiterer, diagnostisch sinnvoller

Tab. 2.5: Molekulare Panel, die bei Verdacht auf die jeweilige Erkrankung sinnvoll sind, um diese zu diagnostizieren und prognostisch einzuschätzen sowie andere differenzialdiagnostisch in Erwägung gezogene Neoplasien auszuschließen [6–9].

Marker	CML	PV	ET	Prä PMF	PMF	MPN-Eo	SM	aCML	CNL	MDS	CMML
BCR-ABL1	+	+	+	+	+	+		+	+		+
JAK2 V617F		+	+	+	+						+
JAK2 Exon 12		+									
CALR			+	+	+						
MPL			+	+	+						
CBL							+	+		+	+
KIT D816V						+	+				
FIP1L1-PDGFRA						+					
ETV6-PDGFRB						+					+
PCM1-JAK2						+					+
ZNF198-FGFR1						+					+
CSF3R								+	+		
SETBP1								+	+		+
ASXL1		+		+	+	+	+	+	+	+	+
SRSF2		+		+	+	+	+	+	+	+	+
SF3B1			+							+	
U2AF1			+				+			+	
ZRSR2										+	
RUNX1					+		+			+	+
DNMT3A						+				+	+
K/NRAS							+			+	+
EZH2			+	+	+		+			+	+
IDH1/2		+	+	+	+			+		+	
TP53			+		+					+	+
TET2					+		+			+	+

molekularer Parameter besteht hingegen keine allgemeingültige Empfehlung. Bei tripel-negativen MPN sind weiterführende molekulare Analysen, auch zum Beweis der Klonalität, zwingend erforderlich.

Andererseits reicht der alleinige Nachweis eines klonalen Markers (z. B. in TET2, DNMT3A, u. v. m.) jedoch nicht für die Diagnose einer MPN aus, sondern bei normalem Blutbild liegt zunächst eine klonale Hämatopoese von unbestimmtem Potenzial (*clonal hematopoesis of indeterminate potential*) vor.

Eine Besonderheit der BCR-ABL1-negativen MPN ist, dass die JAK2 V617F-Mutation in der Lage ist, phänotypisch völlig unterschiedliche Erkrankungen zu generieren, z. B. eine asymptomatische ET auf der einen Seite und eine PMF mit einem deutlich verkürzten Überleben auf der anderen Seite. Die zugrundeliegenden Mechanismen hierfür sind bislang weitgehend unbekannt. Lange ging man davon aus, dass Mutationen in BCR-ABL1 und JAK2 V617F sich gegenseitig ausschließen, allerdings wurden in der letzten Zeit Fälle beobachtet, bei denen neben einer BCR-ABL1-positiven CML die JAK2 V617F-Mutation gleichzeitig oder im Verlauf nachweisbar war. Diese Patienten waren durch einen ungewöhnlichen Krankheitsverlauf charakterisiert (u. a. ungenügendes Ansprechen auf TKI, Aderlassbedürftigkeit bei CML). Auch bei der SM mit der KIT D816V-Mutation kann in seltenen Fällen zusätzlich eine JAK2 V617F-Mutation vorliegen. Das unterstreicht den Stellenwert von wiederkehrenden Paneluntersuchungen anstelle von ausschließlichen Einzelgenbestimmungen.

Treibermutationen in JAK2, Calreticulin (CALR) oder MPL führen zu einer unkontrollierten Hochregulation des JAK-STAT-Wegs und somit zu einer unkontrollierten Proliferation. Die häufigsten Mutationen von MPL sind M515L und M515K. Diese Mutationen sind nahezu ausschließlich bei der ET und PMF zu finden. Bei einer MPL-mutierten ET muss daher differenzialdiagnostisch auch an die präfibrotische PMF gedacht werden. Die SM ist durch die KIT D816V-Mutation charakterisiert.

Etwa 10 % der klassischen BCR-ABL1-negativen MPN haben keine klassische Treibermutation. Die tripel-negative ET tritt vor allem bei jüngeren Frauen auf und ist mit einem niedrigeren Thromboserisiko und einem günstigen Krankheitsverlauf assoziiert. Dagegen haben Patienten mit tripel-negativer PMF eine signifikant schlechtere Prognose mit einer höheren Transformationsrate in eine AML und kürzerem Überleben. Etwa bei 90 % der tripel-negativen PMF können andere klonale, nicht-Treibermutationen nachgewiesen werden [5]. Bei JAK2 V617F-positiven MPN finden sich bei über 80 % der Patienten mit PMF und bei ca. 30 % mit ET oder PV mindestens eine Zusatzmutation. Diese Zusatzmutationen scheinen unabhängig von der Treibermutation den Phänotyp zu modifizieren und sind von entscheidender Bedeutung für das Risiko einer Krankheitsprogression und damit von signifikanter prognostischer Relevanz. Die Zusatzmutationen, die bei den unterschiedlichsten MPN, MDS und MPN/MDS gefunden werden, sind auch bei anderen myeloischen Neoplasien rekurrent nachweisbar. Von prognostischer Bedeutung sind vor allem Mutationen in ASXL1, SRSF2, RUNX1 und TP53.

Das Mutationsprofil von aCML und CNL ist überlappend, die CSF3R-Mutation ist bei ca. 80 % der CNL und bei ca. 5–10 % der aCML nachweisbar. Auch bei diesen zwei Entitäten können andere myeloische Mutationen wie ASXL1, SETBP1, SRSF2 und ETNK1 vorliegen.

Mit einer Häufigkeit von 10–15 % ist die TET2-Mutation die häufigste somatische Mutation bei allen BCR-ABL1-negativen MPN, MDS und MDS/MPN. TET2 Mutationen finden sich aber auch bei hämatologisch Gesunden und sind daher nicht alleine diagnostisch verwertbar. Daher ist auch die pathophysiologische Rolle bei MPN und prognostischer Relevanz nicht eindeutig. Die nächst häufigste Mutation, die bei MPN nachweisbar ist, ist die DNMT3A-Mutation, sie kommt wie die TET2-Mutation zusammen mit allen Treibermutationen vor und findet sich auch bei Gesunden, sie ist wohl Ausdruck einer gealterten Hämatopoese. Wesentlich seltener sind Mutationen im IDH1- und IDH2-Gen. Anders bewertet werden muss die ASXL1-Mutation, die häufig bei der PMF (bis 40 %) und bei fortgeschrittenen MPN (Akzelerationsphase oder Blastenphase) anzutreffen ist. Sie ist, wie bei anderen hämatologischen Neoplasien (MDS), in der Regel mit einer raschen Krankheitsprogression und einer schlechten Prognose assoziiert. Ähnliches gilt für die EZH2-Mutation. *Spliceosome*-Mutationen (SF3B1, SRSF2 und U2AF1) kommen vor allem bei den MDS vor, sind aber auch bei den fortgeschrittenen MPN anzutreffen. Eine SRSF2-Mutation ist bei der PMF und dem MDS mit einer schlechten Prognose assoziiert. SF3B1-mutierte MDS haben eine günstige Prognose. Die leukämische Transformation von MPN und MDS wird zudem durch Mutationen im DNA-Reparaturgen (TP53) und durch Mutationen in Transkriptionsfaktoren wie RUNX1, STAG2, BCOR beeinflusst [5].

Die molekulargenetische Analyse dient der Identifikation von molekularen Markern im Rahmen der Erstdiagnose und wird im Verlauf bei Progression oder zur Abschätzung des Therapieansprechens (Allellast, Transkriptionsniveau, minimale Resterkrankung) durchgeführt. Für die Suche nach bisher unbekannten Mutationen von mehreren Genen kommen Sequenzierungsverfahren zum Einsatz. Durch die Hochdurchsatz-Sequenzierungsverfahren (Next Generation Sequencing, NGS) können gleichzeitig hunderttausende Genbereiche auf Mutationen hin analysiert werden. Aktuelle NGS-Verfahren erlauben zudem eine quantitative Aussage über Tumorzellanteile (variante Allelfrequenz).

Sequenzierungsverfahren kommen zur Mutationsanalyse bei BCR-ABL1-positiver CML (z. B. bei TKI-Resistenz) oder auch bei der Suche nach myeloischen Mutationen zur Komplettierung der Diagnostik von AML, MDS, MDS/MPN und BCR-ABL1-negativen MPN zum Einsatz. Eine weitere häufig genutzte Technik ist die quantitative PCR (qPCR), bei der die Anzahl der nachgewiesenen Moleküle (Transkripte) im Verhältnis zu einem Standard (ABL, GUS) gemessen wird. Sie wird in der Regel zur Verlaufsuntersuchung (z. B. BCR-ABL1/ABL-Quotient unter TKI bei der CML) eingesetzt. Die Sensitivität einer solchen qPCR liegt je nach Assay bei einer malignen Zelle in 10^4–10^8 gesunden Zellen. Eine noch sensitivere Methode der Molekulargenetik ist die *nested* (RT)-PCR, die es auch erlaubt, Fusionsgene zu detektieren (z. B. BCR-ABL1, FIP1L1-

PDGFRA). Typischerweise wird sie zur Diagnosestellung und zur Ermittlung einer tiefen molekularen Remission unter Therapie eingesetzt.

Alle molekulargenetischen Untersuchungen können aus dem Knochenmarkaspirat oder peripherem Blut durchgeführt werden. Voraussetzung für eine zuverlässige Diagnostik aus dem peripheren Blut ist, dass die malignen Zellen auch in das periphere Blut ausgeschwemmt werden, ansonsten werden falsch negative Befunde generiert. Zudem werden genug Zellen zur Diagnostik benötigt. Ein Problem kann hier bei der KIT D816V-Diagnostik der SM auftreten. Während bei der fortgeschrittenen SM regelhaft durch die multilineäre Beteiligung KIT D816V im peripheren Blut nachweisbar ist und die Höhe der Mutationslast mit dem im Knochenmark korreliert, kann bei der indolenten systemischen Mastozytose (ISM) die Bestimmung der KIT-Mutation aus dem peripheren Blut in manchen Fällen negativ verlaufen, dann sollte eine Mutationsanalyse aus dem Knochenmark durchgeführt werden.

Für die Molekulargenetik können EDTA, Citrat oder Heparin gleichermaßen als Anikoagulanz verwendet werden (Tab. 2.6). In der Regel reichen 5–10 ml Material zur molekularen Analyse aus. Die Transportzeit bis ins Labor sollte so gering wie möglich gehalten werden (am besten ungekühlt per Express ins Ziellabor). Auf eine besonders kurze Transportzeit bis zur Analyse (< 48 Stunden) ist bei der BCR-ABL1-Bestimmung, deren Quantifizierung (Verlaufskontrolle) und bei der Suche nach BCR-ABL1-Mutationen zu achten. Eine empfindliche Probe ist auch peripheres Blut mit unklarer Eosinophilie zur Untersuchung auf das FIP1L1-PDGFRA-Fusionsgen, auch hier sollte

Tab. 2.6: Empfohlenes Material zur molekulargenetischen Analyse von MPN.

Parameter	Material	Menge	Methode	Bemerkung
BCR-ABL1-Nachweis	Peripheres Blut (EDTA)	10 ml	Multiplex PCR	Standardisiertes Labor
BCR-ABL1-Quantifizierung	Peripheres Blut (EDTA)	10 ml	Quantitative RT-PCR	Bezogen auf internationale Skala
BCR-ABL1-Resistenzmutation	Peripheres Blut (EDTA)	10 ml	Sequenzierung	
JAK2 V617F	Peripheres Blut (EDTA)	2 ml	PCR/NGS	
CALR	Peripheres Blut (EDTA)	2 ml	PCR/NGS	
MPL	Peripheres Blut (EDTA)	2 ml	PCR/NGS	
KIT D816V	Peripheres Blut (EDTA)	2 ml	PCR/NGS	
FIP1L1-PDGFRA	Peripheres Blut (EDTA)	10 ml	*Nested* PCR	Kurze Transportzeit beachten
Myeloische Mutationen z. B. TET2, TP53, ASXL1	Peripheres Blut (EDTA)	10 ml	NGS-Panel	

innerhalb von 48 Stunden das Ziellabor erreicht werden. Andere Analysen wie JAK2, CALR, MPL und KIT gelingen zuverlässig auch an älterem Material (bis 3 Tage).

Literatur

[1] van Dongen JJ, Lhermitte L, Bottcher S et al. EuroFlow antibody panels for standardized n-dimensional flow cytometric immunophenotyping of normal, reactive and malignant leukocytes. Leukemia. 2012;26(9):1908–1975.
[2] Bellos F, Kern W. Flow cytometry in the diagnosis of myelodysplastic syndromes and the value of myeloid nuclear differentiation antigen. Cytometry B Clin Cytom. 2017;92(3):200–206.
[3] Cargo C, Cullen M, Taylor J et al. The use of targeted sequencing and flow cytometry to identify patients with a clinically significant monocytosis. Blood. 2019;133(12):1325–1334.
[4] Selimoglu-Buet D, Wagner-Ballon O, Saada V et al. Characteristic repartition of monocyte subsets as a diagnostic signature of chronic myelomonocytic leukemia. Blood. 2015;125(23):3618–3626.
[5] O'Sullivan J, Mead AJ. Heterogeneity in myeloproliferative neoplasms: Causes and consequences. Adv Biol Regul. 2019;71:55–68.
[6] Bejar R, Stevenson K, Abdel-Wahab O et al. Clinical effect of point mutations in myelodysplastic syndromes. N Engl J Med. 2011;364(26):2496–2506.
[7] Malcovati L, Galli A, Travaglino E et al. Clinical significance of somatic mutation in unexplained blood cytopenia. Blood. 2017;129(25):3371–3378.
[8] Swerdlow SH, Campo E, Harris NL et al. WHO Classification of tumours of haematopoetic and lymphoid tissues. Revised 4th. ed. Lyon: IARC; 2017.
[9] Schwaab J, Schnittger S, Sotlar K et al. Comprehensive mutational profiling in advanced systemic mastocytosis. Blood. 2013;122(14):2460–2466.

2.2 Hereditäre myeloische Neoplasien

Nina Rosa Neuendorff

2.2.1 Überblick

Mit der erstmaligen Hinzunahme der myeloischen Neoplasien mit prädisponierenden Keimbahnmutationen als gesonderte Entitäten in die Revision der WHO-Klassifikation myeloischer Neoplasien 2016 richtet sich nun ein besonderes Augenmerk auf potenzielle hereditäre Prädispositonen für Leukämien. Neben familiären Häufungen von akuten myeloischen Leukämien (AML) sowie des myelodysplastischen Syndroms (MDS) gibt es diverse Assoziationen mit anderen Malignomprädispositionssyndromen wie der Dyskeratosis congenita oder dem Li-Fraumeni-Syndrom. Weiterhin bestehen Assoziationen zu familiären Thrombozytopenien sowie Immundefekten beispielsweise im Rahmen einer GATA2-Defizienz. Durch das zunehmende Bewusstsein für familiäre Leukämie-Prädispositionen ist in den nächsten Jahren ein besseres Verständnis für Penetranz, Charakteristika und ggf. erforderliche Therapiemodifikationen zu erwarten.

2.2.2 Einleitung

In der Revision der WHO-Klassifikation myeloischer Neoplasien 2016 [1] wurden erstmalig myeloische Neoplasien mit prädisponierenden Keimbahnmutationen als gesonderte Entitäten aufgenommen. Hiermit wurde dem Umstand Rechnung getragen, dass myeloische Neoplasien innerhalb dieser Prädispositionssyndrome teilweise andere therapieassoziierte Toxizitäten und Charakteristika aufweisen. Als direkte Konsequenz können beispielsweise Geschwisterspender bei allogenen Stammzelltransplantationen aufgrund eines Trägerstatus als Spender ungeeignet ein.

Die Inzidenz von prädisponierenden Keimbahnmutationen bei der AML und dem MDS wird ungefähr mit 10 % angegeben [2].

2.2.3 Definierte genetische Mutationen und Aberrationen

Die in der WHO-Klassifikation aufgeführten Prädispositionssyndrome und ihre Mutationen sind im Folgenden aufgeführt.

Klassifikation der myeloischen Neoplasien mit Keimbahnprädisposition (modifiziert nach [1]):

- Myeloische Neoplasien mit Keimbahnprädisposition ohne prä-existierende Erkrankungen oder Organdysfunktionen
  - Myeloische Neoplasie mit Keimbahn-CEBPA-Mutation
  - Myeloische Neoplasie mit Keimbahn-DDX41-Mutation*
- Myeloische Neoplasien mit präexistierender Thrombozytopenie
  - Myeloische Neoplasie mit Keimbahn-RUNX1-Mutation*
  - Myeloische Neoplasie mit Keimbahn-ANKRD26-Mutation*
  - Myeloische Neoplasie mit Keimbahn-ETV6-Mutation*
- Myeloische Neoplasien mit Keimbahnprädisposition und anderen Organdysfunktionen
  - Myeloische Neoplasie mit Keimbahn-GATA2-Mutation
  - Myeloische Neoplasie assoziiert mit Syndromen des Knochenmarkversagens
  - Myeloische Neoplasie assoziiert mit Telomeropathien
  - Myeloische Neoplasie assoziiert mit Neurofibromatose, Noonan-Syndrom oder Noonan-ähnlichen Syndromen
  - Myeloische Neoplasie assoziiert mit Down-Syndrom*
  * Auch lymphatische Neoplasien berichtet

2.2.3.1 Myeloische Neoplasien mit Keimbahnprädisposition ohne prä-existierende Erkrankungen oder Organdysfunktionen

Myeloische Neoplasie mit Keimbahn-CEBPA-Mutation

CEBPA ist ein Transkriptionsfaktor, welcher eine wichtige Rolle in der myeloischen Differenzierung spielt. Biallelische Mutationen kommen in ca. 5 % [3] der akuten myeloischen Leukämien vor. CEBPA-Mutationen sind vornehmlich in zwei Regionen lokalisiert: N-terminale Mutationen umfassen v. a. Deletionen und Insertionen, welche zu einem alternativen 30 kDa-Protein mit dominant-negativen Eigenschaften führen. Die C-terminalen Mutationen sind i. d. R. in der DNA-Binde- oder Leuzinzipper-Domäne des Proteins lokalisiert und beeinträchtigen die DNA-Bindung und Dimerisierung des Transkriptionsfaktors. Der Anteil der Keimbahnmutationen an Leukämien mit biallelischer CEBPA-Mutation ist schlecht untersucht, kürzlich wurde ein Anteil von ca. 11 % Keimbahnmutationen an allen biallelischen CEBPA-mutierten AML-Fällen beschrieben [4]. Im Gegensatz zu anderen hereditären Leukämieprädispositionssyndromen scheinen CEBPA-Mutationen eine 100 %ige Penetranz aufzuweisen und treten prädominant in der ersten Lebenshälfte auf [5]. Keimbahnmutationen sind insgesamt häufiger N-terminal zu finden [5]. Auffallend ist die ausgeprägte Chemosensitivität dieser Erkrankung: Beschrieben sind mehrere Langzeitverläufe mit wiederholten Rezidiven und erhaltenem Ansprechen auf eine Chemotherapie. Interessanterweise zeigte sich, dass die beschriebenen Leukämierezidive aufgrund ihrer klonalen Natur eher Zweitereignissen als Rezidiven entsprachen [5].

Myeloische Neoplasie mit Keimbahn-DDX41-Mutation

DDX41, eine DEAD/H-Box RNA-Helikase, gehört zur Helikase-SF2 *(helicase super family 2)*-Familie. Der Helikase werden eine Vielzahl bisher noch nicht eindeutig charakterisierter Funktionen zugeschrieben wie beispielsweise die Erkennung von doppelsträngiger DNA und zyklischen Dinukleotiden im Rahmen antiviraler Reaktionen des angeborenen Immunsystems [6]. Weiterhin konnte in Zellkultur- und Xenograft-Modellen gezeigt werden, dass DDX41-Mutationen mit gesteigerter Proliferation und Differenzierungsdefekten einhergingen. DDX41 interagiert mit Komponenten des Spleißosoms, diese Interaktionen werden durch die DDX41-R525H-Mutation unterbrochen [7]. Möglicherweise führen DDX41-Mutationen also zu Spleißosomdefekten anlog zu SF3B1- oder beispielsweise U2AF1-Mutationen.

DDX41-Keimbahnmutationen umfassen meist Mutationen, die zu einer Verschiebung des Leserahmens führen *(frame shift*-Mutationen). Interessanterweise akquiriert rund die Hälfte der AML-Patienten mit DDX41-Keimbahnmutation eine somatische Mutation auf dem zweiten Allel. Diese treten meist als Punktmutationen im Bereich der ATPase-Domäne auf. Typischerweise treten die Keimbahn-*frame shift*-Mutationen nicht zusammen mit somatischen Deletionen des DDX41-Lokus auf, da ein vollständiger Funktionsverlust letal zu sein scheint [8].

DDX41-Keimbahnmutationen sind hauptsächlich bei akuten myeloischen Leu-kämien (AML), chronischen myelomonozytären Leukämien (CMML) sowie myelo-dysplastischen Syndromen (MDS) beschrieben. Vereinzelt wurden sie ebenfalls bei lymphatischen Neoplasien beobachtet (Hodgkin- und Non-Hodgkin-Lymphom, multiples Myelom) [9]. Die myeloischen Neoplasien im Rahmen von Keimbahnmuta-tionen unterscheiden sich im Auftreten nicht von sporadischen Erkrankungen. Die Betroffenen weisen i. d. R. keine vorangegangenen Blutbildveränderungen auf. Nur vereinzelt wurden unspezifische Zytopenien, eine erhöhte RDW *(red cell distribution width)* sowie Monozytosen im Vorfeld des Leukämieauftretens bei asymptomatischen Trägern beobachtet [8]. Zusätzlich sind keine typischen extrahämatologischen Mani-festationen beschrieben.

Für die AML mit DDX41-Keimbahnmutation sind das Fehlen bekannter Leukämie-treibermutationen und das Vorliegen eines i. d. R. normalen Karyotyps charakteris-tisch. Weiterhin manifestieren sich die Leukämien recht spät mit vorherrschendem Auftreten im 6. Lebensjahrzehnt [8]. Die Penetranz ist unklar; aufgrund des relativ hohen Alters bei Leukämieerstdiagnose ist jedoch von einer unvollständigen Pene-tranz auszugehen [7].

Neben dem charakteristischen Auftreten einer Leukämie im höheren Lebensalter ohne extrahämatologische Auffälligkeiten sind eine biallelische DDX41-Keimbahn-mutation in Kombination mit geistiger Retardierung, einer Vielzahl an dysmorphen Merkmalen und dem Auftreten einer blastären plasmazytoiden dendritischen Neo-plasie (BPDCN) im Kindergartenalter beschrieben [10]. Hierbei handelt es sich um einen singulären Fallbericht ohne funktionellen Grundsatzbeweis; ob es sich hierbei um eine andere Spielart des oben beschriebenen Leukämieprädispositionssyndroms oder ein eigenes Syndrom handelt, bleibt abzuwarten.

2.2.3.2 Myeloische Neoplasien mit präexistierender Thrombozytopenie

Eine Leukämie-Prädisposition mit vorbestehender Thrombozytopenie ist für Mutatio-nen in den drei Genen RUNX1, ETV6 und ANKRD26 beschrieben. Da die Penetranz und das Manifestationsalter sehr unterschiedlich sind, sollte das Vorliegen eines sol-chen Syndroms bei Patienten mit einer unklaren Thrombozytopenie erwogen werden. Dies heißt jedoch im Umkehrschluss nicht, dass normwertige Thrombozyten eine ent-sprechende Keimbahnmutation ausschließen.

Myeloische Neoplasie mit Keimbahn-RUNX1-Mutation

RUNX1 spielt als Transkriptionsfaktor eine wichtige Rolle innerhalb der hämatopoe-tischen Differenzierung. Das Vorliegen von heterozygoten Keimbahnmutationen, die präferenziell im Bereich des N-Terminus zu finden sind, sind mit Thrombozytope-nien und damit verbundenen Thrombozytenfunktionsstörungen sowie mit der Prä-disposition zur Entwicklung einer AML, eines MDS oder einer T-ALL assoziiert. Die Thrombozytopenie ist meist mild ausgeprägt, zeigt jedoch eine mit einem erhöhten

Blutungsrisiko einhergehende Thrombozytenfunktionsstörung. Charakteristisch ist eine Dysmegakaryopoese im Knochenmark im Vorfeld der Leukämiemanifestation. Die Plättchengröße ist normal. Zur Thrombozytopenie führt eine Megakaryozytenreifungsstörung, verbunden mit einer reduzierten Ploidie und einer gestörten Prothrombozytenbildung [11]. Das erhöhte Blutungsrisiko ist durch einen Sekretionsdefekt der thombozytären Delta-Granulae zu erklären und ähnelt einer Blutungsneigung unter Aspirin-Einnahme [12].

Der Vererbungsmodus ist autosomal-dominant, jedoch mit unvollständiger Penetranz und variabler Ausprägung. Das Auftreten ist über die gesamte Lebensdauer verteilt und zeigt eine männliche Prädominanz [12].

Die Wahrscheinlichkeit für das Auftreten einer hämatologischen Neoplasie scheint bei Mutationen mit dominant-negativer Funktion höher zu sein als bei Mutationen, die lediglich zu einer Haploinsuffizienz führen (*familial platelet disorder with predisposition to myeloid leukemia*) [13]. Insgesamt liegt das Risiko für die Entwicklung eines MDS oder einer AML bei 30–40 % [13]. Im Rahmen der malignen Transformation ist der Erwerb einer zweiten, somatischen RUNX1-Mutation oder einer Trisomie 21, die zur Duplikation des mutierten Allels führt, häufig. Weitere assoziierte chromosomale Aberrationen sind Deletionen des langen Arms von Chromosom 5 und 7, eine Trisomie 8 oder der Verlust des Y-Chromosoms [13].

Myeloische Neoplasie mit Keimbahn-ANKRD26-Mutation

Mutationen in ANKRD26 sind ebenfalls mit einer Prädisposition für eine AML bei Vorliegen einer moderaten Thrombozytopenie vergesellschaftet. Ähnlich wie bei der RUNX1-Mutation haben auch hier die Thrombozyten ein normales Volumen. Morphologisch imponieren diese aufgrund eines Mangels an alpha-Granulae eher blass. Die Dichte an GPIa-Protein *(platelet surface membrane glycoprotein Ia)* auf der Oberfläche der Thrombozyten ist vermindert. Der Thrombopoetinspiegel ist häufig erhöht und es sind variable Thrombozytenaggregationsdefekte zu beobachten [14]. Zytologisch findet sich im Knochenmark eine gesteigerte Anzahl an Megakaryozyten mit Zeichen einer Dysmegakaryopoese bis hin zum Vorliegen von Mikromegakaryozyten [14]. Die genaue Penetranz von myeloischen Neoplasien bei ANKRD26-Keimbahnmutationen ist aufgrund der wenigen beschriebenen Familien nicht bekannt; jedoch scheint das Auftreten ungefähr 30mal höher zu sein als in der Normalbevölkerung [1].

Myeloische Neoplasie mit Keimbahn-ETV6-Mutation

ETV6-Mutationen führen meist zu einer dominant-negativen Wirkung aufgrund einer Störung der nukleären Translokation des Proteins. Dies führt zu einer reduzierten Expression von wichtigen thrombozytären Faktoren. Das Risiko für diverse hämatologische Neoplasien ist erhöht – vom MDS über AML, CMML, der B-ALL bis zum Multiplen Myelom. Weiterhin wurde über das Auftreten eines kolorektalen Karzinoms im jungen Alter berichtet [2].

2.2.3.3 Myeloische Neoplasien mit Keimbahndisposition und anderen Organdysfunktionen

Zu den Prädispositionssyndromen mit assoziierter Organdysfunktion gehören neben der Keimbahn-GATA2-Mutation und den Telomeropathien insbesondere diejenigen mit assoziiertem Knochenmarkversagen. Hierzu zählen beispielsweise die Fanconi-Anämie, das Swachman-Diamond- und das Blackfan-Diamond-Syndrom sowie die schwere kongenitale Neutropenie. Weiterhin fallen Prädispositionen im Rahmen eines Down- oder Noonan-Syndroms hierunter [1]. Da sowohl Letztere als auch die Knochenmarkversagen überwiegend im Kindesalter relevant sind, wird hier nicht näher darauf eingegangen.

Myeloische Neoplasie mit Keimbahn-GATA2-Mutation

GATA2 ist ein essenzieller Transkriptionsfaktor in der Hämatopoese, welcher bei der Selbsterneuerung hämatopoetischer Stammzellen eine Schlüsselrolle spielt [15]. Homozygote GATA2-Knockout-Mäuse sind aufgrund des Fehlens einer definitiven Hämatopoese nicht überlebensfähig, was die enorme Bedeutung dieses Proteins betont [16]. Im Gegensatz zu anderen Leukämieprädispositionssyndromen handelt es sich fast ausschließlich um eine heterozygote Defizienz; eine mit einem Funktionsverlust assoziierte Mutation auf dem zweiten Allel ist nicht beschrieben [15]. Die klinischen Manifestationen bei Vorliegen einer GATA2-Defizienz sind sehr vielseitig: Neben der Prädisposition für ein MDS oder eine AML werden hauptsächlich schwere Immundefekte mit Neigung zu atypischen Infektionen wie beispielsweise systemischen Infektionen mit humanen Papilloma-Viren (HPV), invasiven Pilz- oder ungewöhnlich schwer verlaufenden Ebstein-Barr-Virus-Infektionen beobachtet [17]. Weiterhin können diverse Autoimmunerkrankungen (beispielsweise ein Lupus-ähnliches Krankheitsbild) auftreten [15]. Trotz multipler Überlappungen und nicht eindeutig definierter Abgrenzungen sind zwei GATA2-Defizienz-Syndrome beschrieben: das Emberger- sowie das MonoMac-Syndrom. Zum Emberger-Syndrom gehören ein primäres Lymphödem, ein sensoneuraler Hörverlust, kutane/extragenitale Warzen sowie ein niedriges CD4/CD8-Verhältnis der T-Zellen. Charakteristisch für das Mono-Mac-Syndrom sind eine Defizienz an dendritischen Zellen, Monozyten sowie B- und NK-Zellen, was zu atypischen Mykobakteriosen und einer pulmonal-alveolären Proteinose prädisponiert [15]. Beide Syndrome beinhalten ebenfalls eine Prädisposition zum MDS/zur AML [2].

Patienten mit einer GATA2-Mutation haben ein ungefähr 70 %iges Risiko für die Entwicklung eines MDS oder einer AML. Typischerweise verlaufen die ersten Lebensjahre asymptomatisch; Zytopenien und Manifestationen zellulärer Immundefekte können ungefähr um das 10. Lebensjahr herum einsetzen [15] und in die Entwicklung einer AML mit einem medianen Manifestationsalter von 29 Jahren münden [2]. Alternativ kommt es bereits im Kindesalter zur Entwicklung eines MDS durch Akquisition weiterer Mutationen (ASXL1, SETBP1, STAG2). Gehäuft treten Karyotypen mit einer

Monosomie 7, einem Derivativchromosom der (1;7) sowie einer Trisomie 8 auf. Eine Deletion 5q ist untypisch [15].

Besonders die Immundefekt-Komponente erschwert die Behandlung von Patienten mit einer AML und GATA2-Defizienz und erfordert nicht selten die Beteiligung multipler Fachdisziplinen.

Leukämien im Rahmen von Fanconi-Anämien (FA) oder Defekten im FA-BRCA-Signalweg

Defekte im FA-BRCA-Signalweg führen zu einer erhöhten genomischen Instabilität. Das Vollbild einer Fanconi-Anämie entwickelt sich bei homozygoter Inaktivierung eines der FA-Gene. Weiterhin charakteristisch ist das frühe Auftreten von Plattenepithelkarzinomen (Kopf-Hals-Tumore, Zervixkarzinome). Die Entwicklung des Knochenmarkversagens tritt meist innerhalb der ersten 10 Lebensjahre auf; bis zum 50. Lebensjahr beträgt die kumulative Inzidenz hämatologischer Neoplasien (MDS/AML) bis zu 90 %.

Neben der klassischen Fanconi-Anämie mit Knochenmarkversagen und Prädisposition für die Entwicklung eines MDS bzw. einer AML in frühen Lebensjahren bestehen sehr variable Krebsprädispositionssyndrome, teilweise auch bei Vorliegen von monoallelischen Defekten. Diese beinhalten ebenso variable Leukämieprädispositionen [18]. Einen Überblick über die im weitesten Sinne zum Fanconi-Syndrom zählenden Mutationen gibt Tab. 2.7.

Die charakteristische chromosomale Instabilität erlaubt eine Diagnostik über den Nachweis dieser vermehrten chromosomalen Fragilität nach In-vitro-Exposition gegenüber Mitomycin C.

Myeloische Neoplasien in Assoziation mit Telomeropathien/Dyskeratosis congenita

Die Dyskeratosis congenita ist definiert durch das Vorliegen kurzer Telomere, deren altersadjustierte Länge weniger als 1 % beträgt. Die Diagnostik erfolgt über eine *multicolor flow cytometry fluorescence in situ hybridization* in Leukozyten bzw. Leukozyten-Subpopulationen. Einen Überblick über die Dyskeratosis congenita verursachenden Mutationen gibt Tab. 2.8, wobei nur in ca. 50 % der betroffenen Individuen eine solche Keimbahnmutation nachgewiesen werden kann [2].

Das Vollbild der Dyskeratosis congenita (DC) umfasst neben dysplastischen Nägeln eine retikuläre Hautpigmentierung sowie eine orale Leukoplakie. Mit der Dyskeratosis congenita ist ein erhöhtes Risiko für die Entwicklung von Knochenmarkversagen, eines MDS, einer AML und diversen soliden Tumoren (Plattenepithelkarzinome des Kopf-Hals-Bereiches sowie anogenitale Karzinome) verbunden. Weiterhin besteht ein erhöhtes Risiko für die Entwicklung einer pulmonalen Fibrose. Die entsprechenden Manifestationen entwickeln sich meist im Kindes- und Jugendalter, häufig zunächst mit den mukokutanen Erscheinungen. Manifestiert sich zuerst das Bild einer

Tab. 2.7: Bekannte Mutationen in Assoziation mit einem Fanconi-Syndrom. (Modifiziert nach [18])

GEN	Name	Krebsrisiko bei Heterozygotie	Besonderheit
FANCA	Fanconi Anemia Complementation Group A	Unbekannt	
FANCB	Fanconi Anemia Complementation Group B	Unbekannt	X-chromosomal
FANCC	Fanconi Anemia Complementation Group C	Möglich	
FANCD1 (BRCA2)	Fanconi Anemia Complementation Group D1, Breast Cancer 2	Ja	
FANCD2	Fanconi Anemia Complementation Group D2	Unbekannt	
FANCE	Fanconi Anemia Complementation Group E	Unbekannt	
FANCF	Fanconi Anemia Complementation Group F	Unbekannt	
FANCG	Fanconi Anemia Complementation Group G	Unbekannt	
FANCI	Fanconi Anemia Complementation Group I	Unbekannt	
FANCJ (BRIP1)	Fanconi Anemia Complementation Group J, BRCA1 Interacting Protein C-Terminal Helicase 1	Ja	
FANCL	Fanconi Anemia Complementation Group L	Unbekannt	
FANCM	Fanconi Anemia Complementation Group M	Möglich	
FANCN (PALB2)	Fanconi Anemia Complementation Group N, Partner And Localizer Of BRCA2	Ja	
FANCO (RAD51C)	Fanconi Anemia Complementation Group O, RAD51 Paralog C	Ja	
FANCP (SLX4)	Fanconi Anemia Complementation Group P	Unbekannt	
FANCQ (ERCC4)	Fanconi Anemia Complementation Group Q	Unbekannt	
FANCR (RAD51)	Fanconi Anemia Complementation Group R, RAD51 Recombinase	Unbekannt	dominant-negativ
FANCS (BRCA1)	Fanconi Anemia Complementation Group S, Breast Cancer 1	Ja	
FANCT (UBE2T)	Fanconi Anemia Complementation Group T, Ubiquitin Conjugating Enzyme E2 T	Unbekannt	
FANCU (XRCC2)	Fanconi Anemia Complementation Group U, X-Ray Repair Cross Complementing 2	Unbekannt	
FANCV (REV7)	Fanconi Anemia Complementation Group V	Unbekannt	

Tab. 2.8: Dyskeratosis congenita verursachende Mutationen. (Modifiziert nach [1])

GEN	Name	Besonderheit
CTC1	Conserved Telomere Capping Protein 1	Autosomal-rezessiv
DKC1	Dyskerin	X-chromosomal
TERC	Telomerase RNA Component	Autosomal-dominant
TERT	Telomerase reverse transcriptase	Autosomal-dominant, autosomal-rezessiv
TINF2	TERF1-interacting nuclear factor 2	Autosomal-dominant
RTEL1	Regulator Of Telomere Elongation Helicase 1	Autosomal-dominant, autosomal-rezessiv
NHP2	H/ACA Ribonucleoprotein Complex Subunit 2	Autosomal-rezessiv
NOP10	Nucleolar Protein 10	Autosomal-rezessiv
WRAP53	WD Repeat Containing Antisense To TP53	Autosomal-rezessiv

(idiopathischen) aplastischen Anämie, ist das eigentliche Vorliegen der DC leicht zu übersehen.

Leukämie-Prädisposition im Rahmen eines Li-Fraumeni-Syndroms

Das Li-Fraumeni-Syndrom ist durch eine Keimbahnmutation im Tumorsuppressorgen p53 verursacht und geht mit einer entsprechenden Prädisposition für diverse Krebsentitäten einher. Es wird autosomal-dominant vererbt. Zu den häufigsten Entitäten, die sich bei einem Li-Fraumeni-Syndrom entwickeln, gehören Weichteilsarkome, Osteosarkome, Mammakarzinome, ZNS-Tumore, Nebennierenrindenkarzinome sowie hämatologische Neoplasien (AML, ALL, MDS, mit geringerer Inzidenz auch Lymphome). Zu berücksichtigen ist auch das erhöhte Risiko von therapieassoziierten Malignomen, einschließlich der therapieassoziierten akuten Leukämie [19].

2.2.4 Bei welchen Patienten sollte an eine erbliche Prädisposition gedacht werden?

Für diese Frage stehen noch keine klaren Empfehlungen zur Verfügung. Churpek und Kollegen [20] schlugen jedoch vor, bei folgenden Auffälligkeiten weitergehende Untersuchungen zu veranlassen:

1. Patienten mit einer akuten Leukämie oder einem MDS, die einen Verwandten ersten oder zweiten Grades mit AML, ALL, MDS, Thrombozytopenie, klinischer Blutungsneigung, Makrozytose, Nagelauffälligkeiten oder Hautpigmentierung, oraler Leukoplakie, idiopathischer Lungenfibrose, unklarer Lebererkrankung, Lymphödem, Immundefizienz oder atypischen Infektionen aufweisen.

Checkliste: Wann sollte man an eine hereditäre myeloische Neoplasie denken?

❑ MDS-Erstmanifestation < 50 Jahre?

❑ Assoziierte/vorangegangene Thrombozytopenie?

❑ Thrombozytopenien in der Familie?

❑ Familienanamnese von AML / MDS?

❑ Frühe oder gehäufte Krebserkrankungen in der Familie:

  – ein Verwandter 1. Grades im Alter < 45 Jahre?

  – mehrere Verwandte 1. / 2. Grades mit einem Sarkom,

  prämenopausalem Mammakarzinom, Hirntumoren?

❑ Blutungsneigung beim Patienten oder in der Familie?

❑ Haut- oder Nagelveränderungen beim Patienten /Verwandten

  1. Grades?

❑ Unerklärte Lebererkrankung?

❑ Pulmonale Fibrose oder alveoläre Proteinose?

❑ Assoziierter Immundefekt?

❑ Gehäufte atypische Infektionen?

❑ Extremitätenanomalien?

Abb. 2.6: Checkliste: Wann sollte man an eine hereditäre myeloische Neoplasie denken?

2. Patienten mit einer AML/MDS im Alter von < 45 Jahren, die einen Verwandten ersten Grades mit einer ebenfalls in diesem jungen Alter aufgetretenen Krebserkrankung haben.

3. Patienten mit einer AML/MDS im Alter von < 45 Jahren, die mehrere Verwandte ersten oder zweiten Grades mit Krebserkrankungen (Sarkom, prämenopausales Mammakarzinom, Hirntumore) aufweisen.

4. Gesunde Familien-Stammzellspender, die eine Thrombozytopenie, Blutungsneigung, Makrozytose oder Haut-/Nagelauffälligkeiten aufweisen oder nach Applikation von Standardmobilisierungsprotokollen schwer zu mobilisieren sind.

Da zunehmend eine umfassende molekulare Diagnostik bei MDS/AML-Erstdiagnose erfolgt, kann in den in Abb. 2.6 zusätzlich aufgelisteten Situationen an ein entsprechendes Screening gedacht werden. Nicht jeder der aufgeführten Punkte sollte zwangsläufig zu einer Keimbahndiagnostik führen, jedoch zu einer erweiterten Anamnese anregen.

Bei Nachweis einer RUNX1-, GATA2-, p53- oder DDX41-Mutation sollte bei gleichzeitig vorliegender suggestiver Allelfrequenz eine weitere Diagnostik erfolgen, auch wenn diese Mutationen alle ebenfalls als somatische Mutationen vorkommen.

2.2.5 Konsequenzen aus der Diagnose einer hereditären myeloischen Neoplasie

Besonders im Zusammenhang mit der allogenen Stammzelltransplantation wird eine mögliche prädisponierende Keimbahnmutation in vielfacher Hinsicht interessant. Nicht nur aufgrund des Risikos einer Donorzell-Leukämie [21–23] bei Transplantation von einem Mutationsträger, sondern auch aufgrund veränderter Toxizitäten, von Komplikationen aufgrund assoziierter Syndrommanifestationen und teilweise anderer Indikationen. Hier seien in Kürze nur einige Aspekte erörtert:

Insbesondere aufgrund der assoziierten Immundefekte und der hohen Progressionswahrscheinlichkeit in eine AML kann bei Vorliegen eines MDS mit ursächlicher GATA-Keimbahnmutation eine frühe allogene Transplantation vor Entwicklung eines Blastenexzesses erwogen werden [15]. Die transplantationsassoziierte Mortalität scheint nicht erhöht zu sein [15], ein mögliches Immunrekonstitutionssyndrom beispielsweise von vorbestehender mykobakterieller Hautläsionen ist jedoch beschrieben [24].

Eine allogene Stammzelltransplantation bei Dyskeratosis congenita geht mit einer erhöhten therapieassoziierten Mortalität einher [25]. Dies gilt v. a. für myeloablative Konditionierungsschemata und im Speziellen für Busulfan. Dies ist zum Teil durch die pulmonalen Manifestationen der Erkrankung und die damit verbundene erhebliche pulmonale Toxizität erklärt. Zusätzlich ist die Regenerationsfähigkeit der vulnerablen Gewebe wie der gastrointestinalen Mukosa deutlich eingeschränkt [25]. Ob eine weitere Anpassung der nicht-myeloablativen Konditionierungen die Toxizität weiter reduzieren kann, bleibt abzuwarten.

Nicht vergessen werden sollte, welche Schwierigkeiten mit der Diagnose einer familiären Prädisposition verbunden sein können. Neben den vielfachen Ängsten vor dem Auftreten der Erkrankung spielen häufig Schuldgefühle, die Prädisposition weitergegeben zu haben oder auch im Gegensatz zu anderen Familienmitgliedern überlebt zu haben, eine große Rolle. Diesbezüglich sollte immer eine entsprechende psychologische Betreuung angeboten werden.

2.2.6 Ausblick

Wichtig erscheint, in den kommenden Jahren das Bewusstsein für eine mögliche erbliche Komponente von myeloischen Neoplasien zu erhöhen. Während bei einigen Mutationen aktuell die einzige Konsequenz darin besteht, eine familiär-allogene Stammzelltransplantation von einem weiteren Mutationsträger zu verhindern, so sind beispielsweise bei Vorliegen einer GATA2-Mutation ganz klar eine regelmäßige Kontrolle zum frühzeitigen Erkennen eines Progresses sowie die rechtzeitige Transplantation bei Auftreten eines MDS vor Eintreten eines Blastenexzesses indiziert.

Literatur

[1] Swerdlow SH, Campo E, Harris NL et al. WHO Classification of tumours of haematopoetic and lymphoid tissues. Revised 4th. ed. Lyon: IARC; 2017.

[2] Bannon SA, DiNardo CD. Hereditary Predispositions to Myelodysplastic Syndrome. Int J Mol Sci. 2016;17(6). doi: 10.3390/ijms17060838.

[3] Papaemmanuil E, Gerstung M, Bullinger L et al. Genomic Classification and Prognosis in Acute Myeloid Leukemia. N Engl J Med. 2016;374(23):2209–2221.

[4] Pabst T, Eyholzer M, Haefliger S et al. Somatic CEBPA mutations are a frequent second event in families with germline CEBPA mutations and familial acute myeloid leukemia. J Clin Oncol. 2008;26(31):5088–5093.

[5] Tawana K, Wang J, Renneville A et al. Disease evolution and outcomes in familial AML with germline CEBPA mutations. Blood. 2015;126(10):1214–1223.

[6] Omura H, Oikawa D, Nakane T et al. Structural and Functional Analysis of DDX41: a bispecific immune receptor for DNA and cyclic dinucleotide. Sci Rep. 2016;6:34756.

[7] Polprasert C, Schulze I, Sekeres MA et al. Inherited and Somatic Defects in DDX41 in Myeloid Neoplasms. Cancer Cell. 2015;27(5):658–670.

[8] Maciejewski JP, Padgett RA, Brown AL et al. DDX41-related myeloid neoplasia. Semin Hematol. 2017;54(2):94–97.

[9] Lewinsohn M, Brown AL, Weinel LM et al. Novel germ line DDX41 mutations define families with a lower age of MDS/AML onset and lymphoid malignancies. Blood. 2016;127(8):1017–1023.

[10] Diness BR, Risom L, Frandsen TL et al. Putative new childhood leukemia cancer predisposition syndrome caused by germline bi-allelic missense mutations in DDX41. Genes Chromosomes Cancer. 2018;57(12):670–674.

[11] Bluteau D, Glembotsky AC, Raimbault A et al. Dysmegakaryopoiesis of FPD/AML pedigrees with constitutional RUNX1 mutations is linked to myosin II deregulated expression. Blood. 2012;120(13):2708–2718.

[12] Latger-Cannard V, Philippe C, Bouquet A et al. Haematological spectrum and genotype-phenotype correlations in nine unrelated families with RUNX1 mutations from the French network on inherited platelet disorders. Orphanet J Rare Dis. 2016;11:49.

[13] Schlegelberger B, Heller PG. RUNX1 deficiency (familial platelet disorder with predisposition to myeloid leukemia, FPDMM). Semin Hematol. 2017;54(2):75–80.

[14] Noris P, Perrotta S, Seri M et al. Mutations in ANKRD26 are responsible for a frequent form of inherited thrombocytopenia: analysis of 78 patients from 21 families. Blood. 2011;117(24):6673–6680.

[15] Hirabayashi S, Wlodarski MW, Kozyra E et al. Heterogeneity of GATA2-related myeloid neoplasms. Int J Hematol. 2017;106(2):175–182.

[16] Tsai FY, Keller G, Kuo FC et al. An early haematopoietic defect in mice lacking the transcription factor GATA-2. Nature. 1994;371(6494):221–226.

[17] Cohen JI, Dropulic L, Hsu AP et al. Association of GATA2 Deficiency With Severe Primary Epstein-Barr Virus (EBV) Infection and EBV-associated Cancers. Clin Infect Dis. 2016;63(1):41–47.

[18] Nalepa G, Clapp DW. Fanconi anaemia and cancer: an intricate relationship. Nat Rev Cancer. 2018;18(3):168–185.

[19] Valdez JM, Nichols KE, Kesserwan C. Li-Fraumeni syndrome: a paradigm for the understanding of hereditary cancer predisposition. Br J Haematol. 2017;176(4):539–552.

[20] Churpek JE, Lorenz R, Nedumgottil S et al. Proposal for the clinical detection and management of patients and their family members with familial myelodysplastic syndrome/acute leukemia predisposition syndromes. Leuk Lymphoma. 2013;54(1):28–35.

[21] Berger G, van den Berg E, Sikkema-Raddatz B et al. Re-emergence of acute myeloid leukemia in donor cells following allogeneic transplantation in a family with a germline DDX41 mutation. Leukemia. 2017;31(2):520–522.

[22] Kobayashi S, Kobayashi A, Osawa Y et al. Donor cell leukemia arising from preleukemic clones with a novel germline DDX41 mutation after allogenic hematopoietic stem cell transplantation. Leukemia. 2017;31(4):1020–1022.

[23] Xiao H, Shi J, Luo Y et al. First report of multiple CEBPA mutations contributing to donor origin of leukemia relapse after allogeneic hematopoietic stem cell transplantation. Blood. 2011;117(19):5257–5260.

[24] Simonis A, Fux M, Nair G et al. Allogeneic hematopoietic cell transplantation in patients with GATA2 deficiency-a case report and comprehensive review of the literature. Ann Hematol. 2018;97(10):1961–1973.

[25] de la Fuente J, Dokal I. Dyskeratosis congenita: advances in the understanding of the telomerase defect and the role of stem cell transplantation. Pediatr Transplant. 2007;11(6):584–594.

2.3 Myelodysplastische Syndrome und MDS/MPN

Johann-Christoph Jann

2.3.1 Einleitung

Myelodysplastische Syndrome (MDS) sind eine Gruppe oligo-klonaler Knochenmarkserkrankungen, die sich durch ineffektive Hämatopoese auszeichnen, die durch zytologische Dysplasien in einer oder mehreren myeloischen Linien und periphere Zytopenien bestimmt werden. Oft findet man wiederkehrende somatisch erworbene genetische Veränderungen, und es besteht ein erhöhtes Risiko einer Transformation in eine akute myeloische Leukämie [1].

Die diagnostischen Kriterien stützen sich auf zytomorphologische Untersuchungen, das Ausmaß peripherer Zytopenien und auf zyto- und molekulargenetische Befunde. Im letzten Bereich hat in den vergangenen Jahren ein deutlicher Wissenszuwachs stattgefunden, der langsam in die diagnostischen Kriterien Einzug hält, aber auch grundlegende Fragen an die Systematik myeloischer Erkrankungen stellt.

2.3.2 Diagnostik

Zunächst ist die Zytopenie in zumindest einer hämatopoetischen Linie eine *conditio sine qua non* für die Diagnose eines MDS.

Grundsätzlich gibt es aber viele Ursachen, die zu einer peripheren Zytopenie führen können, die z. T. deutlich häufiger sind als ein MDS. Zum sicheren Ausschluss dieser muss ein Mindestmaß an Diagnostik aus Blut und im zweiten Schritt aus Knochenmark erfolgen.

Tab. 2.9: Diagnostik.

Peripheres Blut	Knochenmark
Blutbild mit Differenzialblutbild	Zytologie (genauer Blastenanteil, Dysplasie, Zellularität), Eisenfärbung
Retikulozyten	Zytogenetik, ggf. durch FISH ergänzt (Chromosomen 5, 7, 8)
LDH	Histologie (Zellularität, Fibrose, Knochenmarkinfiltration)
Ferritin	Molekulargenetik (klonal vs. nicht-klonal; Abgrenzung zu MPN, Prognose)
Erythropoetin	Ggf. Immunphänotypisierung (v. a. zur Differenzialdiagnose)
Folsäure	
Vitamin B12	
Hämolyse-Parameter	
Internistischer Block (Kreatinin, Harnstoff, ALAT/ASAT, gGT, TSH)	

In Tab. 2.9 sind die wichtigsten Parameter für diese initiale Differenzialdiagnostik dargestellt.

Wesentliche Differenzialdiagnosen einer Zytopenie sind Substratmangel wie Eisenmangel, bei Bi- oder Panzytopenie besonders der Vitamin B12- und Folsäuremangel. Nutritiv-toxische Knochenmarkschäden durch Alkoholabusus, Schwermetall-Intoxikationen (Zink, Arsen und insbesondere Blei) und NSAR führen ebenfalls zu Zytopenien und dysplastischen Veränderungen.

Typische morphologische Veränderungen wie Ringsideroblasten oder Hyposegmentation der neutrophilen Granulozyten finden sich auch bei der Behandlung mit Isoniazid oder Immunsuppressiva wie Tacrolimus und Mycophenolat mofetil.

Im Rahmen von Hypothyreosen, schweren Infektionen und Sepsis zeigen sich oft auch reaktive Dysplasien und ggf. sogar Zytopenien. Bei Parvovirus B19-Infektionen können neben Zytopenien auch Erythroblastopenien mit riesigen Pronormoblasten vorkommen. Natürlich resultieren nach zytostatischer Chemotherapie oder Radiatio eine ggf. nur transiente Dysplasie und Zytopenie.

Ein peripherer Verbrauch, der entweder immunologisch oder mechanisch vermittelt ist, kann ebenfalls Zytopenien verursachen. In Industrieländern ist die Thrombozytopenie im Rahmen von Hyperspleniesyndromen die häufigste Differenzialdiagnose. Immunologisch betrifft dies die aplastische Anämie bzw. *Pure-Red-Cell-Aplasia* (PRCA) und die Immunthrombozytopenie.

Daneben gibt es andere hämatologische Erkrankungen, die ebenfalls Zytopenien und Dysplasien aufweisen, aber nicht durch einen klonalen Stammzellschaden hervorgerufen werden. So sollten einerseits eine paroxysmale nächtliche Hämoglobinu-

Tab. 2.10: Die wichtigsten Differenzialdiagnosen, in absteigender Häufigkeit geordnet.

Differenzialdiagnose	Diagnostisch wegweisender Befund
Vitamin B12-, Folsäuremangel	Anamnese, Labor
Hyperspleniesyndrome	Milzgröße
Nutritiv/toxisch: Alkohol, NSAR, Immunsuppressiva	Anamnese
Infektion/Sepsis	Klinik
Immunthrombozytopenie	Anti-thrombozytäre Antikörper
Postzytostatisch/radiogen	Anamnese
Hypothyreose	Klinik, Labor
Parvovirus B19	Klinik, Serologie
Lymphominfiltration, insb.	Klinik +
– *large granular lymphocytic leukemia* (LGL)	– FACS, i. d. R. T-Zellen
– Haarzellleukämie (HZL)	– FACS, B-Zellmarker + CD103?
Paroxysmale nächtliche Hämoglobinurie (PNH)	FACS, GPI-Anker
Aplastische Anämie/*Pure-Red-Cell-Aplasia* (PRCA)	Histologie, Zellularität

rie (PNH) und andererseits die Knochenmarkinfiltration durch ein Lymphom (insbesondere von *large granular lymphocytic leukemia* (LGL) und Haarzellleukämie (HZL)) ausgeschlossen werden.

Abschließend müssen andere klonale myeloische Erkrankungen desselben Formenkreises sicher abgegrenzt werden. Dies betrifft die akuten Leukämien und rein myeloproliferative Erkrankungen (MPN).

Insbesondere bei jungen Patienten ggf. mit weiteren klinischen Befunden ist an hereditäre Erkrankungen, myeloische Neoplasien mit Keimbahnprädisposition und kongenitale dyserythropoetische Anämien zu denken.

Tab. 2.10 zeigt die wichtigsten Differenzialdiagnosen nach absteigender Häufigkeit.

2.3.3 Periphere Zytopenien beim MDS

Zur Diagnose eines MDS muss eine Zytopenie vorliegen. Die häufigste Zytopenie ist in der Regel eine makrozytäre Anämie mit Hämoglobin < 10 g/dl. Traditionell haben sich hierzu folgende Schwellenwerte als diagnostische Schwellenwerte durchgesetzt: makrozytäre Anämie mit Hämoglobin < 10 g/dl, Thrombozyten < 100×10^9/l und absolute Neutrophilen < $1,8 \times 10^9$/l.

Insbesondere bei definitiven zyto- oder molekulargenetischen Befunden ist eine engmaschige Beobachtung der peripheren Blutwerte sinnvoll, wenn diese Schwellenwerte nicht unterschritten werden (vgl. ICUS). Welche Zytopenie auftritt, hat für die WHO-Klassifikation nur geringeres Gewicht. Dies beruht auf der Tatsache, dass die linienspezifische Dysplasie nicht mit dem Ausmaß peripherer Zytopenien korreliert [2],[3].

Bei persistenter Neutropenie mit begleitender Thrombozytose, Monozytose oder Polyglobulie muss an myeloproliferative Neoplasien (MPN) oder MDS/MPN-Overlap-Syndrome gedacht werden.

2.3.4 Morphologische Kriterien für die Diagnose eines MDS

Das morphologische Kennzeichen aller MDS-Subtypen ist die Dysplasie in einer oder mehreren myeloischen Zelllinien. Eine Systematik MDS-assoziierter dysplastischer Veränderungen findet sich in Tab. 2.11. Die WHO-Klassifikation fordert zur qualifizierten Befundung dysplastischer Veränderungen mindestens 10 % dysplastische Zellen in zumindest einer hämatopoetischen Zelllinie. Bei der Befundung dysplastischer Kriterien sollten mindestens jeweils 200 erythroide und neutrophile Vorläufer sowie 30 Megakaryozyten begutachtet werden. Insbesondere sollte auch nach Mikromegakaryozyten gesucht werden.

In der Erythropoese zeigen sich häufig Veränderungen des Nukleus, die Kernknospung, internukleäre Brückenbildung, Karyorrhexis oder auch Mehrkernigkeit einschließen. Megaloblastoide Veränderungen finden sich häufig im MDS, sind aber allein kein ausreichendes Kriterium für eine dysplastische Erythropoese. Zytoplasmatische Merkmale sind die Ringsideroblasten, Vakuolisierung und aberrante PAS (Periodic acid-Schiff)-Positivität. Dysplasien der Granulopoese sind v. a. Segmentationsstörungen in Form von Hyposegmentation (Pseudo-Pelger-Huët) oder Hypersegmentation und zytoplasmatische Hypogranularität.

Charakteristika der Dysmegakaryopoese sind das Auftreten von Mikromegakaryozyten (nicht größer als ein Promyelozyt), fehlende Kernlappung oder das jedoch wenig spezifische Auftreten von mehreren weit entfernten Nuklei. Auerstäbchen sind ein Hinweis für ein MDS mit Blastenvermehrung und finden sich nur anekdotisch bei MDS mit < 5 % Blasten. Der Nachweis von Auerstäbchen ist per se mit einer schlechteren Prognose assoziiert.

Dysplasien können mit einem erhöhten Anteil von Myeloblasten im peripheren Blut oder Knochenmark einhergehen. Zur Blastenquantifikation sollen 500 kernhaltige Zellen im peripheren Blut oder Knochenmark differenziert werden. Unter Berücksichtigung der Vorgaben des IPSS-R [4] ist eine exakte Angabe des medullären Blastenanteils unter prognostischen Gesichtspunkten nötig (0–2 % vs. 3–4 % vs. 5–10 % vs. 11–19 %).

Tab. 2.11: Zytomorphologische Kennzeichen von Dysplasie.

Dyserythropoese	
– Nukleus	Kernknospung
	Internukleäre Brücken
	Karyorrhexis
	Mehrkernigkeit
	Megaloblastoide Veränderungen
– Zytoplasmatisch	Ringsideroblasten
	Vakuolisierung
	PAS *(Periodic acid-Schiff)*-Positivität
Dysgranulopoese	
	Größenveränderungen
	Kernhyposegmentierung (Pseudo-Pelger-Huët)
	Kernhypersegmentierung
	Hypogranulation/Agranulation
	Pseudo-Chédiak-Hihashi-Granulation
	Döhle-Körperchen
	Auer-Stäbchen
Dysmegakaryopoese	
	Mikromegakaryozyten
	Kernhypolobation
	Mehrkernigkeit

Die Immunphänotypisierung in der Diagnostik des MDS hat etwas an Stellenwert gewonnen und in spezialisierten Labors kann mittels verschiedener Scores (z. B. *Ogata Score*) die Diagnostik unterstützt werden. Insbesondere beim Ausschluss einer Lymphominfiltration und zur (Verlaufs-) Quantifizierung von Blasten (i. d. R. CD34 +) hat Immunphänotypisierung ihren etablierten Stellenwert.

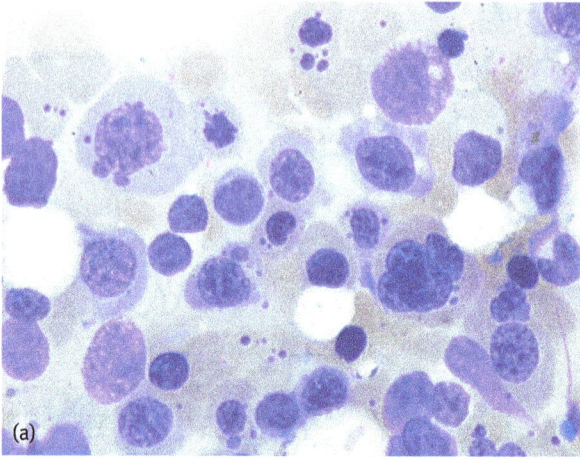

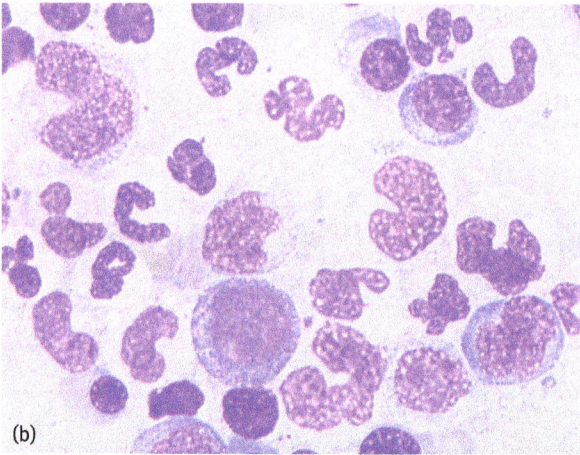

Abb. 2.7: (a) Dysplasien der Erythropoese (Kernabsprengungen, Mehrkernigkeit, Kernknospung), (b) Granulopoese (Hypogranulation, Kernhyposegmentierung, fehlende Sekundärgranulation).

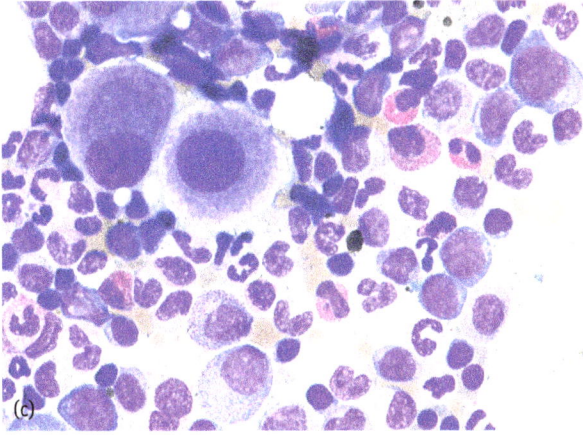

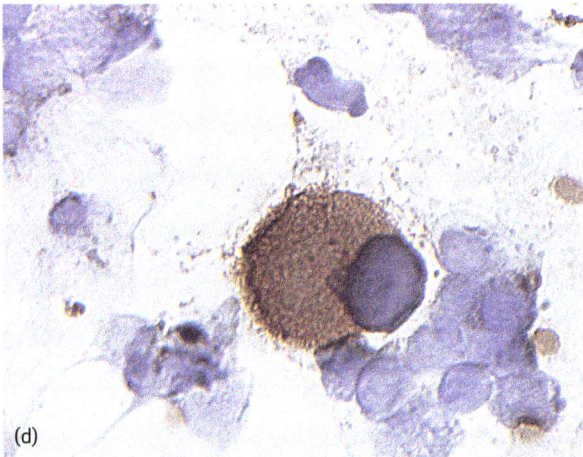

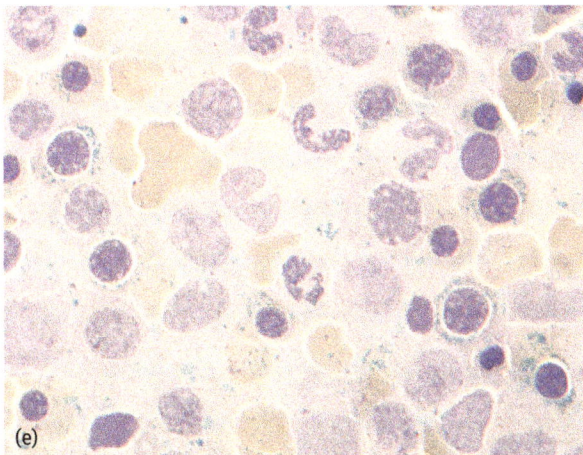

Abb. 2.7: (fortgesetzt)
(c und d) Mikromegakaryozyten mit CD61-Immunzytologie,
(e) Ringsideroblasten in der
Eisenfärbung.

2.3.5 Zytogenetik beim MDS

Eine klassische Metaphasen-Zytogenetik mit Chromosomen-Bänderungsanalyse gehört zur Standarddiagnostik beim V. a. MDS und sollte aus dem Knochenmark erfolgen, wenn andere Differenzialdiagnosen ausgeschlossen sind. In ca. 40 % finden sich so sowohl ein Klonalitätsmarker als auch wesentliche Parameter für die genaue WHO-Diagnose. Der Nachweis von +8, del(20q) oder -Y als isolierte Anomalie werden bei Fehlen von morphologischen MDS-Kriterien nicht als definitives Diagnosekriterium für MDS betrachtet.

Tab. 2.12 zeigt chromosomale Aberrationen und ihre Häufigkeit beim MDS.

Tab. 2.12: Chromosomale Aberrationen und ihre Häufigkeit beim MDS.

Abnormalität	MDS	t-MDS*	Prognose bei primärem MDS
Unbalanciert			
+8**	10 %		Intermediär
−7 oder del(7q)	10 %	50 %	Schlecht
del(5q)/5q loss	10 %	40 %	Gut
del(20q)*	5–8 %		Gut
−Y*	5 %		Sehr gut
i(17q) oder t(17p)	3–5 %	25–30 %	
−13 oder del(13q)	3 %		
del(11q)	3 %		Sehr gut
del(12p) oder t(12p)	3 %		Gut
del(9q)	1–2 %		
idic(X)(q13)	1–2 %		
Balanciert			
t(11;16)(q23.3;p13.3)	3 %		
t(3;21)(q26.2;q22.1)	2 %		
t(1;3)(p36.3;q21.2)	1 %		
t(2;11)(p21;q23)	1 %		
inv(3)(q21.3;q26.2)/t(3;3)(q21.3;q26.2)	1 %		
t(6;9)(p23;q34)	1 %		

* t-MDS, therapieassoziiertes MDS
** nicht ausreichend als WHO Diagnosekriterium

2.3.6 Bedeutung der Molekulargenetik beim MDS

Die Vielzahl anderer Ursachen für Dysplasie und Zytopenie hat das MDS bis vor wenigen Jahren zu einer Ausschlussdiagnose gemacht. Zusätzlich unterliegen das Erkennen und die Quantifikation von Dysplasie einer großen Interobserver-Variabilität [5–7]. Aufgrund dieser Subjektivität und der schlechten Spezifität dysplastischer Veränderungen ist große Hoffnung in Next-Generation-Sequencing (NGS)-Ansätze gesetzt worden, um die Diagnose eines MDS bei einem zytopenen Patienten zu sichern. Das zunehmende Wissen und der wachsende, breite Einsatz molekularer Hochdurchsatzverfahren ermöglicht über den Nachweis einer wiederkehrenden genetischen Veränderung mittlerweile die sicherere Prädiktion einer klonalen Stammzellerkrankung. Andererseits werden durch den Nachweis solcher Mutationen in hämatologisch gesunden Menschen (s. Kap. 1.3) grundsätzliche Fragen an myeloische Erkrankungen gestellt.

2.3.7 Molekulargenetik zur Trennung von ICUS und MDS

Im klinischen Alltag stellen sich jedoch immer wieder Patienten vor, die auch nach Ausschluss aller genannten Differenzialdiagnosen immer noch eine ungeklärte Zytopenie aufweisen und denen eindeutige morphologische Kriterien für ein MDS fehlen. Die diagnostische Kategorie der idiopathischen Zytopenie unklarer Signifikanz (ICUS) wurde für solche Patienten entwickelt, die persistente Zytopenien haben, die die diagnostischen Kriterien eines MDS (noch) nicht erfüllen.

Größere Studien [8], die den Verlauf von ICUS untersucht haben, zeigen, dass Patienten mit klonaler Zytopenie im Verlauf häufiger progrediente Erkrankungen und später auch Charakteristika eines *bona fida* MDS [9] haben. Zusätzlich findet sich, dass Patienten mit Mutationen im RNA-Spliceosome-Komplex (SF3B1, SRSF2, U2AF1) und solche mit TET2, DNMT3A oder ASXL1 und zusätzlichen Genmutationen klinisch sehr ähnlich zu Patienten mit Niedrig-Risiko-MDS sind. Diese Patienten sind in der Regel älter, häufiger männlich und haben ein reduziertes Gesamtüberleben und ein erhöhtes Progressionsrisiko. Diejenigen Patienten jedoch, die nur TET2, DNMT3A oder ASXL1 ohne weitere Zusatzaberrationen haben, zeigen eine stabilere „Erkrankung" und stellen damit eher den Verlauf von klonaler Hämatopoese dar, den man wiederkehrend in älteren, gesunden Personen findet.

Sehr umfangreiche Studien [10–12], die kumulativ > 3.000 morphologisch definierte MDS-Patienten ausführlich (mittels sog. Panel-Sequenzierung) genetisch untersucht haben, zeigen folgende Befunde:
1. In mehr als 90 % aller MDS-Patienten findet sich mindestens eine wiederkehrende somatisch erworbene Mutation (*single nucleotid polymorphism* oder kleine Indel-Mutation, Abb. 2.8).

2. Das Spektrum dieser Mutationen ist äußerst heterogen, je nach Literatur gibt es bis zu 30 Gene, die man in mehr als 2 % der MDS Patienten findet. Dennoch lassen sich diese Gene zu gemeinsamen biologischen Prozessen gruppieren (Tab. 2.13).
3. Der einzelne MDS-Patient trägt in der Regel ca. 3 (bis zu 12) Mutationen gleichzeitig. Durch eine bisher noch zufällig wirkende Kombinatorik ist das genetische Profil eines Patienten nahezu individuell.
4. Mehrere Arbeiten zeigen, dass diese Mutationen auf der Ebene einer hämatopoetischen Stammzelle erworben werden.
5. Wiederkehrende chromosomale Veränderungen, die mittels konventioneller Metaphasen-Bänderungsanalyse (klassische Zytogenetik) zu finden sind, tragen ca. 40 % der MDS Patienten.

Dies ist Ausdruck einer schrittweisen klonalen Evolution mit sequenziellem Zugewinn dieser Mutationen und führt zu einer oligoklonalen Situation auch in frühen Krankheitsstadien des MDS.

Im klinischen Alltag wird große Hoffnung in die Molekulargenetik zur Risikostratifizierung eines MDS gesetzt (Kap. 2.3.9).

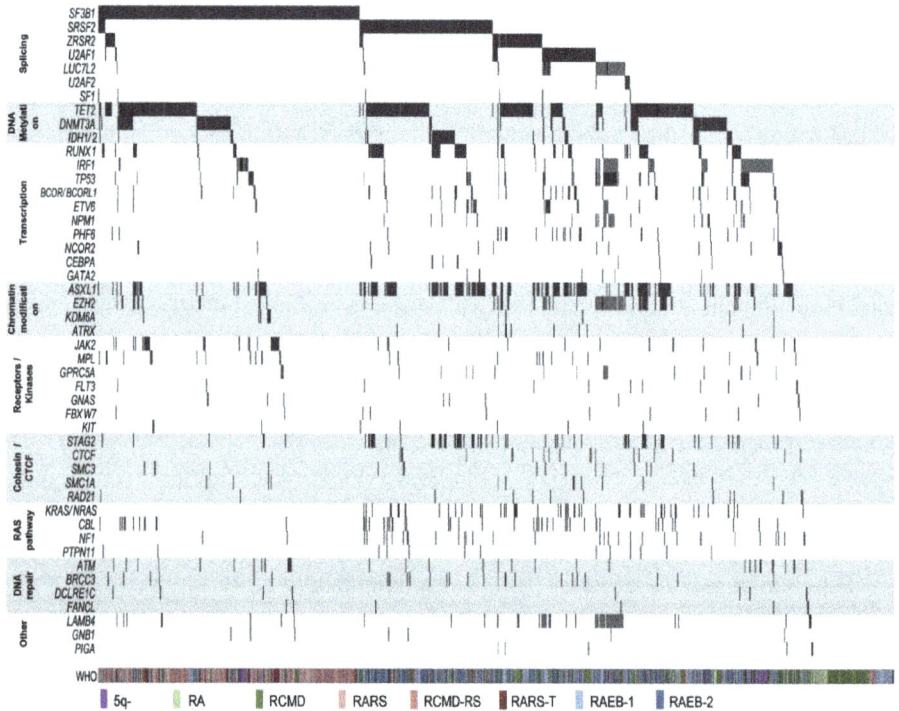

Abb. 2.8: Molekulargenetische Landschaft des MDS. (Mit freundlicher Genehmigung aus [11])

Tab. 2.13: Molekulargenetik des MDS.

Funktion	Mutation	Häufigkeit in CHIP	Häufigkeit in MDS	Prognose im MDS
Splicing	SF3B1	Gelegentlich	20–30 %	Gut
	SRSF2	Selten	15 %	Schlecht
	U2AF1	Gelegentlich	5–10 %	Schlecht
	ZRSR2		5–10 %	
DNA-Methylierung	DNMT3A	Häufig	10 %	Schlecht
	TET2	Häufig	20–30 %	
	IDH1/ IDH2		5 %	
Histon-Modifikation	ASXL1	Gelegentlich	15–20 %	Schlecht
	EZH2		5–10 %	Schlecht
Transkriptionsfaktor	RUNX1		10 %	Schlecht
	TP53	Selten	5–10 %	Schlecht
	BCOR		5 %	Schlecht
	ETV6		3 %	Schlecht
Signaltransduktion	NRAS/KRAS		5–10 %	Schlecht
	CBL		5 %	Schlecht
Cohesin-Komplex	STAG2		5–7 %	Schlecht

Daneben können molekulargenetische Befunde zum einen helfen, Fälle einzuordnen, bei denen auch nach Ausschluss aller genannten Differenzialdiagnosen noch eine ungeklärte Zytopenie besteht. Zum anderen kann mit der Berücksichtigung von molekulargenetischen Informationen eine genauere Differenzierung bei klinisch und morphologisch nicht eindeutigen Krankheitsbildern, insbesondere den Overlap-Syndromen, gelingen.

Dabei können z. B. die in Tab. 2.14 genannten Befunde wegweisend sein.

Tab. 2.14: Molekulargenetik zur Differenzierung innerhalb der MDS bzw. MDS/MPN.

Mutationsbefund	Häufig assoziierter WHO-Subtyp
SF3B1	MDS-RS
SF3B1 + JAK2	MDS/MPN-RS-T
TET2/SRSF2 (+ KRAS/NRAS/CBL)	CMML
> 3 Mutationen	MDS-EB1/2
RUNX1/ETV6	MDS-EB1/2
DNMT3/TET2 allein, ohne Zytopenien	Nicht zwangsläufig MDS. DD CHIP
NPM/FLT3/CEBPA/PTPN11	AML-typische Veränderungen
SETD1B oder ETNK1	atypische CML

2.3.8 Molekulargenetik zur Verlaufsbeurteilung und Abgrenzung aggressiverer Erkrankungen

Die Abgrenzung zur akuten myeloischen Leukämie war (bis auf wenige Ausnahmen) historisch und ist aktuell immer noch der prozentuale Blastenanteil. Unabhängig von allen anderen klinisch-pathologischen Charakteristika trennt dieser Schwellenwert von 20 % Blasten zwischen MDS bzw. MDS/MPN und AML. Obwohl dies sinnvoll zur nosologischen Klassifikation ist, zeigen populationsbasierte und klinische Studien, dass die Trennung die relevante Heterogenität auf Ebene eines individuellen Patienten nicht auflöst. So gibt es eine Vielzahl von Patienten mit initial niedrigem Blastenanteil, die schnell einen Progress in eine AML zeigen und somit eher eine rasch progrediente, instabilere Erkrankung haben. Andere Patienten mit relativ hohem Blastenanteil bleiben damit relativ stabil, was unterstreicht, dass auch ein ausgeprägter Defekt in der hämatopoetischen Differenzierung nicht zwangsläufig ein Ausdruck rascher hämatopoetischer Dekompensation sein muss.

So kann auch die Molekulargenetik helfen, die Krankheitsdynamik sinnvoll zu überwachen. Serielle Untersuchungen von Patienten mit MDS (MDS/MPN) haben gezeigt, dass die Transformation in eine sekundäre AML (sAML) zumindest begleitet werden kann von einer genetischen Evolution durch Zugewinn oder Selektion aggressiverer Subklone [13],[14]. Daraus konnten sehr charakteristische Sequenzen der Mutationsreihenfolge gewonnen werden. In frühen Stadien des MDS finden sich Mutationen in epigenetischen Regulatoren (DNMT3A, TET2, ASXL1, EH2, etc.) oder im RNA-Spliceosome-Komplex (SF3B1, SRSF2, U2AF1). Hingegen finden sich Veränderungen in Wachstumsfaktor-Signalwegen (NRAS, KRAS, PTPN11, FLT3 etc.) oder myeloischen Transkriptionsfaktoren (RUNX1, ETV6) vorrangig zur Zeit einer Progression zum Hoch-Risiko-MDS oder sAML.

Sinnvoll ist es deshalb, bereits bei Erstdiagnose ein breites molekulares Panel anzufordern. Im Verlauf der Therapie (insbesondere bei krankheitsspezifischen Substanzen) können diese Panels gemeinsam mit Routinediagnostik (s. Kap. 2.3.2) wiederholt werden, um eine genetische Evolution zu erkennen. Dies gilt ebenfalls für eine klinische Veränderung, z. B. zunehmende Zytopenien oder Transformation mit Blastenzunahme. Die therapeutische Konsequenz wird zurzeit in der Regel noch auf konventioneller Diagnostik basiert.

2.3.9 Einzelne WHO-Subklassen

Mit der neuen WHO-Klassifikation wurden zunächst zwei grundlegende Typen getrennt: reine MDS (Kap. 2.3.9.1) und MDS/MPN-Overlap-Syndrome (Kap. 2.3.9.2).

2.3.9.1 MDS

In Tab. 2.15 ist die derzeit gültige WHO-Klassifikation der reinen MDS dargestellt.

Tab. 2.15: WHO-Klassifikation der reinen MDS.

Entität	Anzahl dysplastischer Linien	Anzahl der Zytopenien[1]	Ringsideroblasten (% der Erythropoese)	Blastenanteil	Zytogenetik mittels konventioneller Bänderungsanalyse
MDS-SLD	1	1–2	< 15 %/< 5 %[2]	BM < 5 %, PB < 1 %, keine Auerstäbchen	Alle, außer isolierte del(5q)
MDS-MLD	2–3	1–3	< 15 %/< 5 %[2]	BM < 5 %, PB < 1 %, keine Auerstäbchen	Alle, außer isolierte del(5q)
MDS-RS			≥ 15 %/≥ 5 %[2]	BM < 5 %, PB < 1 %, keine Auerstäbchen	Alle, außer isolierte del(5q)
– MDS-RS-SLD	1	1–2			
– MDS-RS-MLD	2–3	1–3			
MDS mit isolierter del(5q)	1–3	1–2	Jede	BM < 5 %, PB < 1 %, keine Auerstäbchen	Del(5q) alleine oder mit einer Zusatzaberration außer Monosomie 7 oder del(7q)

Tab. 2.15: (fortgesetzt) WHO-Klassifikation der reinen MDS.

Entität	Anzahl dysplastischer Linien	Anzahl der Zytopenien[1]	Ringsideroblasten (% der Erythropoese)	Blastenanteil	Zytogenetik mittels konventioneller Bänderungsanalyse
MDS-EB	1–3	1–3	Jede		Jede
– MDS-EB1				BM 5–9 % oder PB 2–4 %, keine Auer-Stäbchen	
– MDS-EB2				BM 10–19 % oder PB 5–19 % oder Auerstäbchen	
MDS-U					
– Mit 1 % peripheren Blasten	1–3	1–3	Jede	BM < 5 %, PB = 1 %[3], keine Auerstäbchen	Jede
– Mit SLD und Panzytopenie	1	3	Jede	BM < 5 %, PB < 1 %, keine Auerstäbchen	Jede
– Basiert auf zytogenetischen Veränderungen	0	1–3	< 15 %	BM < 5 %, PB < 1 %, keine Auerstäbchen	MDS-definierende Veränderung (s. Tab. 2.12)

[1]Zytopenie definiert als: Hb < 10 g/dl, Plt < 100 × 10^9/l, ANC < 1,8 × 10^9/l, periphere Monozyten < 1 × 10^9/l; [2]falls SF3B1-Mutation vorhanden; [3]in ≥ 2 Untersuchungen

MDS mit Einliniendysplasie (MDS-SLD)

Diese Kategorie der myelodysplastischen Syndrome schließt Patienten ein, die eine unerklärte Zytopenie mit > 10 % dysplastischer Zellen in einer myeloischen Linie aufweisen. In der Regel ist dies eine Anämie oder eine Bizytopenie. Deutlich seltener haben Patienten eine isolierte, anders unerklärte Neutro- oder Thrombozytopenie. Hier sollte generelle Vorsicht bei der Diagnose eines MDS-SLD gelten.

Patienten mit erythroiden Dysplasien und > 15 % Ringsideroblasten oder SF3B1-Mutation (und mindestens 5 % Ringsideroblasten im Knochenmark) sollten als MDS-RS diagnostiziert werden. Sollte sich in der initialen Diagnostik mit nur milder Zytopenie kein Klonalitätsnachweis finden, sollte v. a. an andere Ursachen (v. a. Toxine, nutritive Faktoren: Folsäure/Vitamin B12, virale Infektionen, s. Tab. 2.10) gedacht werden und in 6 Monaten eine Reevaluation stattfinden, bevor die definitive Diagnose eines MDS-SLD gestellt wird.

MDS-SLD stellt eine prognostisch günstige Diagnose dar, das mediane Überleben beträgt 66 Monate und nur 10 % der Patienten transformieren in eine AML innerhalb von 5 Jahren [15]. Da es sich i. d. R. um Patienten mit Anämie handelt, denen mit einfachen Bluttransfusionen gut geholfen ist, gibt es sogar Studien, die eine ähnliche Lebenswertung verglichen mit Nicht-Erkrankten finden [16].

MDS mit Mehrliniendysplasie (MDS-MLD)

Patienten mit Dysplasien in zwei oder mehr Zellreihen und mindestens einer Zytopenie werden als MDS-MLD klassifiziert. Zurückliegend wurde diese Gruppe als RCMD (Refraktäre Zytopenie mit multilineären Dysplasien) bezeichnet. Auch diese Gruppe zeigt keine Blastenvermehrung (max. 1 % im peripheren Blut und < 5 % im Knochenmark). Beim zusätzlichen Nachweis von Ringsideroblasten oder SF3B1-Mutationen sollte ein MDS-RS-MLD diagnostiziert werden.

MDS-MLD zeigt eine höhere Inzidenz bei Männern. Gemeinsam mit MDS-RS-MLD ist diese Gruppe mit ca. 65 % die häufigste Subklasse der MDS.

Diese Gruppe ist derzeit noch ein Sammelbecken für alle o. g. molekulargenetischen Veränderungen. Eine klare Genotyp-Phänotyp-Zuordnung gibt es derzeit nicht – wohl auch, weil die genetische Landschaft nur einen Teilaspekt der Pathophysiologie dieser Subklasse abdeckt und extrinsische Effekte (Knochenmarknische, Immundysregulation) ebenfalls an Dysplasie und Zytopenie beteiligt sind.

Prognostisch ist MDS-MLD deutlich heterogener und ungünstiger als beim Vorliegen von Einliniendysplasie und wird von weiteren Parametern (Ausmaß der Zytopenien, Zytogenetik und Molekulargenetik) bestimmt. Die Transformationsrate (im Düsseldorf Register) liegt bei ca. 15 % in 2 Jahren und 28 % nach 5 Jahren. Der Nachweis eines komplexen Karyotyps ist prognostisch gleichzusetzen mit einem Blastenexzess.

MDS mit Ringsideroblasten (MDS-RS)

Diese Kategorie ist durch periphere Zytopenien und den morphologischen Nachweis von > 15 % Ringsideroblasten im Knochenmark gekennzeichnet. Der typische Patient präsentiert sich mit einer isolierten makrozytären Anämie. Vorher wurden die Patienten als RARS (refraktäre Anämie mit Ringsideroblasten) diagnostiziert. Liegen ausschließlich eine Anämie und eine Dysplasie der Erythropoese vor, wird ein MDS-RS-SLD diagnostiziert; finden sich Dysplasien auch in anderen Zellreihen, liegt ein MDS-RS-MLD vor, und häufiger präsentieren sich die Patienten auch panzytopen.

Es besteht eine klare Assoziation zur SF3B1 K700E (weniger häufig K666N oder R625H)-Mutation, die sich bei 80–90 % dieser Patienten findet. Daher sind beim Nachweis dieser Mutation schon 5 % Ringsideroblasten morphologisch ausreichend. Dies stellt ein beginnendes Novum der WHO-Klassifikation dar, da erstmals eine genetische Mutation zur Klassifizierung hinzugenommen wird und die Morphologie zu verdrängen beginnt. Neuere Klassifikationsansätze gruppieren MDS-Fälle mit SF3B1-Mutation sogar als distinkte nosologische Entität unabhängig von morphologischen Veränderungen [17]. Die Ringsideroblasten entstehen durch gestörte Eisenablagerungen in Mitochondrien in erythropoetischen Vorläuferzellen. Dies resultiert in einer ausgeprägten erythrozytären Differenzierungsstörung. Häufig findet sich eine Eisenüberladung schon vor Beginn von Transfusionen als Ausdruck der Eisenverwertungsstörung.

Ringsideroblasten finden sich aber auch in anderen myeloischen Neoplasien, z. B. in fortgeschritteneren Stadien des MDS mit Blastenvermehrung oder gar AML. Fälle, die eine del(5q) aufweisen und zusätzlich Ringsideroblasten haben, sollten als del(5q)-MDS diagnostiziert werden.

Auch hier handelt es sich insgesamt um eine Niedrigrisikoerkrankung, bei der < 5 % Blasten vorliegen. Entsprechend fallen auch hier die meisten Patienten mit MDS-RS-SLD im IPSS-R in die sehr niedrige oder niedrige Risikokategorie. Liegt eine Mehrliniendysplasie beim MDS-RS-MLD vor, werden häufiger höhere Risikogruppen erreicht.

MDS mit Blastenexzess (MDS-EB)

Das MDS mit Blastenexzess wird bestimmt durch den Nachweis von > 5 % Blasten im Knochenmark oder den signifikanten (≥ 2 %) Nachweis von Blasten im peripheren Blut. Es gilt auch hier, zwei Subtypen anhand der genauen Blastenzahl zu unterscheiden. MDS-EB1 umfasst Patienten mit 5–9 % Blasten im Knochenmark oder 2–4 % im peripheren Blut. MDS-EB2 ergänzt den Bereich zur AML mit 10–19 % Blasten im Knochenmark oder 5–19 % im peripheren Blut. Dieses Blastenzählen unterliegt zwar ebenfalls einer Inter-Observer-Variabilität, es gibt derzeit aber keinen anderen guten Marker, der einen solch signifikanten prognostischen Einfluss hat wie der so getrennte Blastenanteil.

Der Blastenexzess definiert einen distinkten Krankheitsphänotyp und ist „gemeinsame Endstrecke" verschiedener genetischer Aberrationen und pathophysiologischer Treiber, daher hat sich der Blastenanteil als übergeordneter Prognoseparameter bewährt.

Typischerweise liegt ein hyperzelluläres Knochenmark vor, im dem sich zudem reichliche Dysplasien finden. Zur weiteren Einschätzung des Blastenanteils kann eine CD34 + Immunzytologie/Immunhistochemie oder Durchflusszytometrie herangezogen werden. Oft findet sich beim MDS-EB auch eine Knochenmarkfibrose, vergleichbar zu der einer MPN. In diesen Fällen sind die Dysplasien der Megakaryopoese oft betont und Mirkomegakaryozyten dann häufig.

Das genetische Spektrum ähnelt prinzipiell dem der anderen MDS-Subtypen, als Ausdruck der fortgeschrittenen Erkrankung finden sich jedoch meist mehr Mutationen, und der Anteil von Patienten mit einer zytogenetischen Aberration und komplex aberranten Karyotypen ist größer. Meist finden sich neben frühen klonalen Mutationen (TET2, DNMT3A, Splicing-Faktoren) zusätzliche Treibermutationen in RUNX1, ETV6 oder RAS-Signalweg. Mutationen in FLT3 und NPM1 sind klassische Veränderungen der AML. Der Nachweis einer solchen Mutation mit weniger als 20 % Blasten ist sicher Ausdruck einer schnell progredienten Erkrankung, und der Blastenanteil ist kritisch zu bewerten und nachzuverfolgen.

MDS-EB ist Ausdruck eines zunehmend progressiven Knochenmarkversagens mit schwereren Zytopenien. 25 % der Patients mit MDS-EB1 bzw. 33 % derer mit MDS-EB2 transformieren zur AML, der Rest erliegt meist den Komplikationen der Neutro- oder Thrombozytopenie in einem mittleren Überleben von 16 Monaten für MDS-EB1 bzw. nur 9 Monaten für MDS-EB2. Der Nachweis von peripheren Blasten ≤ 19 % stellt einen noch größeren Risikofaktor dar.

MDS mit isolierter del(5q)

Die interstitielle Deletion 5q charakterisiert eine pathognomonische chromosomale Aberration, für die es eine erstaunlich klare Genotyp-Phänotyp-Assoziation gibt. Zeigt sich dieser zytogenetische Befund gemeinsam mit maximal einer anderen Aberration außer Monosomie 7 oder del(7q) und nur < 5 % Blasten im Knochenmark, wird die Diagnose eines MDS mit isolierter Deletion 5q gestellt. Die häufigste Zytopenie ist eine makrozytäre Anämie, die interessanterweise oft von einer Thrombobozytose ($> 450 \times 10^9$/l) begleitet wird. Panzytopenien sind untypisch und entsprechen nicht dem klassischen klinischen Erscheinungsbild.

Im Knochenmark finden sich ebenfalls typische Befunde: einerseits Mikromegakaryozyten und in der Regel wenig ausgeprägte dysplastische Veränderungen der Erythropoese. Insbesondere bei Patienten mit Thrombozytose findet sich in bis zu 25 % zusätzlich eine JAK2 V617F- oder MPL W515L-Mutation. Weiterhin ist die del(5q) aufgrund des spezifischen Ansprechens auf das Thalidomid-Derivat Lenalidomid einzigartig.

Interessanterweise gibt es eine Prädominanz für das weibliche Geschlecht. Grundsätzlich handelt es sich beim del(5q)-MDS um eine Subklasse mit günstiger Prognose. TP53-Mutationen sind in bis zu 30 % der Patienten subklonal nachweisbar; retrospektive Daten haben ein schlechteres Ansprechen auf Lenalidomid und schneller progrediente Erkrankungen gezeigt. Auch wenn Daten aus Interventionsstudien hierzu fehlen, kann die frühzeitige Suche nach einer solchen Mutation klinisch hilfreich sein, um Patienten mit größerem Risiko zu identifizieren.

Risikostratifizierung

Diese Frage nach der prognostizierten Krankheitsdynamik ist zentral in der Versorgung von Patienten mit MDS. Als etablierte Parameter haben sich zur Abschätzung der Prognose neben Alter, Geschlecht und Komorbiditäten vor allem krankheitsbiologische Parameter etabliert. Hierfür haben sich zwei validierte Prognosesysteme durchgesetzt: das International Prognostic Scoring System (IPSS) (Tab. 2.16) [18] und der genauere und revidierte IPSS-R (Tab. 2.17) [4]. Diese Parameter sind mehrfach validiert worden, so dass sie bei jedem Patienten bei Erstdiagnose des MDS bestimmt werden sollten. Sie sind nur für die Erhebung bei Erstdiagnose validiert. Weder der

Tab. 2.16: IPSS.

Variable	0	0,5	1	1,5	2
Blasten [%]	< 5	5–10		11–20	21–29
Karyotyp*	Gut	Intermediär	Schlecht		
Zahl der Zytopenien**	0 oder 1	2 oder 3			

Score	Risikogruppe	Überleben in Jahren (Median)	Mediane Zeit, bis 25 % der Patienten in AML transformieren (Jahre)
0	Low risk	5,7	9,4
0–1,5	Intermediär 1	3,5	3,3
1,5–2	Intermediär 2	1,2	1,1
≥ 2,5	High	0,4	0,2

*Günstig: normal, -Y, del(5q), del(20q). Schlecht: komplex (≥ 3 Anomalien) oder Aberrationen auf Chromosom 7. Intermediär: andere. **Hämoglobin < 10 g/dl, Neutrophile < 1,5/nl, Thrombozyten < 100/x 10^9/l l

Tab. 2.17: IPSS-R.

Variable	0	0,5	1	1,5	2	3	4
Karyotyp*	Sehr gut		Gut		Intermediär	Schlecht	Sehr schlecht
Blasten [%]	≤ 2		2–5		5–10	> 10	
Hämoglobin [g/dl]	≥ 10		8–10	< 8			
Thrombozyten [× 10^9/l]	≥ 100	50 bis 100	< 50				
Absolute Neu-trophile [× 10^9/l]	≥ 0,8	< 0,8					

Score	Risikogruppe	Überleben in Jahren (Median)	Zeit bis zur 25 % AML-Transformation
0–1,5	Very low risk	8,8	Nicht erreicht
1,5–3	Low	5,3	10,8
> 3–4,5	Intermed.	3,0	3,2
4,5–6	High	1,6	1,4
> 6	Very high	0,8	0,73

*Sehr gut: del(11q), -Y. Gut: normaler Karyotyp, del(20q), del(5q), del(12p), Doppel-Klon mit del(5q) außer chr7. Intermediär: +8, del(7q), i(17q), +19, andere Einzel- oder Doppel-Klone. Schlecht: –7, inv(3)/t(3q)/del(3q), Doppel-Klon mit –7/del(7q), komplex (genau 3 Aberrationen). Sehr schlecht: Komplex > 3 Anomalien

IPSS noch der IPSS-R sind für proliferative CMML (WBC > 13/nl), therapieassoziierte oder sekundäre MDS validiert.

Molekulargenetische Risikostratifizierung

Nachdem die Fülle genetischer Veränderungen im MDS entdeckt wurde, gab es Bestrebungen, auch eine genetische Risikostratifizierung vorzunehmen. Aus den möglichen Kombinationen und der Frage, in welcher Reihenfolge die Mutationen erworben wurden (klonale bzw. sog. Gründermutation vs. subklonale Mutation), ergeben vergleichende Arbeiten teils heterogene Befunde. Letztlich werden nur noch größere Kohorten und verfeinerte und standardisierte Sequenzierungsstrategien helfen, hier weitere Klarheit zu schaffen.

Das Panel folgender Gene hat sich in der täglichen Praxis jedoch bewährt [10],[19],[20]: TP53, EZH2, ETV6, RUNX1 und ASXL1 sind alle mit einer ungünstigen Prognose assoziiert und unabhängig vom IPSS-R negative prognostische Marker. Der Nachweis einer SF3B1-Mutation mit der klaren Assoziation zu Ringsideroblasten ist hingegen ein guter prognostischer Marker.

Tab. 2.18 nennt die genetischen Risikogruppen für MDS.

Ein zusammenfassendes, validiertes Prognosesystem (IPSS-R *molecular)*, das auch molekulare Befunde mit einbezieht, liegt derzeit noch nicht vor. Für den Niedrig-Risiko-MDS-Bereich mit < 5 % Blasten scheint aber SF3B1 ein guter prognostischer Marker zu bleiben. Sollte sich bei einem Patienten mit < 5 % Blasten jedoch eine Mutation in ASXL1, SRSF2, U2AF1, NRAS und IDH2 finden, überwiegt dieser prognostisch ungünstige Einfluss. Unabhängig vom Blastenanteil sind TP53, RUNX1 und EZH2 genetische Marker einer schlechten Prognose.

Zusammenfassend sollte bei Erstdiagnose daher neben der Bestimmung des IPSS/IPSS-R (Zytogenetik!) auch ein Mindestmaß an molekularen Markern (SF3B1, TP53, EZH2, ETV6, RUNX1 und ASXL1) erfolgen.

Tab. 2.18: Genetische Risikogruppen für MDS.

Score	IPSS-Risikogruppe	Medianes Überleben in Jahren mit Nachweis von mindestens einer der Mutationen in TP53, EZH2, ETV6, RUNX1 und ASXL	Medianes Überleben in Jahren ohne Nachweis einer Mutation dieser Gene
0	Low risk	2,2	5,6
0–1,5	Intermediär 1	1,4	2,3
1,5–2	Intermediär 2	0,7	1,2
≥ 2,5	High	0,6	1,1
	Über alle	1,1	2,6

2.3.9.2 MDS/MPN

In der WHO-Klassifikation von 2016 wurde diese Gruppe hämatologischer Neoplasien neu definiert. Sie umfasst die in Tab. 2.19 genannten Krankheiten, die klinische und laborchemische bzw. morphologische Eigenschaften sowohl von myelodysplastischen als auch von myeloproliferativen Erkrankungen haben. Es sind ebenfalls klonale hämatopoetische Stammzellerkrankungen, die zu einer Proliferation einer oder mehrerer Zellreihen führen und gleichzeitig morphologisch dysplastische Veränderungen aufweisen.

Tab. 2.19: Diagnostische Kriterien der MDS/MPN.

Typ	Blut	Knochenmark
Chronische myelomonozytäre Leukämie	Persistente Monozytose (> 3 Monate, ≥ 1 × 10^9/l mit > 10 % Monozyten der Leukozyten) Uni- oder Bizytopenie	WHO-Kriterien für klassische MPN nicht erfüllt BCR-ABL1, PDGFRA oder PDGFRB, FGFR1, PCM1-JAK2 ausgeschlossen Dysplasien in > 10 % der Zellen in 1–3 Reihen
– CMML 0	< 2 % Blasten	< 5 % Blasten
– CMML 1	2–4 % Blasten	5–9 % Blasten
– CMML 2	5–19 % Blasten	10–19 % Blasten
BCR-ABL1-negative, atypische chronische myeloische Leukämie	Leukozytose ≥ 13 × 10^9/l mit > 10 % neutrophile Vorläufer (Promyelozyten, Myelozyten und Metamyelozyten) Dysgranulopoese Basophile < 2 % keine oder geringe Vermehrung der Monozyten (< 10 % der Leukozyten)	Hyperzelluläres Knochenmark mit granulozytärer Proliferation und Dysplasie mit oder ohne Dyserythropoese und Dysmegakaryopoese. < 20 % Blasten im Blut und KM PDGFRA-, PDGFRB-, FGFR1-Rearrangements und PCM1-JAK2 ausgeschlossen. WHO-Kriterien für klassische MPN nicht erfüllt
MDS/MPN mit Ringsideroblasten und Thrombozytose (MDS/MPN-RS-T)	≤ 1 % Blasten Zytopenie(n) Thrombozytose > 450 × 10^9 /l	< 5 % Blasten. ≥ 15 % Ringsideroblasten, Dysplasien in > 10 % der Zellen in 1–3 Reihen. SF3B1 Mutationen. Häufig JAK2-Mutation, gelegentlich auch CALR- oder MPL-Mutation. Keine del(5q). BCR-ABL1, PDGFRA-, PDGFRB-, FGFR1-Rearrangements und PCM1-JAK2 ausgeschlossen.
Juvenile myelomonozytäre Leukämie (JMML)	Besondere Entität, Pädiatrie	

CMML

Der Überlappungsbereich myelodysplastischer und myeloproliferativer Erkrankungen manifestiert sich bei der CMML in der Reihe der monozytären Differenzierung. Die diagnostischen Kriterien umfassen eine persistente Monozytose, Ausschluss einer reaktiven Monozytose (immunologischer Genese: HIV, chronische Infektionen, Tbc, Autoimmunerkrankungen – hier klassische CD14 + CD16 + Monozyten < 94 %) und Dysplasien. Erst seit kurzem wird die CMML eigenständig außerhalb der MDS diagnostiziert und systematisch untersucht.

Die historisch begründete Trennung der French-American-British-Klassifikation in eine dysplastische CMML („MDS-CMML", WBC < 13×10^9/l) und eine proliferative CMML („MPN-CMML", WBC > 13×10^9/l) hat sich bewährt. Konstitutionelle Symptome (B-Symptomatik) sind häufiger bei der proliferativen CMML, wohingegen sich die dysplastische Subgruppe häufiger mit Komplikationen der hämatopoetischen Insuffizienz (Infektionen, Blutungen, Anämie) präsentiert. Hepatosplenomegalie findet sich häufiger bei Patienten mit Leukozytose. MPN-CMML sind prognostisch ungünstiger.

Die Abgrenzung zur AML kann morphologisch schwierig sein. Als Blast oder Blast-Äquivalent werden in der WHO-Klassifikation zusätzlich Monoblasten und Promonozyten gewertet. Innerhalb der Klassifikation wird die Trennung noch verfeinert und erfordert eine Auftrennung der Blasten in < 5 % im Knochenmark (< 2 % im Blut) für eine CMML-0, < 10 % im Knochenmark (2–4 % im Blut) für die CMML-1 und 10–19 % im Knochenmark (5–19 % im Blut) für die CMML-2. Hier kann die Immunzytologie bzw. Durchflusszytometrie in der Beurteilung und Quantifizierung von Blasten bzw. Blastenäquivalenten weiterhelfen.

Der klassische molekulargenetische Befund einer CMML ist der Nachweis einer TET2- und SRSF2-Mutation, der sich in 60 % der Fälle findet, zusätzlich zu einer Mutation im RAS-Signalweg wie KRAS/NRAS oder CBL. Daneben findet sich ein ähnliches Spektrum wie beim MDS (insb. ASLX1, RUNX1 SETBP1). Die klassischen MPN-Driver (JAK2, CALR, MPL) helfen, eine myeloproliferative Erkrankung mit Monozytose abzugrenzen.

Für die CMML sind einige prognostische Scoring-Systeme entwickelt worden, die auch genetische Marker mit einbeziehen. Validiert worden sind der CPSS und CPSS-molekular (CPSS-mol) (Tab. 2.20) [21],[22].

Tab. 2.20: CPSS-molekular.

genetische Variable	0	1	2
Zytogenetik*	Niedrig	Intermediär	Hoch
ASXL1	Unmutiert	Mutiert	
NRAS	Unmutiert	Mutiert	
RUNX1	Unmutiert		Mutiert
SETPB1	Unmutiert	Mutiert	

Score	Genetisches Risiko
0	Niedrig
1	Intermediär 1
2–3	Intermediär 2
≥ 4	High

genetische Variable	0	1	2	3
WHO-Typ/Blasten	CMML1/< 5 %	CMML2/≥ 5 %		
WBC	< 13 × 10^9/l	≥ 13 × 10^9/l		
Genetisches Risiko	Niedrig	Intermediär 1	Intermediär 2	hoch
Transfusionsbedarf**	Nein	Ja		

CPSS-molekular Score	Risikogruppe	Überleben in Jahren (Median)	Mediane Zeit bis 10 % der Patienten in AML transformieren (Jahre)
0	Niedrig	8,4	Nicht erreicht
1	Intermediär 1	5,4	Nicht erreicht
2–3	Intermediär 2	3,2	1,9
≥ 4	Hoch	1,5	0,36

*Niedrig: normal, isolierte –Y. Intermediär: andere Anomalien. Hoch: +8, Aberrationen von Chromosom 7, komplexer Karyotyp; **definiert als ≥ 2 EK alle 8 Wochen über 4 Monate

MDS/MPN-RS-T

Diese terminologisch etwas sperrige Subkategorie wurde in der neuen WHO-Klassifikation explizit aus der Gruppe der MDS (vorher RARS-T beim MDS mit Ringsideroblasten) neu zu den MPN/MDS-Overlap-Syndromen gruppiert. Dennoch bleibt eine starke Ähnlichkeit zum MDS-RS bestehen (s. oben, „MDS mit Ringsideroblasten (MDS-RS)"). Auch hier gibt es eine klare Assoziation mit der SF3B1-Mutation, die wahrscheinlich die erythropoetische Differenzierungsstörung vermittelt und eine JAK2 V617F-Mutation (gelegentlich MPL oder CALR-Mutation), die wohl der Treiber der Thrombozytose ist. Andere genetische Marker (del(5q), BCR-ABL1 etc.) müssen ausgeschlossen sein.

Auch liegt ein klinischer Überlappungsbereich mit MDS-RS und anderen MPN vor. Das Ausmaß der Anämie von Patienten mit MDS/MPN-RS-T liegt meist zwischen MDS-RS und einer reinen essenziellen Thrombozythämie. Mit einem medianen Überleben von 76–128 Monaten liegt die Prognose auch zwischen den Daten dieser beiden Entitäten.

MDS/MPN-U

Diese diagnostische Kategorie betrifft Patienten, die bei Erstdiagnose Charakteristika eines MDS haben und zusätzlich eine Thrombozytose mit $> 450 \times 10^9/l$ mit Anzeichen einer megakaryozytären Proliferation im Knochenmark zeigen oder eine persistente Leukozytose mit $> 13 \times 10^9/l$ aufweisen. Es ist somit die Restkategorie, wenn weitere Befunde (insbesondere del(5q), MPN-Marker) fehlen.

JMML

Diese stellt eine Sonderkategorie dar, da es sich fast ausschließlich um pädiatrische Patienten handelt. Hier wird auf die Einschätzung spezialisierter Fachabteilungen (z. B. Uniklinikum Freiburg, Prof. Charlotte Niemeyer) verwiesen.

Literatur

[1]   Swerdlow SH, Campo E, Harris NL et al. WHO Classification of tumours of haematopoetic and lymphoid tissues. Revised 4th. ed. Lyon: IARC; 2017.
[2]   Germing U, Strupp C, Giagounidis A et al. Evaluation of dysplasia through detailed cytomorphology in 3156 patients from the Dusseldorf Registry on myelodysplastic syndromes. Leuk Res. 2012;36(6):727–734.
[3]   Maassen A, Strupp C, Giagounidis A et al. Validation and proposals for a refinement of the WHO 2008 classification of myelodysplastic syndromes without excess of blasts. Leuk Res. 2013;37(1):64–70.
[4]   Greenberg PL, Tuechler H, Schanz J et al. Revised international prognostic scoring system for myelodysplastic syndromes. Blood. 2012;120(12):2454–2465.
[5]   Font P, Loscertales J, Benavente C et al. Inter-observer variance with the diagnosis of myelodysplastic syndromes (MDS) following the 2008 WHO classification. Ann Hematol. 2013;92(1):19–24.
[6]   Ramos F, Fernandez-Ferrero S. Inter-observer agreement in myelodysplastic syndromes. Haematologica. 2013;98(7):e77.
[7]   Sasada K, Yamamoto N, Masuda H et al. Inter-observer variance and the need for standardization in the morphological classification of myelodysplastic syndrome. Leuk Res. 2018;69:54–59.
[8]   Malcovati L, Galli A, Travaglino E et al. Clinical significance of somatic mutation in unexplained blood cytopenia. Blood. 2017;129(25):3371–3378.
[9]   Kwok B, Hall JM, Witte JS et al. MDS-associated somatic mutations and clonal hematopoiesis are common in idiopathic cytopenias of undetermined significance. Blood. 2015;126(21):2355–2361.
[10] Bejar R, Stevenson K, Abdel-Wahab O et al. Clinical effect of point mutations in myelodysplastic syndromes. N Engl J Med. 2011;364(26):2496–2506.

[11] Haferlach T, Nagata Y, Grossmann V et al. Landscape of genetic lesions in 944 patients with myelodysplastic syndromes. Leukemia. 2014;28(2):241–247.
[12] Papaemmanuil E, Gerstung M, Malcovati L et al. Clinical and biological implications of driver mutations in myelodysplastic syndromes. Blood. 2013;122(22):3616–3627; quiz 99.
[13] Walter MJ, Shen D, Ding L et al. Clonal architecture of secondary acute myeloid leukemia. N Engl J Med. 2012;366(12):1090–1098.
[14] Mossner M, Jann JC, Wittig J et al. Mutational hierarchies in myelodysplastic syndromes dynamically adapt and evolve upon therapy response and failure. Blood. 2016;128(9):1246–1259.
[15] Germing U, Strupp C, Kuendgen A et al. Prospective validation of the WHO proposals for the classification of myelodysplastic syndromes. Haematologica. 2006;91(12):1596–1604.
[16] Malcovati L, Porta MG, Pascutto C et al. Prognostic factors and life expectancy in myelodysplastic syndromes classified according to WHO criteria: a basis for clinical decision making. J Clin Oncol. 2005;23(30):7594–7603.
[17] Malcovati L, Papaemmanuil E, Ambaglio I et al. Driver somatic mutations identify distinct disease entities within myeloid neoplasms with myelodysplasia. Blood. 2014;124(9):1513–1521.
[18] Greenberg P, Cox C, LeBeau MM et al. International scoring system for evaluating prognosis in myelodysplastic syndromes. Blood. 1997;89(6):2079–2088.
[19] Thol F, Friesen I, Damm F et al. Prognostic significance of ASXL1 mutations in patients with myelodysplastic syndromes. J Clin Oncol. 2011;29(18):2499–2506.
[20] Thol F, Kade S, Schlarmann C et al. Frequency and prognostic impact of mutations in SRSF2, U2AF1, and ZRSR2 in patients with myelodysplastic syndromes. Blood. 2012;119(15):3578–3584.
[21] Padron E, Garcia-Manero G, Patnaik MM et al. An international data set for CMML validates prognostic scoring systems and demonstrates a need for novel prognostication strategies. Blood Cancer J. 2015;5:e333.
[22] Elena C, Galli A, Such E et al. Integrating clinical features and genetic lesions in the risk assessment of patients with chronic myelomonocytic leukemia. Blood. 2016;128(10):1408–1417.

2.4 Akute myeloische Leukämie

Alwin Krämer

2.4.1 Definition, Epidemiologie und Klassifikation

Akute myeloische Leukämien (AML) resultieren aus der malignen Transformation hämatopoetischer Stamm- oder Progenitorzellen und sind durch ungebremste Proliferation sowie einen Differenzierungsarrest der transformierten Zellen gekennzeichnet.

Die AML ist ähnlich wie viele andere Malignomtypen eine Erkrankung des höheren Lebensalters. Bei einer Gesamtinzidenz von ca. 4,5 Neuerkrankungen pro 100.000 Einwohner pro Jahr steigt die Inzidenz auf ca. 20 Neuerkrankungen pro 100.000 Einwohner pro Jahr in der 8. Lebensdekade an [1]. Unbehandelt führt die Erkrankung nach einem halben Jahr bei ungefähr der Hälfte der Patienten und innerhalb eines Jahres bei allen Patienten zum Tod [2].

Die Exposition gegenüber radioaktiver Strahlung, Benzol, Mineralölprodukten, Tabak sowie Herbiziden und Pestiziden konnte als ursächlich für die Entstehung einer AML identifiziert werden. Insbesondere auch für das Rauchen ist mittlerweile anhand großer epidemiologischer Studien ein ursächlicher Zusammenhang klar belegt [3]. Darüber hinaus tritt die Erkrankung bei ca. 10 % der AML-Patienten therapieassoziiert, also nach Verabreichung einer zytotoxischen Chemotherapie oder einer Strahlentherapie für eine vorher bestehende andere Malignomerkrankung auf [4],[5]. Neben einem direkten genotoxischen Effekt von Chemotherapie und Bestrahlung konnte kürzlich gezeigt werden, dass diese Therapieformen die Expansion präexistenter präleukämischer hämatopoetischer Stammzellen (Clonal Hematopoiesis of Indeterminate Potential, CHIP) begünstigen. Dieses Phänomen lässt sich dadurch erklären, dass einige CHIP-Mutationen, beispielsweise in TP53 und PPM1D, zu einer Resistenz gegenüber Chemo- und Strahlentherapie führen und dadurch einen Selektionsvorteil gegenüber nicht mutierten hämatopoetischen Zellen nach zytotoxischer Behandlung induzieren [6]. Eine chemotherapeutische Vorbehandlung mit Alkylanzien führt typischerweise nach ca. 4–6 Jahren, mit Topoisomerase-II-Inhibitoren nach ca. 1–3 Jahren zum Auftreten einer AML. Zytogenetisch weisen Alkylanzien-induzierte AML-Fälle häufig Aberrationen der Chromosomen 5 und 7, Topoisomerase II-Inhibitor-induzierte AML-Fälle dagegen Aberrationen der chromosomalen Region 11q23 sowie balancierte Translokationen t(1;17) auf. Bedeutsam ist darüber hinaus, dass Patienten mit therapieassoziierten myeloischen Neoplasien gelegentlich Keimbahnmutationen in Krebs-Prädispositionsgenen aufweisen [7].

Die AML ist definiert durch das Vorliegen von mindestens 20 % myeloischen Blasten im Blut oder Knochenmark und wird durch die im Jahr 2016 revidierte Version der WHO-Klassifikation myeloischer Neoplasien und akuter Leukämien eingeteilt (Tab. 2.21) [4]. Grundlage der WHO-Klassifikation sind klinische Aspekte, morphologische und immunphänotypische Befunde sowie zytogenetische und molekulargenetische Untersuchungsergebnisse.

Ganz im Vordergrund der WHO-Klassifikation stehen mittlerweile zytogenetische und molekulargenetische Aberrationen, die zur Einteilung der AML in genetisch definierte Subgruppen herangezogen werden und mit deren Hilfe mehr als die Hälfte aller AML-Patienten klassifizierbar ist. Die WHO-Klassifikation reflektiert damit auch das verbesserte Verständnis der molekularen Pathogenese der AML. Die auf zyto- und molekulargenetischen Veränderungen basierende Klassifikation bietet neben prognostischen und prädiktiven Informationen zunehmend auch therapierelevante Entscheidungshilfen sowie eine im Vergleich zur früheren Morphologie-basierten FAB-Klassifikation gesteigerte Objektivität und Reproduzierbarkeit. Die prozentuale Verteilung der AML-Neudiagnosen auf die Subgruppen der WHO-Klassifikation ist in Abb. 2.9 dargestellt.

Neu im Vergleich zur WHO-Klassifikation in der Version von 2008 ist einerseits die Neubezeichnung des MLL-Gens als KMT2A und andererseits die Erkenntnis, dass inv(3)(q21.3q26.2) bzw. t(3;3)(q21.3;q26.2) nicht zu Fusionsgenen, sondern zu einer

Tab. 2.21: WHO-Klassifikation der akuten myeloischen Leukämie [4].

AML mit rekurrenten genetischen Aberrationen	AML mit t(8;21)(q22;q22); RUNX1-RUNX1T1
	AML mit inv(16)(p13.1;q22) oder t(16;16)(p13.1;q22); CBFB-MYH11
	Akute Promyelozytenleukämie (APL) mit PML-RARA
	AML mit t(9;11)(p22;q23); MLLT3-KMT2A
	AML mit t(6;9)(p23;q34); DEK-NUP214
	AML mit inv(3)(q21;q26.2) oder t(3;3)(q21;q26.2); GATA2, MECOM (EVI1)
	AML (megakaryoblastisch) mit t(1;22)(p13.3;q13.3); RBM15-MKL1
	AML mit mutiertem NPM1
	AML mit biallelisch mutiertem CEBPA
	Provisorische Entität: AML mit BCR-ABL1
	Provisorische Entität: AML mit mutiertem RUNX1
AML mit Myelodysplasie-assoziierten Veränderungen	
Therapieassoziierte myeloische Neoplasien	
AML nicht anderweitig spezifiziert (NOS)	AML mit minimaler Differenzierung
	AML ohne Ausreifung
	AML mit Ausreifung
	Akute myelomonozytäre Leukämie
	Akute Monoblasten-/Monozytenleukämie
	Reine Erythroleukämie
	Akute Megakaryoblastenleukämie
	Akute Basophilenleukämie
	Akute Panmyelose mit Myelofibrose
Down-Syndrom-assoziierte myeloische Proliferationen	Transiente abnormale Myelopoese (TAM)
	Down-Syndrom-assoziierte myeloische Leukämie
Blastische plasmazytoide dendritische Zell-Neoplasie	

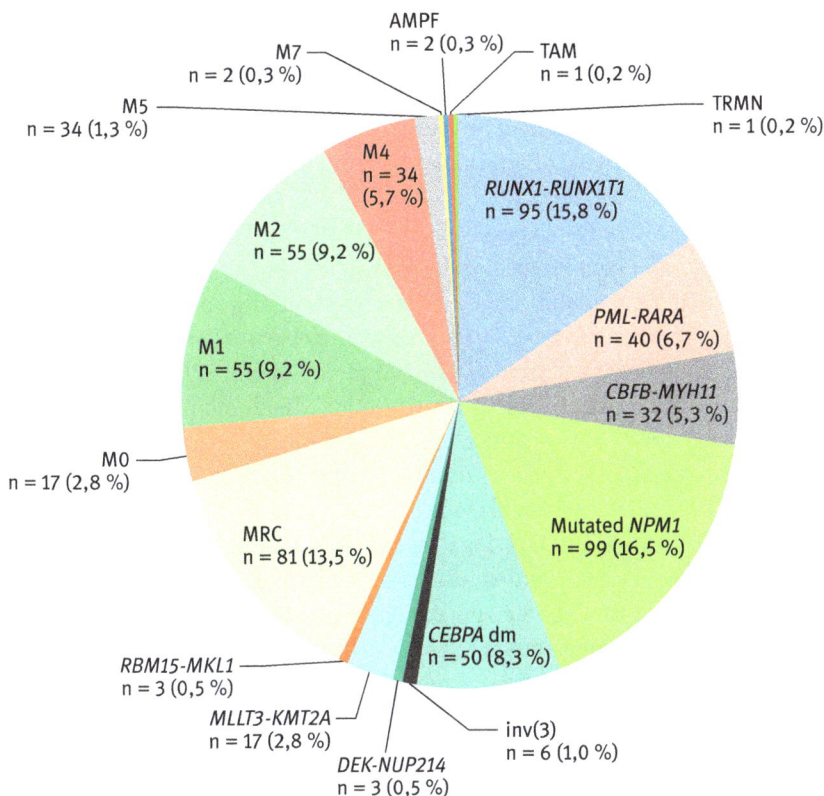

Abb. 2.9: Häufigkeitsverteilung der AML-Subtypen gemäß WHO-Klassifikation in der Version von 2016. Abkürzungen: dm = Doppelmutation; MRC = AML mit Myelodysplasie-assoziierten Veränderungen; M0 = AML mit minimaler Differenzierung; M1 = AML ohne Ausreifung; M2 = AML mit Ausreifung; M4 = akute myelomonozytäre Leukämie; M5 = akute Monoblasten-/Monozytenleukämie; APMF = akute Panmyelose mit Myelofibrose; TAM = mit Down-Syndrom assoziierte transiente abnormale Myelopoese; TRMN = therapieassoziierte myeloische Neoplasien. (Reproduziert mit Genehmigung [8])

Umlagerung des distalen GATA2-Enhancers mit konsekutiv gesteigerter MECOM-Expression und GATA2-Haploinsuffizienz führen [9],[10]. Da AML-Fälle mit mutiertem CEBPA nur dann eine günstige Prognose aufweisen, wenn eine biallelische CEBPA-Mutation vorliegt, wurde die Erkrankungsbezeichnung der AML mit mutiertem CEBPA in AML mit biallelisch mutiertem CEBPA umbenannt [11],[12]. Darüber hinaus wurde die AML mit BCR-ABL1 als provisorische Entität eingeführt, da diese AML-Form möglicherweise von einer Behandlung mit Tyrosinkinaseinhibitoren profitiert [13]. Bei der AML mit mutiertem RUNX1 handelt es sich um eine weitere neu eingeführte provisorische Entität. Diese Erkrankungskategorie scheint mit einer ungünstigen Prognose assoziiert zu sein [14],[15].

Als AML mit Myelodysplasie-assoziierten Veränderungen werden Erkrankungen bezeichnet, bei denen in zumindest zwei Zellreihen 50 % der Zellen dysplastische Veränderungen aufweisen und keine NPM1- oder biallelische CEBPA-Mutation besteht [16],[17]. Auch ein vorbestehendes myelodysplastisches Syndrom (MDS) und MDS-assoziierte zytogenetische Aberrationen qualifizieren – mit Ausnahme der mit NPM1- oder biallelischen CEBPA-Mutationen vergesellschafteten del(9q) – für die Diagnose einer AML mit Myelodysplasie-assoziierten Veränderungen.

Weiterhin wurde die akute Promyelozytenleukämie (APL) mit t(15;17)(q24.1;q21.2) in APL mit PML-RARA umbenannt, um der Tatsache Rechnung zu tragen, dass auch kryptische PML-RARA-Fusionen oder Fusionen im Rahmen eines komplex aberranten Karyotyps dieser Erkrankung zugrunde liegen können. Bei der APL handelt es sich um eine therapeutisch separat zu behandelnde Entität, die durch das Fusionsprotein PML-RARA, meist auf der Grundlage einer chromosomalen Translokation t(15;17) (q22;q21), gekennzeichnet ist. Andere zugrunde liegende genetische Aberrationen sind sehr selten. Die leukämischen Blasten der APL weisen eine charakteristische promyelozytäre Morphologie auf. Von der klassischen APL kann eine mikrogranuläre Variante (AML-M3v) abgegrenzt werden, die häufig mit hohen Leukozytenzahlen im peripheren Blut assoziiert ist. Patienten mit APL zeichnen sich durch ein hohes Risiko initialer Blutungskomplikationen aus, weshalb schon bei Verdacht auf eine APL unmittelbar mit einer Therapie begonnen werden sollte.

Die APL kann bezüglich ihres Rezidivrisikos gemäß Sanz-Score in drei Risikogruppen eingeteilt werden (Tab. 2.22) [18]. Niedrig- und Intermediär-Risikogruppe werden dabei üblicherweise zur sogenannten Standard-Risikogruppe zusammengefasst.

Für Nicht-Hochrisiko-APL-Patienten besteht die therapeutische Standardvorgehensweise mittlerweile aus einer chemotherapiefreien Kombination von All-trans-Retinsäure (ATRA) und Arsentrioxid (ATO) als Induktions- und Konsolidierungstherapie [19]. Diese Therapie hat sich in einer randomisierten Studie der herkömmlichen Kombination von ATRA mit einem Anthrazyklin als überlegen erwiesen. Mit der Kombination aus ATRA und ATO betrug die Gesamtüberlebensrate 99 % bei einer mittleren Nachbeobachtungsdauer von 40,6 Monaten [20]. Die Standardtherapie der Hochrisiko-APL besteht weiterhin aus einer Kombination von ATRA mit zytotoxischer Chemotherapie. In einer aktuellen Studie wird allerdings derzeit überprüft, ob auch Patienten mit Hochrisiko-APL von einer Kombination aus ATRA und ATO bei gleich-

Tab. 2.22: Prognostische Klassifikation der akuten Promyelozytenleukämie nach Sanz [18].

	Risikogruppe		
	Niedrig	Intermediär	Hoch
Leukozyten/x 10⁹/l	≤ 10000	≤ 10000	> 10000
Thrombozyten/ x 10⁹/l	> 40000	≤ 40000	

zeitiger Reduktion der Chemotherapie profitieren. Nach Therapieabschluss und zur Nachsorge ist ein PML-RARA-MRD-Monitoring mittels RT-PCR indiziert.

Ebenfalls auf der Basis genetischer Veränderungen erfolgt die Risikostratifikation der AML nach den zuletzt 2017 revidierten Kriterien des European LeukemiaNet (ELN) die drei prognostische Gruppen unterscheiden (Tab. 2.23) [21]. Der günstigen Risiko-gruppe werden neben den Core Binding Factor (CBF)-Leukämien mit Translokation t(8;21) oder Inversion inv(16) bzw. Translokation t(16;16) auch Patienten mit bialle-lischer CEBPA-Mutation und NPM1-Mutation ohne zusätzliche FLT3-ITD-Mutation mit hoher Mutationslast – definiert als Ratio von mutiertem zu unmutiertem FLT3 von ≥ 0,5 – zugerechnet. Dagegen werden zusätzlich zu den in Tab. 2.23 aufgeführ-

Tab. 2.23: Genetische AML-Risikogruppen gemäß ELN-Klassifikation [21].

ELN-Risikogruppe	Aberrationen
Günstig	t(8;21)(q22;q22); RUNX1-RUNX1T1
	inv(16)(p13.1;q22), t(16;16)(p13.1;q22); CBFB-MYH11
	Mutiertes NPM1 ohne FLT3-ITD oder mit FLT3-ITD[niedrig]
	Biallelisch mutiertes CEBPA
Intermediär	Mutiertes NPM1 mit FLT3-ITD[hoch] bei normalem Karyotyp
	Unmutiertes NPM1 ohne FLT3-ITD bei normalem Karyotyp
	Unmutiertes NPM1 mit FLT3-ITD[niedrig] ± ungünstige Aberrationen
	t(9;11)(p22;q23); MLLT3-KMT2A
	Aberrationen, die weder als günstig noch ungünstig gelten
Ungünstig	t(6;9)(p23;q34); DEK-NUP214
	t(v;11)(v;q23); KMT2A-Translokation
	t(9;22) (q34.1;q11.2); BCR-ABL1
	inv(3)(q21;q26.2), t(3;3)(q21;q26.2); GATA2, MECOM (EVI1)
	−5 oder del(5q); −7; −17/abnl(17p)
	Komplexer Karyotyp (≥ 3 Aberrationen) (außer bei WHO-definierter AML-typi-scher Aberration)
	Monosomaler Karyotyp (außer CBF-AML)
	Unmutiertes NPM1 mit FLT3-ITD[hoch]
	Mutiertes RUNX1
	Mutiertes ASXL1
	Mutiertes TP53

ten definierten zytogenetischen Veränderungen insbesondere AML-Fällen mit komplexen sowie monosomalen Karyotypen sowie mit Mutationen in RUNX1, ASXL1, TP53 und FLT3-ITD mit hoher Mutationslast in Abwesenheit einer NPM1-Mutation als prognostisch ungünstig klassifiziert. Patienten, bei denen sich weder günstige noch ungünstige Aberrationen nachweisen lassen, werden der prognostisch intermediären Risikogruppe zugeordnet.

Eine Reihe von Genomsequenzierungsanalysen hat in den letzten Jahren durch die Identifikation rekurrenter Mutationen, genomischer Diversität und klonaler Evolution unser Verständnis der AML-Pathogenese deutlich verbessert. Obwohl die Anzahl rekurrenter Mutationen mit im Mittel fünf pro AML-Fall im Vergleich zu anderen Tumorerkrankungen niedrig ist, findet sich zumindest eine Treibermutation in 96 % der Patienten [22],[23]. Kürzlich konnte gezeigt werden, dass sich AML-typische Mutationen mit zunehmendem Alter auch in Leukozyten gesunder Individuen nachweisen lassen. Insbesondere finden sich dabei Mutationen der epigenetischen Regulatoren DNMT3A, TET2 und ASXL1 [24–26]. Diese Mutationen führen zur Expansion eines präleukämischen hämatopoetischen Stammzellklones, ein Phänomen, das als klonale Hämatopoese von unbestimmtem Potenzial (*Clonal Hematopoiesis of Indeterminate Potential*, CHIP) bezeichnet wird. Die Inzidenz von CHIP nimmt mit steigendem Lebensalter zu, findet sich bei ca. 10 % der Individuen > 65 Lebensjahre und ist mit

Tab. 2.24: Genomische Klassifikation der akuten myeloischen Leukämie [23].

Genomische Subgruppe	Häufige genetische Aberrationen
AML mit mutiertem NPM1	NPM1, DNMT3A, FLT3-ITD, NRAS, TET2, PTPN11
AML mit mutierten Chromatin- und/oder RNA-splicing Genen	RUNX1, MLL-PTD, SRSF2, DNMT3A, ASXL1, STAG2, NRAS, TET2, FLT3-ITD
AML mit mutiertem TP53 und/oder Aneuploidie	Komplexer Karyotyp, -5/5q, -7/7q, TP53, -17/17p, -12/12p, +8/8q
AML mit inv(16)(p13.1;q22) oder t(16;16)(p13.1;q22); CBFB-MYH11	inv(16), NRAS, +8/8q, +22, KIT, FLT3-TKD
AML mit biallelisch mutiertem CEBPA	CEBPA^{biallelisch}, NRAS, WT1, GATA2
AML mit t(15;17)(q22;q12); PML-RARA	t(15;17), FLT3-ITD, WT1
AML mit t(8;21)(q22;q22); RUNX1-RUNX1T1	t(8;21), KIT, -Y, -9q
AML mit MLL-Fusionsgenen; t(v;11)(v;q23)	t(v;11q23), NRAS
AML mit inv(3)(q21;q26.2) oder t(3;3)(q21;q26.2); GATA2, MECOM (EVI1)	inv(3), -7, KRAS, NRAS, PTPN11, ETV6, PHF6, SF3B1
AML mit IDH2^{R172} Mutation ohne andere klassen-definierende Mutation	IDH2^{R172}, DNMT3A, +8/8q
AML mit t(6;9)(p23;q34); DEK-NUP214	t(6;9), FLT3-ITD, KRAS

einem erhöhten Risiko der Entwicklung einer AML oder einer anderen hämatologischen Neoplasie assoziiert. Die Transformationswahrscheinlichkeit beträgt ca. 0,5–1 % pro Jahr [24–27].

Wie beschrieben konnten mittels Genomsequenzierungsanalysen großer AML-Kollektive zahlreiche rekurrente Mutationen identifiziert werden. Darüber hinaus weisen Karyotyp-Aberrationen einen etablierten prognostischen Stellenwert bei der AML auf [21],[28]. Auf der Grundlage einer Kombination von zytogenetischen Daten und Mutationsanalysen mit klinischen Daten von 1540 AML-Patienten wurden deshalb jetzt 11 AML-Subtypen mit eigenständigen diagnostischen Merkmalen und distinkter Prognose identifiziert (Tab. 2.24) [23]. Zusätzlich zu acht bereits vorher etablierten genetischen AML-Subgruppen wurden dabei drei neue Kategorien definiert. Dazu gehören (i) die AML mit Mutationen in Genen, die RNA-Splicing, Chromatin und Transkription regulieren, (ii) AML-Fälle mit TP53-Mutationen und/oder Aneuploidie sowie (iii) AMLs mit IDH2^{R172}-Mutationen.

2.4.2 Diagnostik

Wie bereits eingangs beschrieben, ist die AML definiert durch das Vorhandensein von mindestens 20 % myeloischen Blasten im Blut oder Knochenmark. Bei einem geringeren Blastenanteil kann eine AML trotzdem diagnostiziert werden, wenn eine extramedulläre Manifestation einer AML – ein sogenanntes myeloisches Sarkom – oder für eine AML pathognomonische, rekurrente genetische Veränderungen einschließlich der chromosomalen Aberrationen t(8;21)(q22;q22), inv(16)(p13.1;q22), t(16;16)(p13.1;q22) und t(15;17)(q22;q12) vorliegen.

Zusätzlich zu einer zytomorphologischen und zytochemischen (Myeloperoxidase, Esterase) Untersuchung von Knochenmark und peripherem Blut zur morphologischen Einordnung sollte zur Bestätigung des myeloischen Ursprungs der Blastenpopulation sowie zur weiteren Kategorisierung der Erkrankung eine Immunphänotypisierung mittels Durchflusszytometrie (*Fluorescence Activated Cell Sorting,* FACS) erfolgen [29]. Darüber hinaus ist eine zytogenetische Untersuchung sowie Mutationsanalyse von NPM1, CEBPA, RUNX1, FLT3, IDH1, IDH2, TP53 und ASXL1 zur Erkrankungsklassifikation, prognostischen Einordnung sowie zur Identifikation potenzieller therapeutischer Zielstrukturen sinnvoll und erforderlich [4],[19]. In Tab. 2.25 ist die bei AML-Erstdiagnose erforderliche erkrankungsspezifische Diagnostik zusammengefasst dargestellt.

Die spezifische und für die unmittelbare Planung der Behandlung erforderliche komplexe Diagnostik der AML muss an einem Zentrum für hämatopoetische Neoplasien erfolgen.

Tab. 2.25: Diagnostische Maßnahmen bei akuter myeloischer Leukämie.

Anamnese und körperlicher Untersuchungsbefund	Allgemeinzustand (ECOG)
	Komorbiditäten
	Geschwister
	Kinderwunsch
Blutbild mit Differenzialblutbild	
Klinische Chemie, Gerinnung	
EKG	
Echokardiographie	
Röntgen-Thorax	
Virusserologie (HBV, HCV, HIV)	
Schwangerschaftstest	
HLA-Typisierung, CMV-Status (bei Indikation für allogene Stammzelltransplantation)	
Knochenmarkzytologie, -zytochemie, ggf. -histologie bei Punctio sicca	
Immunphänotypisierung (FACS)	
Zytogenetik	
FISH (falls Zytogenetik nicht erfolgreich)	PML-RARA, CBFB-MYH11, RUNX1-RUNX1T1, BCR-ABL1, KMT2A, MECOM (EVI1)
	Verlust von 5q, 7q, 17p
Molekulargenetik	NPM1, FLT3-ITD, FLT3-TKD, CEBPA, RUNX1, IDH1, IDH2, TP53, ASXL1
	PML-RARA, CBFB-MYH11, RUNX1-RUNX1T1, BCR-ABL1

Literatur

[1]   Juliusson G, Antunovic P, Derolf A et al. Age and acute myeloid leukemia: real world data on decision to treat and outcomes from the Swedish Acute Leukemia Registry. Blood. 2009;113:4179–4187.

[2]   Southam CM, Craver LF, Dargeon HW et al. A study of the natural history of acuteleukemia with special reference to the duration of the disease and the occurrence of remissions. Cancer 1951;4:39–59.

[3]   Fircanis S, Merriam P, Khan N, Castillo JJ. The relation between cigarette smoking and risk of acute myeloid leukemia: an updated meta-analysis of epidemiological studies. Am J Hematol. 2014;89, E125-32.

[4] Arber DA, Orazi A, Hasserjian R et al. The 2016 revision to the World Health Organization classification of myeloid neoplasms and acute leukemia. Blood. 2016;127:2391–405.

[5] McNerney ME, Godley LA, Le Beau MM. Therapy-related myeloid neoplasms: when genetics and environment collide. Nat Rev Cancer. 2017;17:513–527.

[6] Wong TN, Ramsingh G, Young AL et al. Role of TP53 mutations in the origin and evolution of therapy-related acute myeloid leukaemia. Nature. 2015;518:552–555.

[7] Churpek JE, Marquez R, Neistadt B et al. Inherited mutations in cancer susceptibility genes are common among survivors of breast cancer who develop therapy-related leukemia. Cancer. 2016;122:304–311.

[8] Jung J, Cho BS, Kim HJ et al. Reclassification of acute myeloid leukemia according to the 2016 WHO classification. Ann Lab Med. 2019;39:311–316.

[9] Gröschel S, Sanders MA, Hoogenboezem R et al. A single oncogenic enhancer rearrangement causes concomitant EVI1 and GATA2 deregulation in leukemia. Cell. 2014;157:369–381.

[10] Yamazaki H, Suzuki M, Otsuki A et al. A remote GATA2 hematopoietic enhancer drives leukemiagenesis in inv(3)(q21;q26) by activating EVI1 expression. Cancer Cell. 2014;25:415–427.

[11] Wouters BJ, Löwenberg B, Erpelinck-Verschueren CA et al. double CEBPA mutations, but not single CEBPA mutations, define a subgroup of acute myeloid leukemia with a distinctive gene expression profile that is uniquely associated with a favorable outcome. Blood. 2009;113:3088–3091.

[12] Green CL, Koo KK, Hills RK, Burnett AK, Linch DC, Gale RE. Prognostic significance of CEBPA mutations in a large cohort of younger adult patients with acute myeloid leukemia: impact of double CEBPA mutations and the interaction with FLT3 and NPM1 mutations. J Clin Oncol. 2010;28:2739–2747.

[13] Konoplev S, Yin CC, Kornblau SM et al. Molecular characterization of de novo Philadelphia chromosome-positive acute myeloid leukemia. Leuk Lymphoma. 2013;54:138–144.

[14] Schnittger S, Dicker F, Kern W et al. RUNX1 mutations are frequent in de novo AML with noncomplex karyotype and confer an unfavorable prognosis. Blood. 2011;117:2348–2357.

[15] Mendler JH, Maharry K, Radmacher MD et al. RUNX1 mutations are associated with poor outcome inyounger and older patients with cytogenetically normal acute myeloid leukemia and with distinct gene and MicroRNA expression signatures. J Clin Oncol. 2012;30:3109–3118.

[16] Diaz-Beya M, Rozman M, Pratcorona M et al. The prognostic value of multilineage dysplasia in de novo acute myeloid leukemia patients with intermediate-risk cytogenetics is dependent on NPM1 mutational status. Blood. 2010;116:6147–6148.

[17] Bacher U, Schnittger S, Macijewski K et al. Multilineage dysplasie does not influence prognosis in CEBPA-mutated AML, supporting the WHO proposal to classify these patients as a unique entity. Blood. 2012;119:4719–4722.

[18] Sanz MA, Lo-Coco F, Martin G et al. Definition of relapse risk and role of non-anthracycline drugs for consolidation in patients with acute promyelocytic leukemia: a joint study of the PETHEMA and GIMEMA cooperative groups. Blood. 2000;96:1247–1252.

[19] Lo-Coco F, Avvisati G, Vignetti M et al. Retinoic acid and arsenic trioxide for acute promyelocytic leukemia. N Engl J Med. 2013;369:111–121.

[20] Platzbecker U, Avvisati G, Cicconi L et al. Improved outcomes with retinoic acid and arsenic trioxide compared with retinoic acid and chemotherapy in non-high-risk acute promyelocytic leukemia: final results of the randomized Italian-German APL0406 Trial. J Clin Oncol. 2017;35:605–612.

[21] Döhner H, Estey E, Grimwade D et al. Diagnosis and management of AML in adults: 2017 ELN recommendations from an international expert panel. Blood. 2017;129:424–447.

[22] The Cancer Genome Atlas Research Network. Genomic and epigenomic landscapes of adult de novo acute myeloid leukemia. N Engl J Med. 2013;368:2059–2074.

[23] Papaemmanuil E, Gerstung M, Bullinger L et al. Genomic classification and prognosis in acute myeloid leukemia. N Engl J Med. 2016;374:2209–2221.

[24] Genovese G, Kahler AK, Handsaker RE et al. Clonal hematopoiesis and blood-cancer risk inferred from blood DNA sequence. N Engl J Med. 2014;371:2477–2487.

[25] Jaiswal S, Fontanillas P, Flannick J et al. Age-related clonal hematopoiesis associated with adverse outcomes. N Engl J Med. 2014;371:2488–2498.

[26] Xie M, Lu C, Wang J et al. Age-related mutations associated with clonal hematopoietic expansion and malignancies. Nat Med. 2014;20:1472–1478.

[27] Abelson S, Collord G, Ng SWK et al. Prediction of acute myeloid leukaemia risk in healthy individuals. Nature. 2018;559:400–404.

[28] Grimwade D, Hills RK, Moorman AV et al. Refinement of cytogenetic classification in acute myeloid leukemia: determination of prognostic significance of rare recurring chromosomal abnormalities among 5876 younger adult patients treated in the United Kingdom Medical Research Council trials. Blood. 2010;116:354–365.

[29] Peters JM, Ansari MQ. Multiparameter flow cytometry in the diagnosis and management of acute leukemia. Arch Pathol Lab Med. 2011;135:44–45.

2.5 Myeloproliferative Neoplasien und eng verwandte Entitäten

Georgia Metzgeroth, Jan Hastka, Andreas Reiter

Myeloproliferative Neoplasien (MPN) sind eine heterogene Gruppe von Erkrankungen der hämatopoetischen Stammzellen, die durch eine klonale Proliferation einer oder mehrerer myeloischer Zellreihen gekennzeichnet sind. Je nach MPN-Subtyp kommt es zu einer unterschiedlich stark ausgeprägten Vermehrung der Leukozyten, Erythrozyten und/oder Thrombozyten im peripheren Blut. Die BCR-ABL1-positive chronische myeloische Leukämie (CML), die essenzielle Thrombozythämie (ET), die Polycythaemia vera (PV) und die primäre Myelofibrose (PMF) sind die vier klassischen Formen der MPN. In der aktuellen WHO-Klassifikation von 2016 wurde die präfibrotische Myelofibrose (präPMF) als eigenständige Entität neu eingeführt. Zu den MPN gehören außerdem seltenere Entitäten wie die chronische Neutrophilenleukämie (CNL), die nicht anderweitig klassifizierte chronische Eosinophilenleukämie (CEL, NOS) sowie die unklassifizierbaren MPN (MPNu). Wegen der engen Verwandtschaft zu den MPN werden hier auch die klinisch und genetisch eigenständigen Entitäten, die systemische Mastozytose (SM), die durch Tyrosinkinasefusionsgene charakterisierten „myeloischen und lymphatischen Neoplasien mit Eosinophilie und Rearrangierungen von PDGFRA, PDGFRB, FGFR1 oder PCM1-JAK2 Fusionsgen" (MLN-Eo) und die atypische CML ohne weitere Trennung gemeinsam abgehandelt. Die myelodysplastischen/myeloproliferativen Neoplasien (MDS/MPN), zu denen neben der aCML u. a. die chronische myelomonozytäre Leukämie (CMML) zählt, sind ebenfalls eigenständige Entitäten, die an anderer Stelle ausführlich besprochen werden, aber hier Erwähnung finden, wenn es aus differenzialdiagnostischer Sicht von Bedeutung ist.

Neben der klinischen Symptomatik, der Milzgröße und den Blutbildveränderungen sind für die zuverlässige Diagnose und Subtypisierung einer MPN Differenzialblutbild, Knochenmarkmorphologie und mit immer größerer diagnostischer und prognostischer Wichtigkeit Zytogenetik und Molekulargenetik zwingend erforderlich.

2.5.1 Klinisches Erscheinungsbild

Das klinische Erscheinungsbild der MPN ist variabel und vorwiegend geprägt vom zugrundeliegenden Subtyp und der Krankheitsphase. Der erste Verdacht auf das Vorliegen einer MPN besteht immer dann, wenn Blutbildveränderungen vorliegen, bei denen die Werte für Leukozyten, Hämatokrit bzw. Hämoglobin und/oder Thrombozyten über dem oberen Normalwert liegen und eine Splenomegalie nachweisbar ist. Neben Veränderungen im Differenzialblutbild (u. a. Linksverschiebung, Blasten, Basophilie, Eosinophilie, Monozytose) können das Auftreten eines leukoerythroblastischen Blutbildes und eine erhöhte Laktatdehydrogenase (LDH) den Verdacht auf eine zugrundeliegende MPN lenken. Bedingt durch Proliferation (u. a. Leukostase, Polyglobulie), symptomatische Splenomegalie (Schmerzen, Milzinfarkt, Hypersplenismus mit portaler Hypertension, Zytopenie) und begleitende MPN-assoziierte chronische entzündliche Prozesse können sich die Patienten mit einer Vielzahl von Beschwerden präsentieren, wie z. B. konstitutionelle Symptome (Nachtschweiß, Gewichtsverlust, Fieber), Fatigue, Pruritus (aquagen) oder Arthralgien.

Der Krankheitsverlauf einer MPN ist normalerweise über Jahre hinweg chronisch. Bei einem Teil der Patienten, vor allem bei einer CML, besteht in manchen Fällen abgesehen von den pathologischen Blutwerten eine weitgehende Symptomfreiheit. Das Krankheitsbild der fortgeschrittenen MPN ist geprägt von den Folgen der Knochenmarkfibrose, der extramedullären Blutbildung und hämatopoetischen Insuffizienz (Anämie, Thrombozytopenie, Leukozytopenie, Blasten) sowie durch eine progrediente Splenomegalie und/oder Hepatomegalie. Schwerwiegende Probleme v. a. bei der PV und ET, aber auch bei der PMF, stellen venöse und arterielle thromboembolische Komplikationen dar, v. a. an untypischer Lokalisation und Mikrozirkulationsstörungen. Neben abdominellen venösen Thrombosen wie Pfortader-, Milzvenen- oder Mesenterialvenenthrombosen oder einem Budd-Chiari-Syndrom kommen retinale Venenthrombosen, zerebrale Sinusvenen- oder Nierenvenenthrombosen, aber auch tiefe Beinvenenthrombosen mit oder ohne Lungenembolie vor. Arterielle Thromboembolien betreffen Verschlüsse von zerebralen Gefäßen (Apoplex) und Koronararterien (Myokardinfarkt). Bei der ET können paradoxerweise gehäuft Blutungen auftreten, Hintergrund dieser Blutungsneigung ist meist ein erworbenes von-Willebrand-Syndrom, das zumeist bei Thrombozytenzahlen über $1000 \times 10^9/l$ klinisch relevant wird.

Das klinische Bild der SM unterscheidet sich signifikant zwischen indolenter SM (ISM) und fortgeschrittener SM. Bei der ISM stehen insbesondere die durch Mastzell-Mediatorausschüttung verursachten Beschwerden klinisch im Vordergrund: Juckreiz, Flush, Urtikaria, gastrointestinale Beschwerden (Übelkeit, Erbrechen, Diarrhoe, abdominelle Krämpfe), Nahrungsmittelunverträglichkeit (v. a. durch histaminhaltige

Nahrungsmittel wie Käse, Rotwein, Schokolade), Synkopen, Schwindel, Palpitationen, Anaphylaxie (z. B. nach Bienen- und Wespenstichen), kognitive Störungen, diffuse Knochenschmerzen, Arthralgien, Osteopenie/Osteoporose. Das Beschwerdebild der fortgeschrittenen SM ist hingegen durch die Funktionsstörung von Organsystemen in Folge der Mastzellinfiltration von Knochenmark, Leber, Milz und Gastrointestinaltrakt geprägt. Hierdurch kommt es zu (einer) Zytopenie(n), einer Splenomegalie mit Hypersplenismus und einer Hepatomegalie mit erhöhten Leberwerten (v. a. alkalische Phosphatase), konsekutiver Hypalbuminämie und Aszites. Des Weiteren können sich die Patienten mit einer z. T. ausgeprägten Malabsorption mit signifikantem Gewichtsverlust präsentieren. Häufig finden sich zudem eine abdominelle Lymphadenopathie und Knochenveränderungen (Osteosklerose oder sehr selten Osteolysen).

Das klinische Erscheinungsbild von Patienten mit einer Eosinophilie-assoziierten MPN (u. a. MLN-Eo, CEL, NOS) ist sehr heterogen und abhängig von der Genese und dem Vorhandensein bzw. Fehlen einer Eosinophilie-assoziierten Organbeteiligung, deren Ausbreitung und den damit verbundenen Funktionsstörungen. Neben weitgehend asymptomatischen Formen, bei denen die Eosinophilie zufällig bei einer Routineblutabnahme diagnostiziert wird, gibt es schwere, potenziell lebensbedrohliche Verläufe mit Organdysfunktion. Es ist häufig eine Splenomegalie anzutreffen. Eine gefürchtete Komplikation ist die kardiale Beteiligung (z. B. intrakardiale Thromben, restriktive Kardiomyopathie, Endo-/Myokarditis, Perikarderguss) mit hoher Morbidität und Mortalität. Eine Beteiligung des Gastrointestinaltrakts (z. B. Gastritis, Kolitis, Hepatopathie oder Aszites, Lymphadenopathie) und/oder der Lunge (z. B. Asthma bronchiale, Pleuraerguss, pulmonale Infiltrate, Lungenfibrose) sind häufiger bei reaktiven Hypereosinophilien, z. B. beim hypereosinophilen Syndrom (HES) oder bei Autoimmunerkrankungen. Während Erkrankungen mit Involvierung von PDGFRA (z. B. FIP1L1-PDGFRA) oder PDGFRB (z. B. ETV6-PDGFRB) meistens einen indolenten chronischen Verlauf nehmen, sind MLN-Eo mit FGFR1- oder JAK2-Fusionsgen und CEL, NOS mit einem aggressiveren Verlauf (Therapieresistenz, Übergang in Blastenphase) und einer schlechteren Prognose assoziiert [1].

2.5.2 Anamnese und körperliche Untersuchung

Zunächst sollten eine ausführliche Erhebung der klinischen Symptomatik (z. B. nach der *MPN Symptom Assessment Form,* MPN-SAF) und eine körperliche Untersuchung (palpable Milz?) erfolgen. Die detaillierte Bewertung der klinischen Symptomatik ist dabei nicht nur zum Zeitpunkt der Diagnosestellung von herausragender Bedeutung (u. a. zur Beurteilung der Therapiebedürftigkeit), sondern ist auch im Verlauf zur Beurteilung des Therapieansprechens (z. B. Rückbildung von Pruritus, konstitutionellen Symptomen) sinnvoll.

Einen herausragenden Stellenwert für Prognose und Therapie hat das aktive Erfragen von thromboembolischen Ereignissen in der Vorgeschichte. Auch das kardiovaskuläre Risikoprofil sollte ermittelt werden. Bei Patienten mit V. a. SM ist ein besonderes Augenmerk auf das Vorhandensein von Medikamenten-/Nahrungsmittel-unverträglichkeiten zu richten.

2.5.3 Diagnostik

Die primäre Diagnostik besteht aus Blutentnahme, Sonographie des Abdomens (Milz-, Lebergröße), Knochenmarkzytologie/-histologie und genetischen Analysen aus peripherem Blut und/oder Knochenmark. Die Zytogenetik sollte aus dem Knochenmarkaspirat durchgeführt werden, während für die Mutationsanalysen in der Regel peripheres Blut ausreicht. Bei ausreichender Anzahl von Blasten im peripheren Blut ist die Zytogenetik (v. a. bei der PMF) auch aus dem peripheren Blut möglich. Die Routineblutabnahme sollte umfassen: Blut- und Differenzialblutbild, Retikulozyten, Quick, PTT, ASAT, ALAT, GGT, AP, LDH, Bilirubin, Ferritin, Serumtryptase, Erythropoietin und Vitamin B12.

2.5.3.1 Blut- und Differenzialblutbild

Blut- und Differenzialblutbild haben eine zentrale Rolle bei der Diagnostik und Verlaufskontrolle der MPN (Tab. 2.26). Neben den bei Diagnose häufig erhöhten Werten der Leukozyten, Hämoglobin/Hämatokrit und/oder Thrombozyten sind das Vorliegen von Zytopenien oder Dysplasiezeichen wichtig für die differenzialdiagnostische Abgrenzung zu MDS und MDS/MPN oder geben erste Hinweise auf ein Fortschreiten der Erkrankung. Eosinophilie, Basophilie und Monozytose, isoliert oder in Kombination vorkommend, sind bis zum Beweis des Gegenteils zunächst hochverdächtig auf das Vorliegen einer klonalen Erkrankung, v. a. wenn sie zusammen mit einer Splenomegalie oder anderen Blutbildveränderungen auftreten.

Tab. 2.26: Blutbild, Differenzialblutbild und klinische Chemie bei MPN und SM.

Leukozytose	Unspezifisch bei allen MPN > 50 × 10^9/l typisch für CML, aCML, CNL oder MF, > 100 × 10^9/l bei CML DD. Sepsis, paraneoplastisch (z. B. Bronchialkarzinom)
Pathologische Links-verschiebung	CML/aCML, präPMF/PMF Leukoerythroblastisches Blutbild bei PMF (DD. Knochenmarkkarzinose)
Erhöhter Hb und Hkt	Typisch für PV DD. reaktiv (z. B. COPD, Testosteronsubstitution), selten hereditär (z. B. Mutation im Erythropoetinrezeptor)

Tab. 2.26: (fortgesetzt) Blutbild, Differenzialblutbild und klinische Chemie bei MPN und SM.

Thrombozytose	Unspezifisch bei allen MPN möglich, v. a. ET, PV, CML und präPMF ≥ 450 × 10^9/l Diagnosekriterium für ET DD. Eisenmangel, chronische Infektion, MDS/MPN mit Ringsideroblasten, MDS mit isolierter 5q- Deletion
Eosinophilie	Alle MPN in unterschiedlicher Ausprägung Häufig bei MPN-Eo/CEL, NOS und CML Hinweisend auf bestimmte genetische Veränderungen: Tyrosinkinasefusionsgene (MLN-Eo) oder KIT D816V (SM) DD. reaktiv (Infektionen, Autoimmunerkrankungen, Malignome, HES)
Basophilie	Fast immer bei CML vorhanden Basophilie spricht gegen reaktives Geschehen DD. Mastzellen
Monozytose	Diagnosekriterium für CMML, SM-CMML Vorkommen auch bei MLN-Eo, fortgeschrittener PMF DD. reaktiv (Infektionen)
LDH und Harnsäure	Unspezifisch erhöht bei allen MPN durch gesteigerten Zellumsatz, keine Erhöhung spricht u. U. gegen MPN (Ausnahme SM) Im Verlauf zunehmende LDH als Hinweis auf Krankheitsprogress
Vitamin B12	Unspezifisch erhöht bei allen MPN durch Erhöhung der Vitamin-B12-Transportproteine Transcobalamin I und III
Erythropoetin	Bei der PV durch die klonale Erythropoese erniedrigt
Tryptase	> 20 µg/l (Norm < 11,4 µg/l) bei allen MPN möglich Diagnostisch hinweisend bzw. besonders hohe Werte (zum Teil bis > 1000 µg/l) bei SM Häufig bei FIP1L1-PDGFRA-positiver MLN-Eo erhöht (bis 100 µg/l)

Leukozytose

Jede MPN kann mit einer mehr oder weniger stark ausgeprägten Leukozytose einhergehen, die mehr oder weniger ausgeprägt linksverschoben ist. Die höchsten Werte werden bei der CML mit Leukozyten von über 400–500 × 10^9/l und bei der PMF (selten > 100 × 10^9/l) vorgefunden. Bei der CML kommen bei der linksverschobenen Leukozytose neutrophile Granulozyten in allen Reifungsstufen vor, in der chronischen Phase sind es überwiegend Myelozyten/Metamyelozyten und Segmentkernige, in der Akzeleration und Blastenphase vorwiegend Promyelozyten und Blasten.

Für die Diagnose einer CNL wird eine Leukozytose von ≥ 25 × 10^9/l, die zu ≥ 80 % aus reifen segmentkernigen und stabkernigen Granulozyten besteht, gefordert. Unreifere Formen wie Promyelozyten, Myelozyten und Metamyelozyten machen bei dieser Entität ≤ 10 % der Leukozyten aus. Dysplasien werden hier nicht beobachtet.

Die Leukozytose bei der aCML ist meist nur moderat ausgeprägt, im Gegensatz zur CML ist sie häufig mit einer Anämie und einer Thrombozytopenie assoziiert. Eine Basophilie und Eosinophilie ist typischer für die CML als für die aCML, die zudem durch dysplastische Veränderungen gekennzeichnet ist.

Die PMF ist bei Diagnose zumeist durch eine linksverschobene Leukozytose und Thrombozytose gekennzeichnet, später durch eine Panzytopenie. Bei der fortgeschrittenen PMF entwickelt sich ein leukoerythroblastisches Blutbild, das durch eine Ausschwemmung von myeloischen (Myeloblasten, Megakaryozytenkerne) und erythropoetischen Vorläuferzellen (Normoblasten) und dem Auftreten von sogenannten Dakrozyten (Tränentropfenformen der Erythrozyten) geprägt ist. Differenzialdiagnostisch muss bei diesem sogenannten leukoerythroblastischem Blutbild auch an eine Knochenmarkkarzinose als Ursache gedacht werden.

Bei einem Übergang einer MPN von einer chronischen Phase in eine Blastenphase steigt der relative und absolute Anteil der Blasten im peripheren Blut an. Die Blastenphase ist definiert als ein Blastenanteil von ≥ 20 % im peripheren Blut oder Knochenmark.

Polyglobulie

Bis auf seltene Ausnahmen liegt eigentlich nur bei PV eine signifikante nicht-reaktiv bedingte Polyglobulie vor. Eine erhöhte Erythrozytenzahl mit entsprechender Steigerung des Hämatokrits (Hkt) > 48 % und/oder eine Polyglobulie mit Hämoglobinwerten (Hb) > 16,5 g/dl bei Männern und > 16,0 g/dl bei Frauen sind verdächtig auf das Vorliegen einer PV. Da es sich bei der PV um eine Panmyelose handelt, d. h., alle drei myeloischen Zellreihen im Knochenmark proliferieren, sind Leukozyten (Neutrophilie, keine Blasten) und Thrombozyten bei der PV ebenfalls regelhaft erhöht.

Thrombozytose

Eine Thrombozytenzahl von $\geq 450 \times 10^9/l$ ist nach WHO ein diagnostisches Hauptkriterium für die ET. Differenzialdiagnostisch sind bei der Thrombozytose in erster Linie reaktive Veränderungen, z. B. Eisenmangel, chronische Infektionen oder andere myeloische Neoplasien (z. B. PV, refraktäre Anämie mit Ringsideroblasten, MDS mit isolierter 5q- Deletion) auszuschließen, wobei im Einzelfall die Abgrenzung gegenüber der PV oder präPMF, bei denen ebenfalls deutlich erhöhte Thrombozytenwerte vorliegen können, schwierig sein kann.

Basophilie

Eine Basophilie eignet sich gut für die Abgrenzung reaktive vs. klonale Leukozytose. Die reaktive Leukozytose geht nicht mit einer Basophilie einher. Eine Basophilie ist vielmehr ein Kardinalzeichen für eine MPN.

Die CML ist nahezu immer mit einer Basophilie assoziiert, häufig auch mit einer Eosinophilie, wobei der Prozentsatz der Basophilen im peripheren Blut in die klinischen CML-Prognose-Scores einfließt.

Eosinophilie

Insgesamt wird eine Eosinophilie häufiger bei reaktiven Veränderungen (z. B. Infektionen, Allergien, Autoimmunerkrankungen) vorgefunden. Neben den klassischen MPN (hier insbesondere die CML) kann eine klonale Eosinophilie mit einer Reihe von MPN (MPN-Eo) oder MDS/MPN (MDS/MPN-Eo) assoziiert sein. Eine klar definierte Entität sind die MLN-Eo, die „myeloischen und lymphatischen Neoplasien mit Eosinophilie und Rearrangierungen von PDGFRA, PDGFRB, FGFR1 oder PCM1-JAK2 Fusionsgen". Eine Eosinophilie ist bei der häufigsten Form, der FIP1L1-PDGFRA-positiven MLN-Eo, bei mehr als 90 % der Fälle nachweisbar, während bei anderen Fusionsgenen die Eosinophilie auch fehlen kann. Davon abgegrenzt wird die CEL, NOS, bei der für die Diagnose neben der Eosinophilie der Klonalitätsnachweis durch andere genetische Aberrationen und/oder der Nachweis von Blasten notwendig sind. Die Diagnose einer CEL, NOS konnte bisher so nur sehr selten gestellt werden. In einigen für Tyrosinkinasenfusionsgene und KIT D816V negativ getesteten Fällen lassen sich JAK2 V617F, STAT5B N642H [2] oder andere myeloische Mutationen wie TET2, ASXL1, EZH2 und SETBP1 nachweisen, wodurch die Diagnose einer CEL, NOS zunehmend häufiger gestellt werden kann.

Etwa 30 % der Fälle mit fortgeschrittener SM sind mit einer Eosinophilie assoziiert. Lässt sich bei einer MPN-Eo die KIT D816V-Mutation nachweisen, sollte die Diagnose „SM mit Eosinophilie oder SM-CEL" lauten.

Die häufig bei den Eosinophilen nachweisbaren Atypien wie atypische Granulation und Kernsegmentierungsanomalien sind für die differenzialdiagnostische Abgrenzung zu den reaktiven Hypereosinophilien nicht richtungsweisend. Hier sind es vielmehr die Knochenmarkbefunde wie Hyperzellularität, Megakaryozytenanomalien, Fibrosierung und Mastzellvermehrung, die für eine klonale Genese sprechen.

Monozytose

Eine transiente Monozytose tritt häufig als Begleitphänomen bei einer Reihe von reaktiven Veränderungen (chronische Infekte, Karzinome) auf. Sie ist, v. a. wenn sie über einen längeren Zeitraum persistiert, verdächtig auf eine klonale Erkrankung, z. B. CMML, SM, PMF. Dies gilt umso mehr, wenn sie zusammen mit einer signifikanten Eosinophilie auftritt. Die Kombination von Monozytose und Eosinophilie im peripheren Blut sollte immer an eine seltene Form der MPN, insbesondere an eine MLN-Eo oder eine SM denken lassen.

Vor allem bei Vorliegen einer mit der SM assoziierten hämatologischen Neoplasie (SM-AHN) kann eine signifikante Monozytose ($> 1,0 \times 10^9$/l, dann SM-CMML) und/oder Eosinophilie ($> 1,0 \times 10^9$/l, SM-Eo oder SM-CEL) beobachtet werden. Bei einer absoluten Monozytenzahl von über $1,0 \times 10^9$/l und V. a. eine CMML sollte immer aktiv eine SM-CMML ausgeschlossen werden (Bestimmung der KIT-D816V-Mutation, Serum-tryptase und Knochenmarkhistologie mit entsprechender Immunhistochemie).

2.5.3.2 Klinisch-chemische Parameter

Die LDH und die Harnsäure sind bei den MPN nahezu immer erhöht. Nur die SM hat in der Regel eine normale LDH. Ist sie bei der SM erhöht, besteht der V. a. eine AHN oder eine SM-AML. Unspezifisch, aber für verschiedene MPN und auch für die fortgeschrittene SM typisch findet sich ein erhöhter Vitamin-B12-Spiegel. Erhöhte Leber- (ASAT/ALAT/Bilirubin/AP/GGT) oder Nierenwerte (Kreatinin, Harnstoff) sind für MPN eher ungewöhnlich und möglicherweise Ausdruck einer zugrundeliegenden Komorbidität oder treten infolge von Komplikationen (z. B. Budd-Chiari-Syndrom, Leberinfiltration) auf. Bei V. a. eine PV wird neben der Bestimmung des endogenen Erythropoetinspiegels zur differenzialdiagnostischen Abgrenzung gegenüber reaktiven Ursachen auch die Durchführung einer arteriellen Blutgasanalyse empfohlen.

Bei der fortgeschrittenen SM können durch die Leberinfiltration eine Erhöhung von AP und eine Erniedrigung des Quick-Wertes vorliegen sowie eine durch Leberinfiltration und Malabsorption verursachte Hypalbuminämie. Erhöhungen der ASAT und ALAT finden sich hingegen nur selten. Der wichtigste Serumparameter für die SM ist die Tryptase (Normwert < 11,4 µg/l) mit hoher diagnostischer Spezifität. Tryptase, Albumin und AP eignen sich auch sehr gut als Verlaufsparameter der fortgeschrittenen SM. Auch andere MPN, v. a. die MLN-Eo mit FIP1L1-PDGFRA-Fusionsgen, können erhöhte Tryptasewerte aufweisen. Hinsichtlich der Fahndung nach einer möglichen kardialen Beteiligung bei einer Hypereosinophilie (MLN-Eo) empfiehlt sich die Bestimmung von ProBNP und Troponin I. In Abgrenzung zu reaktiven Eosinophlien kann u. a. die Bestimmung von Autoantikörpern (ANA, CCP, ANCA), IgE, IgG4 zielführend sein.

2.5.3.3 Gerinnungsdiagnostik

In der Routine genügt zunächst nur die Bestimmung von Quick, INR und PTT. Bei Blutungssymptomen oder bei Thrombozytenzahlen $\geq 1000 \times 10^9$/l sollte eine Testung auf ein erworbenes von-Willebrand-Syndrom erfolgen. Bestimmt werden dabei: Faktor VIII:C, VWF:Ag, VWF:RiCo und die Kollagenbindungsaktivität (VWF:CB). Das Blutungsrisiko eines Patienten mit Thrombozytose und einem erworbenen von-Willebrand-Syndrom kann anhand der VWF:RiCo abgeschätzt werden, bei Werten < 30 % liegt eine deutliche Blutungsneigung vor. Eine reduzierte Funktions-/Antigenratio (VWF:RiCo/Ag oder VWF:CB/Ag) ist auch bei normalen Aktivitätsparametern ein Indikator für eine strukturelle oder funktionelle Störung. Die Diagnostik sollte durch eine Multimeranalyse ergänzt werden.

Nach stattgehabter Thrombose wird ein Thrombophiliescreening empfohlen. Hierzu sollte ein Faktor-V-Leiden (APC-Resistenz), eine Prothrombin-Mutation, ein

ATIII-, Protein C- oder Protein-S-Mangel ausgeschlossen werden, wobei zu bedenken ist, dass ein Protein-C- oder Protein-S-Mangel unter Vitamin-K-Antagonisten nicht diagnostizierbar ist. Des Weiteren müssen Anti-Phospholipid-Antikörper (Lupus-Antikoagulanz, Cardiolipin-Antikörper, ß2-Glykoprotein-Antikörper) ausgeschlossen werden.

2.5.3.4 Knochenmark

Eine Knochenmarkpunktion mit Aspiration zur Materialgewinnung für Zytologie, Zytogenetik und ggf. Molekulargenetik sowie die Entnahme eines Stanzzylinders durch eine Jamshidi-Punktion für die Histopathologie sind fundamental für die Diagnose und Subtypisierung von MPN (Tab. 2.27).

Die zytologische Beurteilung gibt zusammen mit dem Blutbild oft schon einen richtungsweisenden Befund. Bei klassischen Veränderungen kann hier oftmals schon die Diagnose gestellt werden. Insbesondere dysplastische Veränderungen der Erythropoese, Granulopoese oder Megakaryopoese können besser am Ausstrichpräparat beurteilt werden. Auch das Ansprechen unter Therapie kann zytologisch in der Regel gut beurteilt werden.

Für die Diagnostik der MPN spielt die Durchflusszytometrie lediglich für die Blastenquantifizierung und -typisierung ergänzend zur Immunzytologie und -histologie eine Rolle. Sie eignet sich bei Nachweis von Blasten auch als unkomplizierte Methode zur Therapieüberwachung.

Die Diagnose und Subtypisierung der MPN beruhen entsprechend der WHO auf Befunden der Knochenmarkhistologie. Eine umfassende Beurteilung des Knochenmarks sollte immer Stellung beziehen zur Zellularität, Quantifizierung der einzelnen Zelllinien einschließlich Eosinophile, Mastzellen, Monozyten und Blasten und insbesondere auch zur Megakaryozytenmorphologie sowie zu dysplastischen Veränderungen. Das gemeinsame histologische Charakteristikum aller MPN ist eine Proliferation einer oder mehrerer Zelllinien mit einer mehr oder weniger ausgeprägten konsekutiven Steigerung der Zellularität.

Die Megakaryozytenmorphologie (Größe, Kernsegmentierung, Lagerung) ist von zentraler Bedeutung. Bei der ET dominieren große reife hyperlobulierte Megakaryozyten („Hirschgeweih"-Morphologie). Demgegenüber sind die Megakaryozyten bei der präPMF/PMF unreif, klein und dysplastisch, mit oft hypolobuliertem Kern und verschobener Kern-Plasma-Relation. Bei der PMF liegen die ansonsten im normalen Knochenmark als Einzelgänger bekannten Megakaryozyten in dichten Clustern. Eine lose Clusterung findet sich bei der ET, d. h., dass zwischen den Megakaryozyten noch andere Zellen der Hämatopoese Platz finden. Bei der CML sind die Megakaryozyten kleiner als normal und weniger ausgeprägt lobuliert (Zwergform), typische Mikromegakaryozyten wie beim MDS finden sich jedoch nicht.

Von weiterer Bedeutung ist die Quantifizierung der Knochenmarkfibrose in der Faserfärbung. Diese ist nicht nur für die Diagnose essenziell, sondern ist auch für die

Tab. 2.27: Charakteristische Blutbild- und Knochenmarkbefunde einzelner Entitäten.

Parameter	CML	PV	ET	Prä PMF	PMF	MLN-Eo	SM	aCML	CNL
Blutbild									
– Leukozytose	+	+	(+)	+	+	(+)	(+)	+	+
– Thrombozytose	+	+	+	+	(+)				
– Polyglobulie		+							
– Anämie				+	+		(+)	+	
– Leukoerythroblastose					+				
– Eosinophile	+	+				+	+		
– Basophile	+	+							
– Monozytose				(+)	(+)	+	(+)		
Knochenmark									
Zellularität									
– Hyperzellular	+	+	(+)	+	+	+	(+)	+	+
– Hypozellular					+				
Granulopoese									
– Dysgranulopoese						(+)	(+)	+	-
– Hyperplastisch	+	+		+					
Erythropoese									
– Gesteigert		+							
– Vermindert				+					
– Dyserythropoese						(+)		+	-
Megakaryopoese									
– Gesteigert, kleine reife Megakaryozyten	+								
– Gesteigert, große, reife, häufig hyperlobulierte Megakaryozyten			+						
– Geclustert, dysplastische, häufig hypolobulierte Megakaryozyten				+	+				
Fibrose									
– Fibrose I°	(+)	(+)		+		(+)	(+)		
– Fibrose II–III°					+				
Mastzellen						(+)	+		

Prognoseabschätzung (u. a. früher Übergang einer ET/PV mit Fibrose in eine Post-ET/-PV MF) von Bedeutung. Die Quantifizierung der Myelofibrose (MF) erfolgt semi-quantitativ, von keiner Fibrose (MF-0) bis zur ausgeprägten diffusen und dichten Vermehrung von Retikulin- und Kollagenfasern bzw. Osteosklerose (MF-3).

Je nach Fragestellung sollte die Histologie durch eine Immunhistochemie erweitert werden. Zur Quantifizierung der einzelnen Zelllinien werden so ergänzend linienspezifische Marker eingesetzt (CD71, Erythropoese; CD42b/CD16, Megakaryopoese; Peroxidase, Granulopoese) oder Stammzellmarker für die Detektion und Quantifizierung von Blasten (CD34, CD117). In manchen Fällen lässt sich morphologisch eine Blastenphase einer MPN nicht von einer *de novo* AML unterscheiden, in diesen Fällen müssen neben anamnestischen Angaben (vorbekannte MPN) genetische Untersuchungen zur Klärung hinzugezogen werden. Je nach Fragestellung werden die Immunfärbungen ausgeweitet, z. B. Tryptase, CD117/CD25 bei der SM. Ergänzend ist die Durchführung einer Eisenfärbung zur Abgrenzung gegenüber MDS- oder MDS/MPN-Überlappungssyndromen (z. B. Ringsideroblasten bei MDS/MPN, Eisendepletion bei PV) zu empfehlen.

2.5.3.5 Molekulargenetik und Zytogenetik

Für die molekulargenetische Untersuchung ist häufig peripheres Blut ausreichend. Sie ist von herausragender diagnostischer Bedeutung hinsichtlich der definitiven Diagnose MPN und von differenzialdiagnostischer Bedeutung zur Abgrenzung zu MDS/MPN und MDS. Die CML ist durch das BCR-ABL1-Fusionsgen klar definiert, das mittels Multiplex-PCR aus dem peripheren Blut nachgewiesen werden kann. Die quantitative Bestimmung des BCR-ABL1-Transkripts erfolgt mittels RT-PCR und ist essenziell für die Überwachung der molekularen Remission unter Therapie und nach Absetzen eines Tyrosinkinaseinhibitors. Eine konventionelle Zytogenetik aus Heparin-Knochenmarkblut wird zum Zeitpunkt der Diagnose (u. a. prognostische Relevanz zusätzlicher chromosomaler Veränderungen) im Verlauf zur Beurteilung des zytogenetischen Ansprechens und bei Progress durchgeführt.

Bei der PV, ET und PMF liegen in 70–85 % der Fälle distinkte genetische Aberrationen mit Mutationen in den Genen JAK2 (Exons 12 und 14), CALR (Exon 9) und MPL (Exon 10) zugrunde (Tab. 2.28). Da es hier erhebliche Überlappungen der einzelnen Entitäten im Mutationsprofil gibt – PV – JAK2 V617F (90 %) und JAK2 Exon 12 (3 %); ET und PMF – JAK2 V617F (50–60 %), CALR Exon 9 (20–30 %), MPL Exon 10 (5–10 %) –, ist die Molekulargenetik nur von geringerer Bedeutung für die Subtypisierung der klassischen BCR-ABL1-negativen MPN. Etwa 10–15 % der Patienten mit PMF oder ET tragen keine der drei Mutationen und werden daher als „triple-negativ" bezeichnet, wobei die „triple-negative PMF" eine signifikant schlechtere Prognose hat.

Bei den meisten MPN sind neben den Phänotyp-Mutationen weitere zusätzliche rekurrente somatische Mutationen mit zum Teil erheblicher prognostischer Bedeutung nachweisbar (Tab. 2.28). Die häufigsten betroffenen Gene sind TET2, SRSF2,

Tab. 2.28: Bedeutung von Phänotyp- und Zusatzmutationen bei BCR-ABL1 negativen MPN.

Treibermutation	PV	ET	MF	SM	Klinische Bedeutung der Mutation
	\multicolumn{4}{Mutationshäufigkeit %}	
JAK2 V617F	97	40–60	40–60		ET und MF: höheres Alter, Hb und Leukozyten, niedrigere Thrombozyten ET: häufigere Thrombosen
JAK2 Exon12	3	–	–		PV: kein Unterschied im Gesamtüberleben im Vergleich zu JAK2-V617F-positiver PV
CALR		20–30	20–30		ET: niedrigeres Alter, Hb und Leukozyten, höhere Thrombozyten CALR Typ2: vermindertes Thromboserisiko MF: niedrigeres Alter, seltener Anämie, höhere Thrombozyten, niedrigere Leukozyten
MPL	–	5–10	5–10		
KIT D816 V				80–90	Spezifisch für SM ± AHN
Zusätzliche Mutationen					
ASXL1, SRSF2, RUNX1 EZH2, IDH1/2 u. a.					PMF: ASXL1, SRSF2, EZH2, IDH1/2 ungünstig für Gesamtüberleben, progressionsfreies Überleben PV: ASXL1, SRSF2, IDH2 schlechteres Gesamtüberleben ET: IDH2, EZH2 schlechteres Gesamtüberleben ET und PV: ASXL1, RUNX1, SRSF2 niedrigeres Thromboserisiko [5] SM: ≥ 1 Mutation SRSF2, ASXL1, RUNX1 (S/A/R) ungünstig für das Gesamtüberleben

ASXL1, RUNX1, JAK2, CBL, N/KRAS, EZH2, IDH1/2 und SF3B1. Patienten mit PMF und mindestens einer Hochrisikomutation (ASXL1, EZH2, SRSF2, IDH1/2) haben ein höheres Risiko für eine Progression (MIPSS70/MIPSS70-plus Risikoscore). Ähnliches gilt auch für die ET und PV, bei denen diese Mutationen mit einer rascheren Entwicklung einer sekundären MF und leukämischen Transformation assoziiert sind, nicht aber mit einer höheren Rate an thromboembolischen Komplikationen. Außer den molekularen Markern spielen auch zytogenetische Aberrationen für die Prognose eine Rolle

(z. B. PMF mit isolierter -20q, -13q, +9, Chromosom 1 Translokation sind prognostisch ungünstig).

Mehr als 70 verschiedene mit einer Eosinophilie assoziierte Fusionsgene sind mittlerweile bekannt. Nur durch eine konventionelle Zytogenetik, FISH-Analyse und/oder RT-PCR kann die Diagnose einer MLN-Eo mit Rearrangierung von 5q31-33 (PDGFRB), 8p11 (FGFR1) oder 9p24 (JAK2) gestellt werden. Es gibt allerdings auch Eosinophilie-assoziierte Fusionsgene, die durch eine konventionelle Zytogenetik nicht zu diagnostizieren sind, d. h. einen normalen Chromosomensatz aufweisen. Hier ist in erster Linie das unter den MLN-Eo am häufigsten vorkommende FIP1L1-PDGFRA-Fusionsgen zu nennen, das nur durch eine spezifische FISH-Analyse oder RT-PCR aus dem peripheren Blut oder Knochenmarkaspirat identifiziert werden kann. Die adäquate Abklärung einer unklaren Eosinophilie wird zunehmend komplex durch die Identifizierung komplexer Mutationsprofile. Patienten mit Eosinophilie ohne FIP1L1-PDGFRA und normaler Zytogenetik aus dem Knochenmark sollten aus therapeutischer und prognostischer Sicht zwingend auf das Vorhandensein von relevanten Punktmutationen KIT D816V, JAK2 V617F [1],[3] und STAT5B N642H [2] hin untersucht werden. Ebenfalls mit einer MPN-Eo assoziiert sein können somatische Mutationen, u. a. ASXL1, SRSF2 und RUNX1.

Mehr als 90 % der Patienten mit SM weisen eine KIT-Mutation (D816V; D816Y, D816H, D816F, D815K, F522C, V560G, D820G, < 5 %) auf, die häufigste (> 95 %) ist die KIT-D816V-Mutation. Neben dem Nachweis der KIT-Mutation ist die quantitative Bestimmung der Mutationslast für die Diagnose nach WHO und als Verlaufsparameter unter Therapie von enormer Bedeutung. Hierbei ist zu beachten, dass die Bestimmung im Knochenmarkblut und im peripheren Blut erfolgen sollte, insbesondere bei der ISM. Ohne zugrundeliegende AHN korreliert die KIT-Mutationslast mit der Mastzelllast, die wiederum mit der Höhe der Serumtryptase korreliert. Da bei der AHN nicht nur die Mastzellen, sondern auch die anderen myeloischen Zellreihen, z. B. Monozyten (SM-CMML) oder Eosinophile (SM-CEL), im Rahmen der multilinären Beteiligung die KIT-Mutation tragen, korreliert in diesen Fällen die Mutationslast nicht zwingend mit der Mastzelllast, sondern wird auch von der AHN bestimmt.

Bei allen Patienten mit fortgeschrittener SM ist eine erweiterte molekulare Diagnostik zu empfehlen, da hier bei mehr als 60–80 % der Patienten neben der KIT-D816V-Mutation mindestens eine weitere somatische Mutation nachgewiesen werden kann. Der Nachweis von mindestens einer Mutation im SRSF2, ASXL1, RUNX1 (S/A/R-Genpanel) hat signifikanten Einfluss auf Therapieansprechen, Progression und Prognose von SM-Patienten [4].

Insbesondere bei weiterhin ungeklärter Neutrophilie sollte aktiv auch eine CSF3R- oder SETBP1-Mutation ausgeschlossen werden. Durch den Nachweis einer dieser Mutationen kann ein reaktives Geschehen ausgeschlossen werden. Der Nachweis einer CSF3R spricht in erster Linie für die Diagnose einer CNL, wobei wie bei der aCML auch eine SETBP1-Mutation vorliegen kann. CNL-Patienten mit CSF3R-Mutation zeigen ein Ansprechen auf eine Therapie mit JAK-Inhibitoren [1].

2.5.3.6 Apparative Diagnostik

In der Regel ist eine Sonographie des Abdomens (Hepato-/Splenomegalie, portale Hypertonie, Aszites) ausreichend. Eine CT- oder MRT-Untersuchung, aber auch eine Angiographie ist bei speziellen Fragestellungen, z. B. thromboembolische Komplikationen (auch kardial oder cerebral), Organinfiltration (z. B. bei MPN-Eo, SM), extramedulläre Hämatopoese, Lymphadenopathie oder Blutungen indiziert. Duplexuntersuchungen kommen zum Nachweis oder Ausschluss von Thrombosen, aber auch zur Verlaufskontrolle z. B. nach Anlage eines transjugulären intrahepatischen portosystemischen Shunts (TIPS) bei portaler Hypertonie zur Anwendung. Insbesondere bei der fortgeschrittenen SM kommt es zu einer histologisch nachweisbaren Infiltration von Leber und Darm, die regelhaft mit einer starken Symptomatik und pathologischen Befunden assoziiert ist. Hier wird eine endoskopische Abklärung mit Biopsien empfohlen, auch bei makroskopisch unauffälligem Befund. Dabei sollte immer auch das terminale Ileum biopsiert werden.

Die Osteodensitometrie ist obligatorisch bei Erstdiagnose einer SM zum Nachweis und zur Quantifizierung einer Osteopenie oder Osteoporose. Bei MPN-Eo mit V. a. Herzbeteiligung (erhöhtes Troponin I oder ProBNP) sollte neben EKG und Echokardiographie eine erweiterte Diagnostik mit TEE und Kardio-MRT erfolgen, ggf. mit Biopsie zur histologischen Sicherung der eosinophilen Infiltration. Bei der PV wird neben der Durchführung einer Echokardiographie eine Lungenfunktionsprüfung empfohlen.

2.5.3.7 Differenzialdiagnose

Die Diagnose einer BCR-ABL1-positiven CML ist eindeutig, wohingegen bei der PV, ET, präPMF/PMF aufgrund der Überlappungen im Mutationsprofil und der Blutbildveränderungen zumindest initial in manchen Fällen keine eindeutige Differenzierung möglich ist und mitunter erst im weiteren Verlauf die definitive Diagnose gestellt werden kann (Tab. 2.29). Der Befund einer Myelofibrose im Knochenmark ist nicht gleichbedeutend mit der Diagnose PMF. Vielmehr kann eine Knochenmarkfibrose auch bei MDS, MDS/MPN, SM oder bei Autoimmunerkrankungen (z. B. Lupus erythematodes) vorkommen. Bei Fibrose mit Monozytose kommt differenzialdiagnostisch eine CMML mit Fibrose bzw. eine PMF mit Monozytose in Betracht. Außerdem ist an eine SM-CMML mit Fibrose zu denken. In diesen Fällen stößt die Histologie häufig an ihre Grenzen, weiter hilft hier bei der differenzialdiagnostischen Auflösung nur die Genetik. Die Diagnose einer SM kann durch das Vorhandensein einer AHN erschwert werden, d. h., die AHN (z. B. CMML, AML, CEL) wird diagnostiziert, die SM hingegen nicht oder aber auch *vice versa*. Das JAK2 V617F-positive MDS/MPN-RS-T (MDS/MPN mit Ringsideroblasten und Thrombozytose) ist eine Differenzialdiagnose der ET und präPMF mit Thrombozytose, wobei bei 60–90 % der Patienten mit MDS/MPN-RS-T die diagnostisch richtungsweisende SF3B1-Mutation nachgewiesen werden kann. Bei der fortgeschrittenen PMF mit peripherer Zytopenie kommt differenzialdiagnostisch u. a. ein MDS mit Fibrose oder eine Post-ET-/-PV MF in Betracht.

Tab. 2.29: Wichtigste Differenzialdiagnosen innerhalb der MPN und MDS/MPN.

Differenzial-diagnose	Charakteristika	Genetik
CML	– Pathologische Linksverschiebung der Neutrophilen, Basophilie, Eosinophilie	t(9;22), BCR-ABL1
PV	– Polyglobulie und Leukozytose, Panmyelose – Supprimiertes Erythropoetin	JAK2 V617F in > 95 %
ET	– Thrombozytose mit Thrombozytenaniso-zytose, keine oder diskrete Leukozytose	JAK2 V617F, CALR, MPL
PMF/präPMF	– Thrombozytose, Leukozytose, Anämie – Erhöhte LDH – Splenomegalie – PMF: Leukoerythroblastose, Zytopenie, Knochenmarkfibrose/-sklerose	JAK2 V617F, CALR, MPL
CNL	– Nicht-dysplastische Leukozytose ≥ 25 × 10^9/l – ≥ 80 % segmentkernige/stabkernige Neutrophile	CSF3R in ca. 80 %
aCML	– Linksverschiebung der Neutrophilen, Dysgranulopoese, keine Basophilie	SETBP1 in ca. 25 %
MPNu	– Ausschlussdiagnose, d. h. eindeutig MPN, aber keine Subtypisierung möglich	
CMML	– Monozytose, Anämie, Dysplasien	Häufig assoziiert mit TET2, SRSF2, ASXL1, SETBP1
MDS/MPN-RS-T	– Ringsideroblasten, Thrombozytose	SF3B1, JAK2 V617F
MDS/MPNu	– Klinisch/morphologisch Zeichen von MDS (Zytopenie, Dysplasie) und MPN (Leukozytose, Thrombozytose) – Keine Subtypisierung möglich	
MLN-Eo	– Eosinophilie, Monozytose – Organbeteiligung (z. B. Herz, Gastrointestinaltrakt)	Tyrosinkinasefusionsgene, Rearrangierung von PDGFRA, PDGFRA, FGFR1, PCM1-JAK2
CEL-NOS	– Eosinophilie, Blasten – Knochenmark mit typischen Zeichen einer MPN	Zytogenetische Aberrationen, Mutationen
SM	– Erhöhte Serumtryptase – Knochenmarkinfiltration mit atypischen Mastzellen (CD117/CD25) – Cave: AHN (Monozytose, Eosinophilie, MDS, AML)	KIT-Mutation, am häufigsten KIT D816V (spezifisch) Prognoserelevante Zusatz-mutationen in SRSF2, ASXL1, RUNX1 (S/A/R)

Tab. 2.29: (fortgesetzt) Wichtigste Differenzialdiagnosen innerhalb der MPN und MDS/MPN.

Differenzial-diagnose	Charakteristika	Genetik
MDS	– Zytopenie mit Dysplasien – Leukozytose nur bei Übergang AML – Thrombozytose bei MDS mit isolierter 5q-Deletion – Geringe Splenomegalie und Knochenmark-fibrose möglich	SF3B1 (MDS-RS) 5q-Deletion prognoserelevante Zytogenetische Aberrationen (z. B. ungünstig: -7, del7q, +8, komplex, günstig: del20q) Ungünstige Mutationen: TP53, RUNX1, ASXL1, DNMT3A, SRSF2

2.5.3.8 Diagnosekriterien und Krankheitsverlauf der einzelnen Erkrankungen

Basierend auf den von der WHO im Jahre 2016 aktualisierten Diagnosekriterien sind Diagnose und Subtypisierung der einzelnen MPN-Entitäten mit überschaubarem diagnostischem Aufwand in den meisten Fällen eindeutig möglich (Tab. 2.30–2.33) [6].

CML

Eine Linksverschiebung der Neutrophilen mit Basophilie in Kombination mit einer Splenomegalie lässt eine CML vermuten. Die Diagnose wird gesichert durch den Nachweis der Translokation t(9;22)(q34.1q11.2) und eines BCR-ABL1-Fusionsgens.

Der natürliche Verlauf der CML ist dreiphasig. Die meisten CML-Patienten werden in chronischer Phase diagnostiziert, entsprechend der kontinuierlichen Linksverschiebung im peripheren Blut dominiert im Knochenmark eine granulozytäre Hyperplasie. Aus dieser gut therapierbaren initialen Phase entwickelt sich im weiteren Verlauf eine Akzelerationsphase, die in eine Blastenphase terminiert (Abb. 2.10). Die akzelerierte Phase wird klinisch (Therapieversagen, Resistenz), durch Blutbildveränderungen ($\geq 20\,\%$ Basophile, therapieunabhängige Thrombozytose $> 1000 \times 10^9/l$ oder Thrombozytopenie $< 100 \times 10^9/l$, Blasten), zytogenetisch (zusätzliche chromosomale Aberrationen) und/oder molekulargenetisch definiert. Bei der Definition der akzelerierten Phase und der Blastenphase gibt es Abweichungen zwischen den ELN-Kriterien und der WHO-Definition. Während bei der WHO-Definition $\geq 20\,\%$ Blasten in Blut oder Knochenmark die Blastenphase definieren, werden bei der ELN $\geq 30\,\%$ Blasten gefordert. Auch die extramedulläre Proliferation von Blasten ist mit der Diagnose einer Blastenphase vereinbar.

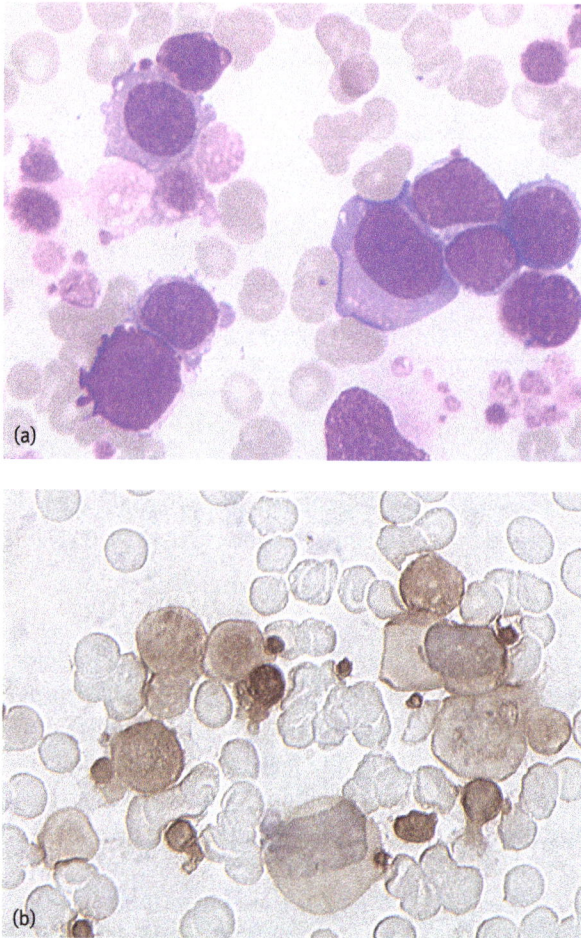

Abb. 2.10: Peripherer Blutausstrich einer CML in Blastenphase (a) mit immunzytologisch (b) bestätigter megakaryozytärer Differenzierung (CD61, × 100).

PV

Die PV ist eine Erkrankung, die durch eine gesteigerte, von der physiologischen Regulierung abgekoppelte Proliferation des erythropoetischen Kompartiments gekennzeichnet ist. Nahezu alle PV-Patienten tragen die JAK2-Mutation. Falls bei dem V. a. eine PV die JAK2-V617F-Mutation nicht nachzuweisen ist, und auch keine JAK2-Exon 12-Mutation vorliegt, sollte die Diagnose einer PV angezweifelt werden. Durch die JAK2-Mutation kommt es neben der Steigerung der Eythropoese auch zu einer Proliferation von Megakaryopoese und Granulopoese, die im Knochenmark zum morphologischen Bild einer Panmyelose führen (Tab. 2.30).

Obwohl die WHO die Diagnose einer PV bei einem massiv, d. h. deutlich über die als Hauptkriterium definierten Werte erhöhten Hämoglobinwert (Hb > 18,5 g/dl bei Männern, > 16,5 g/dl bei Frauen) und Hämatokrit (> 55 % bei Männern, > 49 % bei Frauen) bei Vorhandensein der JAK2-Mutation und einem verminderten endogenen

Tab. 2.30: WHO-Klassifikation der klassischen BCR-ABL1-negativen MPN.

Polycythaemia vera	**Hauptkriterien:** – Hb > 16,5 g/dl (bei Männern), > 16 g/dl (bei Frauen) oder Hkt > 49 % (bei Männern), > 48 % (bei Frauen) – Hyperzelluläres KM mit trilineärer Myeloproliferation (Panmyelose), pleomorphe (größenvariable) reife Megakaryozyten – Mutation in JAK2 **Nebenkriterien:** – Subnormaler Erythropoetin-Spiegel **Diagnose:** 3 Haupt- oder die ersten 2 Hauptkriterien und 1 Nebenkriterium
Essenzielle Thrombozythämie	**Hauptkriterien:** – Thrombozyten ≥ 450 × 10^9/l – Megakaryozytäre Proliferation mit großen und reifen Megakaryozyten, häufig mit hyperlobuliertem Kern, keine signifikante Steigerung der Granulo- oder Erythropoese – WHO-Kriterien für BCR-ABL1 + CML, PV, PMF oder andere MPN nicht erfüllt – Mutation in JAK2, CALR oder MPL **Nebenkriterium:** – Klonaler Marker oder keine reaktive Thrombozytose **Diagnose:** 4 Haupt- oder die ersten 3 Hauptkriterien und 1 Nebenkriterium
Präfibrotische Myelofibrose	**Hauptkriterien:** – Megakaryozytäre Proliferation und Atypien ohne Retikulinfibrose > Grad 1, gleichzeitig alterskorrigiert gesteigerte Zellularität, granulozytäre Proliferation und häufig reduzierte Erythropoese – WHO-Kriterien für BCR-ABL1 + CML, PV, ET, MDS oder andere MPN nicht erfüllt – JAK2-, MPL- oder CALR-Mutation oder andere klonale Marker vorhanden **Nebenkriterien:** – Anämie – Palpable Splenomegalie – Leukozyten ≥ 11 × 10^9/l – Erhöhte LDH **Diagnose:** alle Hauptkriterien und mindestens ein Nebenkriterium
Primäre Myelofibrose	**Hauptkriterien:** – Megakaryozytäre Proliferation und Atypien, begleitet von Retikulin- und/oder Kollagenfibrose Grad 2 oder 3 – WHO-Kriterien für BCR-ABL1 + CML, ET, PV, MDS oder andere MPN nicht erfüllt – JAK2-, MPL515- oder CALR-Mutation oder andere klonale Marker vorhanden oder Ausschluss reaktiver Ursachen (z. B. Infektionen, Autoimmunerkrankungen, Haarzell-Leukämie) **Nebenkriterien:** – Anämie – Palpable Splenomegalie – Leukozyten ≥ 11 × 10^9/l – Erhöhte LDH – Leukoerythroblastisches Blutbild **Diagnose:** alle Hauptkriterien und mindestens ein Nebenkriterium

EPO Serum-Level auch ohne Knochenmarkhistologie erlaubt, wird auch in diesen ansonsten diagnostisch eindeutigen Fällen eine Knochenmarkhistologie zum Ausschluss einer begleitenden Knochenmarkfibrose empfohlen, da Patienten mit initialer Fibrose im Verlauf rascher eine Post-PV-MF entwickeln. Nach 10 Jahren entwickeln ca. 10 % der Patienten mit einer PV eine sekundäre MF. Der Übergang in eine Blastenphase ist mit < 3 % deutlich geringer.

ET

Für die Diagnose einer ET werden ≥ 450 × 10^9/l Thrombozyten im peripheren Blut und im weitgehend normozellulären Knochenmark eine Vermehrung von großen reifen Megakaryozyten gefordert (Tab. 2.30). Ohne Nachweis einer JAK2-, CALR- oder MPL-Mutation (triple-negative ET) oder anderer klonaler Marker müssen reaktive Ursachen für eine Thrombozytose (z. B. Eisenmangel, Infekte) ausgeschlossen werden. Etwa 10 % der Patienten mit ET entwickeln nach einem meist jahrelangen indolenten Verlauf eine Post-ET-MF. Nur selten wird ein Übergang in eine Blastenphase beobachtet.

PMF

Die PMF ist durch eine Proliferation von Granulozyten und atypischen Megakaryozyten im Knochenmark gekennzeichnet (Tab. 2.30). Aus einer initial hyperzellulären Phase (präPMF, frühe PMF) entwickelt sich sukzessiv durch Zunahme der Fibrosierung im Knochenmark eine manifeste Myelofibrose (PMF, fortgeschrittene PMF) mit peripherer Zytopenie. Das klinische Bild der präPMF kann dabei dem einer ET zum Verwechseln ähnlich sein. Der markanteste histologische Unterschied ist die Megakaryozytenmorphologie mit reifen großen Megakaryozyten bei der ET und kleinen, atypischen, eng beieinander gelagerten Megakaryozyten bei der PMF. Die fortgeschrittene, manifeste PMF ist gekennzeichnet durch Auftreten eines leukoerythroblastischen Blutbildes (Abb. 2.11) mit progredienter Spleno- und Hepatomegalie. In 15–30 % der Fälle entwickelt sich im Verlauf der Erkrankung eine Blastenphase.

CNL

Die CNL ist gekennzeichnet durch eine morphologisch unauffällige Neutrophilie im peripheren Blut und eine gesteigerte neutrophile, nicht dysplastische Granulopoese im Knochenmark sowie eine Hepatosplenomegalie. Bei fehlender CSF3R-Mutation (Nachweis in > 80 %) müssen reaktive Ursachen, die mit einer leukämoiden Reaktion einhergehen können, ausgeschlossen werden, v. a. andere hämatologische oder solide Neoplasien (Tab. 2.31).

aCML

Die aCML ist durch eine mäßige linksverschobene, vorherrschend neutrophile Leukozytose, zumeist begleitet durch Anämie und Thrombozytopenie, gekennzeichnet.

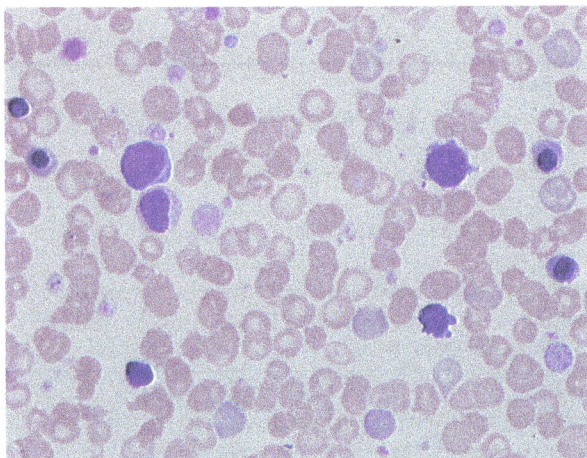

Abb. 2.11: Leukoerythroblastisches Blutbild bei einer PMF (Pappenheimfärbung, x63).

Eine signifikante Basophilie oder Monozytose fehlt. Dysplastische Veränderungen betreffen vor allem die Granulopoese (u. a. Chromatinverklumpung), können aber auch in der Erythro- und Megakaryopoese vorkommen (Tab. 2.31). Die Diagnose wird unterstützt durch den Nachweis einer SETBP1-Mutation.

MLN-Eo

Mehr als 70 verschiedene Tyrosinkinasefusionsgene mit Beteiligung von mindestens sechs verschiedenen Tyrosinkinasen (PDGFRA, PDGFRB, FGFR1, JAK2, ABL1, FLT3) wurden bei klinisch und phänotypisch unterschiedlichen myeloischen Neoplasien mit Eosinophilie in chronischer Phase oder Blastenphase mit myeloischer oder lymphatischer Differenzierung inzwischen identifiziert. Die WHO klassifiziert einige davon als „Myeloische und lymphatische Neoplasien mit Eosinophilie und Rearrangierungen von PDGFRA, PDGFRB, FGFR1 oder PCM1-JAK2 Fusionsgen" (MLN-Eo) (Tab. 2.31). Gemeinsam ist ihnen die pathophysiologische Grundlage mit Bildung von Fusionsgenen mit konsekutiver Aktivierung von Tyrosinkinasen. Die MLN-Eo können als chronische MPN imponieren, mit Vorherrschen von konstitutionellen Symptomen (Fatigue, Nachtschweiß, Gewichtsverlust), Splenomegalie und Leukozytose mit dem Risiko für eine Transformation in eine Blastenphase, oder aber das klinische Bild entspricht primär dem einer akuten myeloischen Leukämie (myeloische Blastenphase) oder einem aggressiven T-Zell-, seltener einem B-Zell-Lymphom (lymphatische Blastenphase) [7]. Dabei tragen auch die Zellen des mutmaßlichen Lymphoms das Fusionsgen, so dass hier im Sinne einer Stammzellerkrankung eine lymphatische Blastenphase vorliegt.

Das histologische Bild im Knochenmark ist äußerst variabel und reicht von einer geringen bis mäßiggradigen diffusen Vermehrung von reifen Eosinophilen, wie bei reaktiven Veränderungen, bis hin zu einer kompakten dichten Infiltration von

Tab. 2.31: WHO-Diagnosekriterien der CNL, aCML, CEL, MLN-Eo.

Chronische Neutro-philenleukämie	**Diagnosekriterien:** – Leukozyten $\geq 25 \times 10^9/l$, $\geq 80\,\%$ Segment- und Stabkernige, keine Dys-granulopoese – Hyperzelluläres Knochenmark, vorwiegend durch reife, nicht atypische Neutrophile, Blasten $< 5\,\%$ – WHO-Kriterien für BCR-ABL1 positive CML, ET, PV oder PMF nicht erfüllt – Kein PDGFRA-, PDGFRB- oder FGFR1-Fusionsgen, kein PCM1-JAK2 – CSF3R T818I oder andere aktivierende CSF3R-Mutation oder persistie-rende Neutrophilie ohne erkennbare Ursache **Diagnose:** alle Diagnosekriterien
Atypische chronische myeloische Leukämie	**Diagnosekriterien:** – Leukozyten $\geq 13 \times 10^9/l$, vorwiegend Neutrophile, $\geq 10\,\%$ neutrophile Vorläufer (Promyelozyten, Myelozyten, Metamyelozyten) – Dysgranulopoese – Keine oder nur minimale Basophilie und Monozytose – Hyperzelluläres Knochenmark mit granulozytärer Proliferation mit Dys-plasien, ± Dysplasien in Erythro- und Megakaryopoese – Blasten im peripheren Blut/Knochenmark $< 20\,\%$ – WHO-Kriterien für BCR-ABL1 positive CML, ET, PV oder PMF nicht erfüllt – Kein PDGFRA-, PDGFRB- oder FGFR1-Fusionsgen, kein PCM1-JAK2 **Diagnose:** alle Diagnosekriterien
Chronische Eosinophi-lenleukämie, nicht an-derweitig klassifiziert	**Diagnosekriterien:** – Eosinophile $\geq 1,5 \times 10^9/l$ – WHO-Kriterien für BCR-ABL1 positive CML, ET, PV, PMF, CNL, CMML oder aCML nicht erfüllt – Kein PDGFRA-, PDGFRB- oder FGFR1-Fusionsgen, kein PCM1-JAK2, ETV6-JAK2, BCR-JAK2 – Blasten im peripheren Blut/Knochenmark $< 20\,\%$, keine inv(16) oder t(16;16) oder andere Zeichen einer AML – Nachweis einer Klonalität (Zytogenetik/Molekulargenetik) oder Blasten $\geq 2\,\%$ im peripheren Blut oder $\geq 5\,\%$ im Knochenmark **Diagnose:** alle Diagnosekriterien
Myeloische/lympha-tische Neoplasie mit Eosinophilie und Rearrangierung von PDGFRA, PDGFRB, FGFR1 oder PCM1-JAK2	**Diagnosekriterien:** – Myeloische oder lymphatische Neoplasie, häufig mit Eosinophilie (bei PDGFRB/FGFR1 manchmal mit Neutrophilie, Monozytose) – Nachweis eines Fusionsgens unter Beteiligung von PDGFRA, PDGFRB oder FGFR1 oder PCM1-JAK2 **Diagnose:** beide Diagnosekriterien
Unklassifizierbare MPN	**Diagnosekriterien:** – Bild einer myeloproliferativen Neoplasie – WHO-Kriterien für andere MPN, MDS, MDS/MPN, oder BCR-ABL1 positive CML nicht erfüllt – JAK2-, MPL- oder CALR-Mutation oder anderer klonale Marker (z. B. ASXL1, EZH2, TET2, IDH1/2, SRSF2, SF3B1) vorhanden **Diagnose:** alle Diagnosekriterien

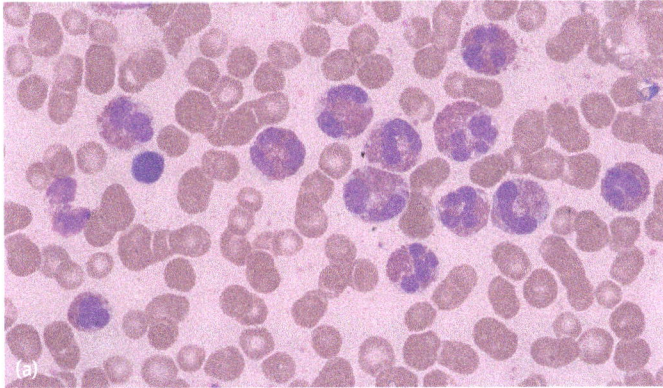

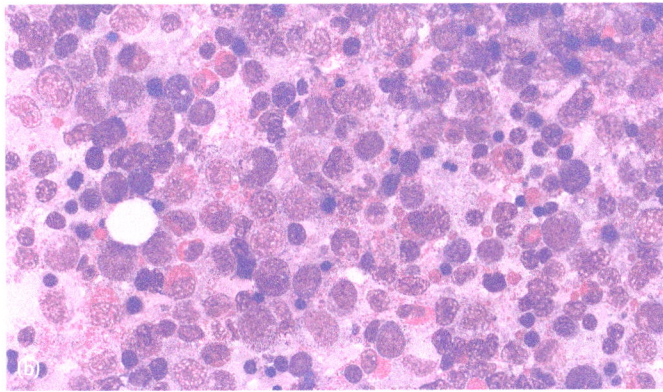

Abb. 2.12: Eosinophile mit Atypien im peripheren Blut (a) und dichte Knochenmarkinfiltration durch eosinophile Granulozyten und deren Vorstufen (b) bei einer FIP1L1-PDGFRA-positiven MLN-Eo (Pappenheimfärbung, x63).

Eosinophilen verschiedener Reifungsstufen als Hinweis auf eine MPN (Abb. 2.12). Patienten mit FIP1L1-PDGFRA-Fusionsgen zeigen typischerweise ein hyperzelluläres Knochenmark mit einer diffusen Vermehrung von Mastzellen und Fasern. Hiervon abzugrenzen ist die Hypereosinophilie mit dichter Markrauminfiltration durch Mastzellen als typisches Bild der SM mit assoziierter hämatologischer Neoplasie (AHN) vom Typ der chronischen Eosinophilenleukämie (SM-CEL).

CEL, NOS

Bei der CEL, NOS kommt es durch eine autonome Produktion von Eosinophilen zu einer Hypereosinophilie im peripheren Blut und Knochenmark sowie zu einer eosinophilen Infiltration von Organen mit konsekutiver Organdysfunktion. Die Diagnose basiert auf dem Nachweis einer Klonalität (Zytogenetik, Molekulargenetik), wobei die Tyrosinkinasefusionsgene der MLN-Eo ausgeschlossen werden müssen (Tab. 2.31). Bei einem signifikanten Anteil der Patienten mit normaler Zytogenetik lassen sich somatische myeloische Mutationen (z. B. TET2, ASXL1, EZH2, CBL, SETBP1, NOTCH1,

JAK2 V1617F, STAT5B N642H) nachweisen. Diese Patienten haben eine schlechtere Prognose als Patienten mit Hypereosinophilie ohne Mutationen (HES).

MPNu

Eine MPN, die nicht die diagnostischen Kriterien für eine spezifische Entität erfüllt, wird als MPN unklassifizierbar bezeichnet (Tab. 2.31).

SM

Die SM ist durch eine je nach Subtyp unterschiedlich ausgeprägte Akkumulation von neoplastischen Mastzellen in Knochenmark, Haut und viszeralen Organen gekennzeichnet, v.a. Leber, Milz, Lymphknoten und Darm. Die diagnostischen Kriterien nach WHO umfassen kompakte Mastzellinfiltrate im Knochenmark (Abb. 2.13) oder

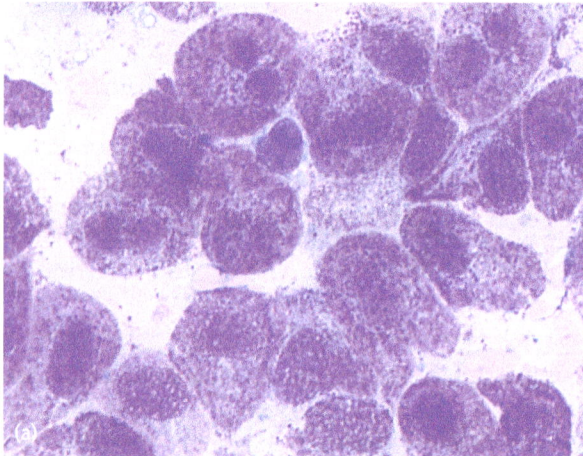

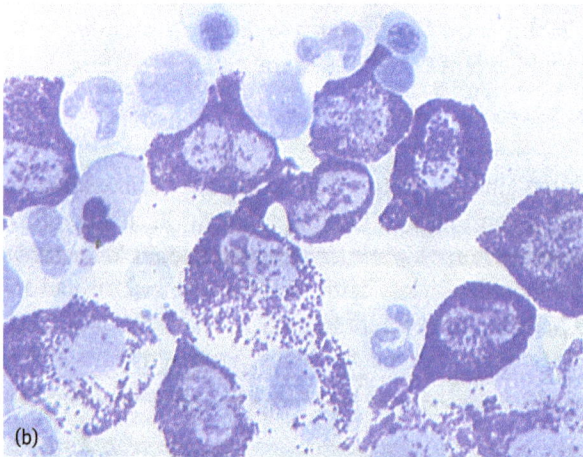

Abb. 2.13: Knochenmarkausstrich mit dichter Infiltration durch Mastzellen bei einer ASM in der Pappenheim- (a) und Toluidinblaufärbung (b) (x100).

Tab. 2.32: WHO-Diagnosekriterien der SM.

Systemische Mastozytose	**Hauptkriterium:**
	– Histologischer Nachweis multifokaler, kompakter Infiltrate aus Mastzellen (≥ 15 Mastzellen in Aggregaten) im Knochenmark oder in einem anderen, extrakutanen Organ
	Nebenkriterien:
	– In der Histologie vom Knochenmark oder extrakutanen Organen: > 25 % der Mastzellen spindelförmig oder atypisch oder > 25 % der Mastzellen im Knochenmarkausstrich sind unreif oder atypisch
	– KIT-D816V-Punktmutation im peripheren Blut, Knochenmark oder anderen extrakutanen Organen
	– CD2- und/oder CD25-positive Mastzellen im peripheren Blut, Knochenmark oder anderen extrakutanen Organen
	– Serumtryptase > 20 ng/ml
	Diagnose: das Hauptkriterien und mindestens ein Nebenkriterium oder ≥ 3 Nebenkriterien

extrakutanen Geweben, die KIT-Mutation (> 95 % KIT D816V) und eine erhöhte Tryptase im Serum (> 20 µg/l) (Tab. 2.32).

Organbeteiligung und -dysfunktion, sogenannte B- und C-Findings, sind von entscheidender Bedeutung für die Subtypisierung der SM (Tab. 2.33). Zu den B-Findings gehören: 1.) hohe Mastzelllast mit > 30 % Infiltration und Serumtryptase > 200 ng/ml, 2.) Zeichen der Dysplasie oder Myeloproliferation, nicht ausreichend für die Diagnose einer AHN, und 3.) Hepatomegalie ohne Beeinträchtigung der Leberfunktion, palpable Splenomegalie ohne Hypersplenismus und/oder Lymphadenopathie. Die C-Findings beschreiben die Funktionsstörung von Organsystemen durch die Mastzellinfiltration, 1.) Zytopenie (Neutrophile $< 1,0 \times 10^9$/l, Hb < 10 g/dl, Thrombozyten $< 100 \times 10^9$/l), 2.) Hepatomegalie mit gestörter Leberfunktion, Aszites und/oder portale Hypertonie, 3.) große Osteolysen, 4.) Splenomegalie mit Hypersplenismus und 5.) Malabsorption mit Gewichtsverlust und Hypalbuminämie.

Die WHO-Klassifikation unterscheidet zwei klinisch und prognostisch bedeutsame Kategorien: die indolente SM (ISM) und die fortgeschrittene SM (Tab. 2.33). Die ISM ist durch eine z. T. sehr ausgeprägte Mastzellmediator-vermittelte Symptomatik gekennzeichnet, hat jedoch aufgrund ihres ansonsten blanden Verlaufs keinen Einfluss auf das Überleben. Sie ist mit etwa 65 % die häufigste Variante der SM. Die fortgeschrittene SM ist immer mit einer Organbeteiligung bzw. -dysfunktion assoziiert, zu ihr zählen die aggressive SM (ASM), die SM mit assoziierter hämatologischer Neoplasie (SM-AHN) und die Mastzell-Leukämie (MCL). Die SM-AHN ist die häufigste Variante (> 80 %) der fortgeschrittenen SM, die AHN ist dabei in mehr als 90 % der Fälle myeloischer Differenzierung (MDS, MDS/MPN, MPN). Auch die MCL kann von einer AHN begleitet sein. Für die Diagnose der SM-AHN und der MCL ist das Vorliegen von C-Findings nicht obligat, sie sind aber klinisch häufig vorhanden.

Tab. 2.33: SM-Subtypen.

Subtyp	B-Findings	C-Findings	Sonstige Charakteristika
Indolente SM (ISM)	–	–	Häufig Hautbeteiligung Keine AHN Niedrige Mastzelllast
Smouldering SM	≥ 2	–	Keine AHN Hohe Mastzelllast Keine Mastzell-Leukämie
SM mit assoziierter hämatologischer Neoplasie (SM-AHN)	±	±	AHN, myeloische oder lymphatische Neoplasie, die die WHO-Kriterien der entsprechenden Entität erfüllt (z. B. MDS, MDS/MPN), die häufigsten Vertreter: SM-MDS/MPNu, SM-CMML, SM-MPN-Eo, selten SM-AML
Aggressive SM (ASM)		≥ 1	Hautbeteiligung fehlt in der Regel Keine Mastzell-Leukämie
Mastzell-Leukämie (MCL)		±	Dichte Infiltration des KM durch atypische, unreife Mastzellen Im Knochenmarkausstrich ≥ 20 % Mastzellen Leukämische Variante mit ≥ 10 % Mastzellen im peripheren Blut, meistens jedoch aleukämische Variante Häufig mit AHN assoziiert Häufig C-Finding Häufig keine Hautbeteiligung

Literatur

[1] Reiter A, Gotlib J. Myeloid neoplasms with eosinophilia. Blood. 2017;129(6):704–714.
[2] Cross NCP, Hoade Y, Tapper WJ et al. Recurrent activating STAT5B N642H mutation in myeloid neoplasms with eosinophilia. Leukemia. 2019;33(2):415–425.
[3] Schwaab J, Umbach R, Metzgeroth G et al. KIT D816V and JAK2 V617F mutations are seen recurrently in hypereosinophilia of unknown significance. Am J Hematol. 2015;90(9):774–777.
[4] Schwaab J, Schnittger S, Sotlar K et al. Comprehensive mutational profiling in advanced systemic mastocytosis. Blood. 2013;122(14):2460–2466.
[5] Guglielmelli P, Gangat N, Coltro G et al. Mutations and thrombosis in essential thrombocythemia and polycythemia vera: mayo-careggi alliance study. ASH, Abstract 3040. 2018.
[6] Swerdlow SH, Campo E, Harris NL et al. WHO Classification of tumours of haematopoetic and lymphoid tissues. Revised 4th. ed. Lyon: IARC; 2017.
[7] Metzgeroth G, Walz C, Score J et al. Recurrent finding of the FIP1L1-PDGFRA fusion gene in eosinophilia-associated acute myeloid leukemia and lymphoblastic T-cell lymphoma. Leukemia. 2007;21(6):1183–1188.

3 Krankheitsspezifische Therapieoptionen bei myeloischen Neoplasien

3.1 Therapiestrategien bei myelodysplastischen Syndromen

Florian Nolte

3.1.1 Einleitung

Die myelodysplastischen Syndrome (MDS) weisen eine erhebliche Heterogenität in ihrer klinischen Präsentation, ihrem Einfluss auf das Überleben betroffener Patienten und ihrer Tendenz zum Progress bzw. zur Transformation in eine akute myeloische Leukämie (AML) auf. Die Symptomatik der Patienten ist von den Zytopenien sowie deren Ausprägung abhängig. Daneben können Patienten unter Allgemeinsymptomatik leiden, die eher als ein Epiphänomen der Erkrankung angesehen werden muss und weniger direkt auf die Zytopenien zurückzuführen ist.

Bei den MDS-Formen mit hohem Progressionsrisiko steht im Vordergrund, das Risiko einer Transformation in eine AML zu reduzieren. Bei den MDS-Formen mit eher niedrigem Progressionsrisiko ist die Linderung der krankheitsbedingten Symptomatik das wesentliche Therapieziel.

Als einzige kurative Therapieoption steht die allogene Stammzelltransplantation nur einer sehr kleinen Gruppe von Patienten zur Verfügung, da die in der Regel älteren und unter Komorbiditäten leidenden MDS-Patienten nicht fit genug für ein derartiges Therapieverfahren sind.

Abb. 3.1 und Abb. 3.2 stellen einen möglichen Algorithmus dar, um Patienten mit MDS in Abhängigkeit vom Krankheitsrisiko zu behandeln.

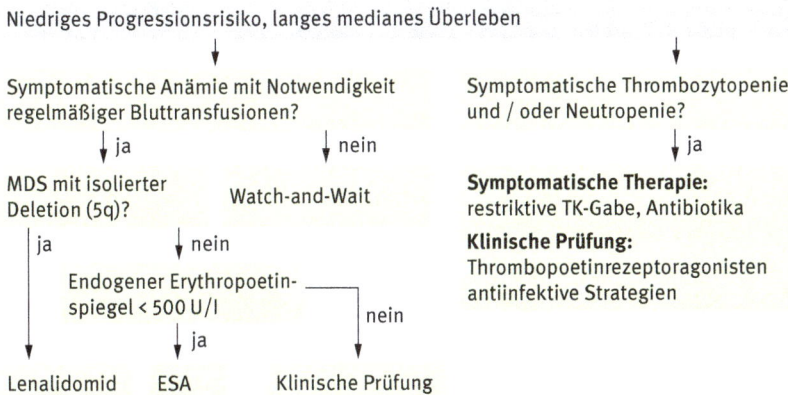

Abb. 3.1: Algorithmus zur Therapieentscheidung bei Patienten mit Niedrigrisiko-MDS. Abkürzungen: TK = Thrombozytenkonzentrat; ESA = engl.: *Erythropoesis Stimulating Agents*.

https://doi.org/10.1515/9783110599794-003

Hohes Progressionsrisiko bzw. kurzes medianes Überleben

Geeignet für allogene Stammzelltransplantation?

ja

Ggf. intensive Chemotherapie
Ggf. 5-Azacitidin

Allogene Stammzell-
transplantation

5-Azacitidin möglich?

nein

ja

5-Azacitidin

nein

Symptomatische
Therapie,
Klinische Prüfung?

Refraktär?
Rezidiv?

Klinische
Prüfung?

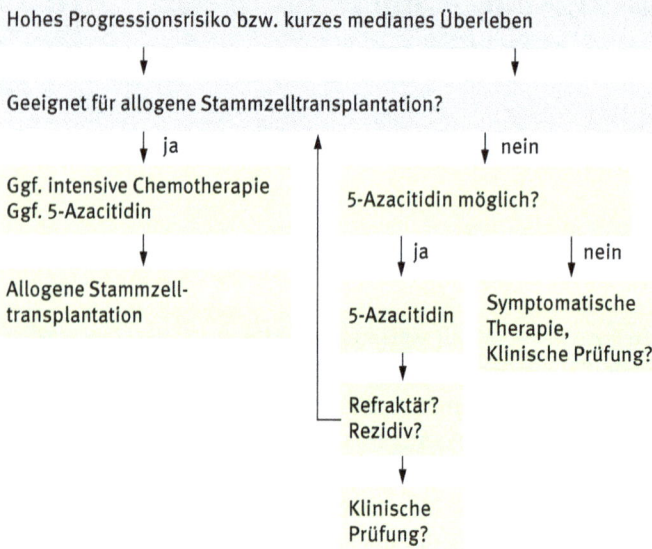

Abb. 3.2: Algorithmus zur Therapieentscheidung bei Patienten mit Hochrisiko-MDS.

3.1.2 Supportive Therapie

3.1.2.1 Transfusionen

Die wesentliche Säule in der Betreuung von MDS-Patienten ist die regelmäßige und am Bedarf der Patienten orientierte Transfusion von Erythrozytenkonzentraten (EK). Zwar ist das Risiko einer Alloimmunisierung bei EK-transfundierten Patienten verhältnismäßig gering, dennoch liegen Berichte über Alloimmunisierungen, die überwiegend das Rhesus- und das Kellsystem betreffen, vor. Dabei können bis zu 15 % der polytransfundierten Patienten betroffen sein [1]. Vor diesem Hintergrund und in Ermangelung konsentierter Empfehlungen sollte erwogen werden, vor Ersttransfusion das immunhämatologische Transfusionsregime zu diskutieren.

3.1.2.2 Eisenchelation

Der Einfluss der Eisenchelation auf Morbidität und Mortalität bei Patienten mit MDS und transfusionsbedingter Eisenüberladung ist bisher unbefriedigend untersucht.

Die Ergebnisse bisheriger Studien zum oral applizierbaren Eisenchelator Deferasirox lassen sich folgendermaßen zusammenfassen [2],[3]:

– Nach 12-monatiger Therapie wird eine signifikante Reduktion des Serumferritins erreicht.
– Das labile Plasmaeisen wird effektiv eliminiert.
– Ca. 50 % der Patienten brechen die Therapie im Laufe des ersten Jahres ab. Hauptursache sind unerwünschte Arzneimittelwirkungen.

- Ca. zwei Drittel der Patienten entwickeln therapieassoziierte unerwünschte Nebenwirkungen (UAW), insbesondere im gastrointestinalen Bereich.
- Bei ca. einem Drittel der Patienten kommt es zu einem Anstieg des Kreatinins um > 30 % des oberen Normwertes.

Insbesondere die hohen Raten von Therapieabbrüchen sind – wird eine konsequente Eisenchelation angestrebt – problematisch. Die renalen UAW sind zwar in der Regel reversibel, dennoch kommt es bei einem substanziellen Teil dieser Patienten nicht zu einer Normalisierung der Nierenfunktion, was insbesondere bei Patienten, die einer allogenen Stammzelltransplantation zugeführt werden sollen, von Bedeutung sein kann.

Im Rahmen einer rein deskriptiv geplanten und analysierten Studie wurde die herkömmliche Formulierung von Deferasirox als Suspension mit einer Formulierung als Filmtablette verglichen. Insgesamt traten medikamentenassoziierte UAWs häufiger unter der Suspension als unter der Filmtablette auf (Suspension 63 % versus Filmtablette 47 %), wobei dies vor allem auf weniger gastrointestinale UAW unter der Filmtablette beruhte. Allerdings kam es bei Patienten, die die Filmtablette erhalten hatten, zu mehr medikamentenassoziierten renalen Ereignissen (Suspension 11 % versus Filmtablette 17 %). Auch medikamentenassoziierte schwere UAWs waren unter der Filmtablette etwas häufiger (Suspension 15 % versus Filmtablette 18 %), und die mediane Expositionszeit lag nur bei ca. einem halben Jahr [4].

Einfluss der Eisenchelation auf Morbidität und Mortalität
Bezüglich der klinischen Relevanz der o. g. Ergebnisse legten zwar einige retrospektive Untersuchungen und prospektive Beobachtungsstudien nahe, dass eine konsequente Eisenchelation sowohl die Morbidität und Mortalität senkt als auch mit einem geringeren Transformationsrisiko assoziiert ist [3]. Allerdings fallen in den Studien zum Teil erhebliche Dysbalancen in den Patienten- und Krankheitscharakteristika zwischen den verglichenen Populationen auf.

In 2018 wurden Daten aus der bisher einzigen prospektiv, kontrollierten, randomisierten Studie zur Rolle von Deferasirox bei Niedrigrisiko-MDS-Patienten mit transfusionsbedingter Eisenüberladung vorgestellt. Die Daten liegen zum Zeitpunkt des Verfassens dieses Kapitels nur als Abstract vor [5]. Die Studie sollte ursprünglich untersuchen, ob die Eisenchelation einen Einfluss auf Morbidität und Mortalität hat, und war statistisch entsprechend kalkuliert (n = 630 randomisierte Patienten). Aufgrund von Rekrutierungsproblemen wurde im Verlauf der Studie entschieden, die ursprüngliche Patientenzahl zu reduzieren und die Daten – da eine statistisch belastbare Aussage bzgl. der o. g. Fragestellung nicht mehr möglich war – rein deskriptiv zu analysieren.

In die Studie wurden insgesamt 225 Patienten eingeschlossen und 2:1 zwischen einer Therapie mit Deferasirox und Placebo randomisiert. Der primäre Endpunkt der

Studie war das ereignisfreie Überleben, wobei es sich um einen kombinierten End-punkt aus Zeit bis zum ersten nicht-fatalen Ereignis (kardial oder hepatisch bedingt oder Transformation in AML) oder Tod handelte.

Es zeigte sich, dass bei 42 % der Patienten in der Deferasirox-Gruppe und bei 49 % der Patienten in der Placebogruppe ein Ereignis auftrat. Im Hinblick auf die einzelnen Endpunkte wurden bei einem etwas größeren Anteil der Patienten in der Placebo-gruppe kardiale (Deferasirox 2 %, Placebo 6 %) Ereignisse berichtet und ein etwas höherer Anteil von Transformation in eine AML (Deferasirox 7 %, Placebo 9 %). Kein Unterschied wurde im Hinblick auf den Anteil verstorbener Patienten beobachtet (Deferasirox 32 %, Placebo 33 %).

Eisenchelation und der Einfluss auf die Hämatopoese

Die Frage, ob die Eisenchelation zu einer Verbesserung der Hämatopoese führt, kann auf der verfügbaren Datenlage nicht zufriedenstellend beantwortet werden. Eine Studie, die den Einfluss von Deferasirox auf das erythroide Ansprechen einer Ery-thropoietintherapie bei Niedrigrisiko-MDS-Patienten untersuchte, wurde aufgrund von Rekrutierungsproblemen vorzeitig abgebrochen. Ein positiver Einfluss auf die Erythropoese konnte in der Studie nicht gezeigt werden [6].

Eisenchelation vor allogener Stammzelltransplantation

Dass eine eisenchelatierende Therapie vor Durchführung einer allogenen Stammzell-transplantation zu einem besseren Outcome der Patienten *post transplantationem* führt, wurde in verschiedenen retrospektiven Studien nahegelegt. Darüber hinaus scheinen erhöhte Plasmaspiegel von labilem Plasmaeisen vor Transplantation mit einer höheren *Non-Relapse-Mortality* (NRM) assoziiert zu sein. Problematisch in den bisher vorgelegten Studien sind jedoch die oftmals hohe Heterogenität der untersuch-ten Patientengruppen und die fehlenden Analysen bzgl. anderer Ursachen für eine Hyperferritinämie bzw. Erhöhung des Nichttransferrin-gebundenen Eisens (engl. *non-transferrin bound iron*; NTBI) und labilen Plasmaeisens (engl. *labile plasma iron*; LPI), nämlich im Sinne eines inflammatorischen Status als Ursache für eine Erhöhung dieser Parameter. So konnten verschiedene Untersuchungen zeigen, dass die Durch-führung einer Chemotherapie per se zu einer Erhöhung des NTBI führt [7]. Unabhän-gig von der Genese eines erhöhten, potenziell toxischen NTBI erscheint der Einsatz von Eisenchelatoren in einem solchen Setting plausibel. Hilfreich wären in diesem Zusammenhang aber Ergebnisse aus kontrollierten, prospektiv-randomisierten Studi-en unter Einsatz von Eisenchelatoren, die bisher jedoch noch nicht vorliegen.

Zusammenfassung für die Praxis

- Die Patienten sollten über die Datenlage und die möglichen UAW intensiv aufgeklärt werden (Die Eisenüberladung ist kein Notfall!).
- Indikation zur Eisenchelation: In Ermangelung guter Daten aus prospektiven randomisierten Studien sollte den Empfehlungen der Fachgesellschaften gefolgt werden.
- Empfehlung der DGHO: Eisenchelation bei Patienten mit Serumferritin > 1000 ng/ml oder ≥ 20 EK in der Vorgeschichte und eine Lebenserwartung von > 2 Jahre.
- Wenn die Indikation zur Eisenchelation gestellt wurde, sollte sie konsequent verfolgt werden (Abb. 3.3).

Tab. 3.1 gibt einen Überblick über die Dosierung und Applikation der verfügbaren Eisenchelatoren. Abb. 3.4 fasst das Management der gastrointestinalen UAW nach eingeleiteter Eisenchelation mit Deferasirox zusammen.

Tab. 3.1: Dosierung von verfügbaren Eisenchelatoren.

Wirkstoff	Dosierung	Applikation
Deferasirox (Filmtablette)	7–28 mg/kg KG 1× tgl.	p. o.
Deferoxamin	20–60 mg/kg KG, kontinuierlich über 24 h, 5–7 Tage pro Woche	s. c./i. v. kontinuierlich

KG = Körpergewicht

Entscheidung zu einer konsequenten Eisenchelation mit Deferasirox

initiale Zieledosis festlegen

Transfusionsfrequenz ≤ 4 EK pro Monat

Transfusionsfrequenz > 4 EK pro Monat

Zieldosis 14 mg/kg KG

Zieldosis 21 mg/kg KG

Es kann eine Aufdosierung erwogen werden, wobei z. B. mit 7 mg/kg KG begonnen wird und nach Verträglichkeit eine wöchentliche Erhöhung um 3,5 mg/kg KG erfolgt

Nach Erreichen der initial festgelegten Zieldosis: monatliche Ferritinkontrollen
Bei unzureichendem Ansprechen: Dosiserhöhung in Schritten von 3,5 mg/kg KG pro Woche

Abb. 3.3: Vorgehen bei Einleitung einer Eisenchelation mit Deferasirox-Filmtablette. Abkürzungen: EK = Erythrozytenkonzentrat; KG = Körpergewicht.

Grad 1:	Grad 2:	Grad 3:
· Erhöhung um < 4 Stühle pro Tag über die Normalfrequenz hinaus · Geringer Anstieg der Stuhlmenge über die Normalmenge hinaus	· Erhöhung um 4–6 Stühle pro Tag über die Normalfrequenz hinaus · Mäßiger Anstieg der Stuhlmenge über die Normalmenge hinaus	· Erhöhung um ≥ 7 Stühle pro Tag über die Normalfrequenz hinaus · Krankenhauseinweisung angezeigt · Schwerwiegender Anstieg der Stuhlmenge über die Normalmenge hinaus · Einschränkung der selbstversorgenden Aktivitäten des täglichen Lebens
↓	↓	↓
· Auf ausreichend Flüssigkeitszufuhr achten · Ggf. Loperamid · Evtl. Laxantien absetzen	· Auf ausreichend Flüssigkeitszufuhr achten · Loperamid · Dosisreduktion auf 3,5 mg/kg KG	· Auf ausreichend Flüssigkeitszufuhr achten · Loperamid · DFX pausieren
↓	↓	↓
Stuhlgang normalisiert: · Weiterhin auf ausreichend Flüssigkeitszufuhr achten · Loperamid nach 12 Stunden ohne Diarrhoe absetzen	**Stuhlgang normalisiert:** · Weiterhin auf ausreichend Flüssigkeitszufuhr achten · Loperamid nach 12 Stunden ohne Diarrhoe absetzen · Wöchentliche Dosiserhöhung um 3,5 mg/kg KG	**Stuhlgang normalisiert:** · Weiterhin auf ausreichend Flüssigkeitszufuhr achten · Loperamid nach 12 Stunden ohne Diarrhoe absetzen · Wöchentliche Dosiserhöhung um 3,5 mg/kg KG
↓	↓	↓
Diarrhoe unverändert nach 1 Woche oder zunehmend: · S. Grad 2	**Diarrhoe unverändert nach 1 Woche oder zunehmend:** · S. Grad ≥ 3	**Diarrhoe unverändert nach 1 Woche oder zunehmend:** · DFX dauerhaft absetzen

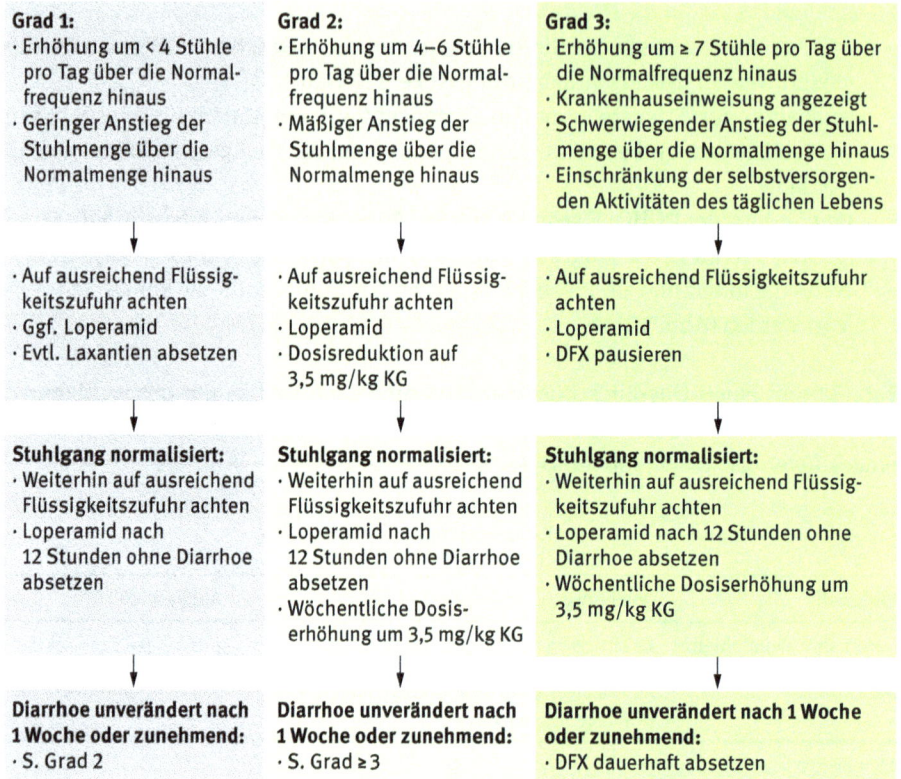

Abb. 3.4: Management gastrointestinaler Nebenwirkung unter einer Therapie mit Deferasirox. Abkürzungen: KG = Körpergewicht; DFX = Deferasirox

3.1.2.3 Antiinfektive Prophylaxe

Bisher liegen keine belastbaren Studienergebnisse zur Einleitung einer antiinfektiven Prophylaxe bei Patienten mit MDS, insbesondere bei jenen mit viertgradiger Neutropenie, vor, so dass keine Empfehlung für eine Primärprophylaxe gegeben werden kann. Dies gilt sowohl für Patienten mit Niedrigrisiko-MDS als auch für Patienten mit Hochrisiko-MDS unter demethylierender Therapie.

Patienten mit Hochrisiko-MDS, die einer intensiven Induktionschemotherapie unterzogen werden, sollten analog der AML eine antimykotische Prophylaxe mit Posaconazol erhalten.

3.1.3 Spezifische Therapie

3.1.3.1 Therapie von Patienten mit Niedrigrisiko-MDS

Erythropoetin

In der EU wurde auf der Grundlage einer randomisierten Phase-III-Studie Epoetin alfa zur Behandlung von transfusionsbedürftigen Patienten mit Niedrigrisiko-MDS zugelassen [8]. Es wurden auch Ergebnisse einer prospektiven, randomisierten, doppelblinden Studie zu Darbepoetin vorgelegt, wobei sich hier jedoch keine signifikante Reduktion des Transfusionsbedarfs im Vergleich zu Placebo zeigte [9], was am ehesten in der suboptimalen Dosierung von Darbepoetin in der Studie seine Ursache haben dürfte.

Allen bisherigen Untersuchungen ist gemeinsam, dass präferenziell jene Patienten auf eine solche Behandlung ansprechen, die einen endogenen Erythropoetin-Spiegel von < 200–500 U/l und eine niedrige Transfusionsfrequenz (< 2 EK pro Monat) aufweisen.

Unter der Annahme eines synergistischen Effektes auf die Erythropoese legten einige kleinere Studien den kombinierten Einsatz von Erythropoetin und Granulozyten-Kolonie-stimulierendem Faktor (engl.: *granulocyte-colony stimulating factor*, G-CSF) insbesondere bei anämischen Patienten mit einem MDS mit Nachweis von Ringsideroblasten nahe. Aktuellere Studien mit größeren Fallzahlen konnten diesen Synergismus jedoch nicht nachvollziehen [10] und prospektive, randomisierte Studien fehlen hierzu, so dass eine solche Kombination nicht empfohlen werden kann.

Zusammenfassung für die Praxis

– Epoetin alfa ist zugelassen für Patienten mit Niedrigrisiko-MDS mit symptomatischer Anämie und einem endogene Erythropoetin-Spiegel von < 200 mU/ml (Dosierung s. Tab. 3.2).
– Die Behandlung sollte 12 Wochen in ausreichender Dosierung durchgeführt werden, ehe das Ansprechen beurteilt wird.
– Der Hämoglobinwert sollte unter der Therapie 12 g/dl nicht überschreiten.
– Eine Hinzunahme von G-CSF bringt wahrscheinlich keinen Zusatznutzen.

Tab. 3.2: Dosierung von Epoetin alfa.

Wirkstoff	Dosierung	Applikation
Epoetin alfa	40.000 (–80.000) I. E., 1×/Woche Dauer: mind. 12 Wochen	s. c.

I. E. = Internationale Einheit; s. c. = subkutan

Granulozyten-Kolonie-stimulierender Faktor

Bezüglich des Einsatzes von G-CSF zur Behandlung von Patienten mit schwerer Neutropenie konnte bisher nicht eindeutig belegt werden, dass Patienten hiervon im Sinne einer Verringerung der Infekt-assoziierten Mortalität profitieren, was u. U. auch mit einem funktionellen Defekt der myeloischen Effektorzellen zusammenhängen dürfte [11].

Thrombopoetinrezeptoragonisten

Blutungskomplikationen aufgrund schwerer Thrombozytopenien werden mit ca. 10 % der MDS-bedingten Mortalität kausal in Verbindung gebracht. Derzeit stehen zwei Thrombopoetinrezeptoragonisten (TPR-Agonisten) für Patienten mit Immunthrombozytopenie zur Verfügung: Eltrombopag als oral verfügbarer und Romiplostim als subkutan applizierbarer Agonist.

Romiplostim wurde in einer randomisierten, doppelt verblindeten, placebokontrollierten Phase-II-Studie bei thrombozytopenischen Patienten mit MDS und einem IPSS-Risiko von low oder intermediär-1 untersucht. Primärer Endpunkt der Studie war das Auftreten klinisch signifikanter Blutungsereignisse (KSBE). Um einen Unterschied in der absoluten Zahl von KSBE zu zeigen, wurde die zu rekrutierende Patientenzahl mit 240 kalkuliert. Aufgrund von Sicherheitsbedenken im Hinblick auf ein möglicherweise erhöhtes Risiko für eine Transformation in eine AML unter Romiplostim wurde die Behandlung mit Romiplostim vorzeitig beendet, nachdem 219 Patienten rekrutiert worden waren. Alle 219 Patienten hatten mindestens eine Gabe Romiplostim oder Placebo erhalten. Nur 36 Patienten im Romiplostim-Arm und 20 Patienten im Placebo-Arm beendeten die vollständige Studiendauer von 58 Wochen. In der *Intention-to-treat*-Analyse, die alle 250 randomisierten Patienten (Romiplostim: n = 167; Placebo: n = 83) einschloss, fand sich kein signifikanter Unterschied hinsichtlich des Auftretens von KSBE, aber rein deskriptiv fanden sich weniger KSBE bei Patienten mit Niedrigrisiko-MDS und Patienten mit ≥ 20000/µl Thrombozyten (bei Patienten mit < 20000/µl Thrombozyten zeigte sich erstaunlicherweise kein Unterschied in den KSBE zwischen beiden Gruppen), auch die Gesamtzahl der Blutungsereignisse war niedriger, und die Gesamtdauer der Blutungsereignisse war kürzer unter Romiplostim. Allerdings war der Anteil therapeutischer und prophylaktischer Transfusionen in beiden Gruppen gleich. Ein Unterschied im Gesamtüberleben fand sich nicht [12].

In einer 5-Jahres-Follow-up-Analyse konnte der Verdacht auf eine Erhöhung der Transformationsrate unter Romiplostim nicht bestätigt werden (Anteil von Patienten mit AML: Romiplostim 12 % vs. Placebo 9 %, p = 0,08) [13].

Eltrombopag wurde bisher in verschiedenen Settings in klinischen Studien untersucht: als Monotherapie bei Niedrigrisiko-MDS [14], als Monotherapie bei Hochrisiko-MDS [15],[16] und in Kombination mit 5-Azacitidin [17].

In einer multizentrischen, randomisierten und einfach verblindeten Studie an thrombozytopenen Patienten mit Niedrigrisiko-MDS wurden 90 Patienten randomisiert (Eltrombopag: n = 59; Placebo: n = 31). Hier zeigte sich ein thrombozytäres Ansprechen bei 47 % der Patienten in der Verumgruppe versus 3 % in der Placebogruppe, und signifikant weniger Patienten hatten ein Blutungsereignis in der Eltrombopaggruppe im Vergleich zur Placebogruppe (14 % vs. 42 %). Daten zum Gesamtüberleben wurden bisher nicht publiziert.

In den Studien zur Monotherapie von Eltrombopag bei Patienten mit fortgeschrittenem MDS und AML zeigte sich nur ein mäßiges Ansprechen im Hinblick auf Blutungsereignisse [15],[16]. In einer randomisierten Phase-III-Studie wurde Eltrombopag in der Kombination mit 5-Azacitidin untersucht. Die Studie musste frühzeitg abgebrochen werden, nachdem es im Rahmen einer Interimanalyse Hinweise auf einen höheren Transfusionsbedarf für TK und ein erhöhtes Progressionsrisiko gegeben hatte [17].

Sowohl für Romiplostim als auch für Eltrombopag gilt, dass die notwendigen Dosierungen, um einen therapeutischen Effekt zu erzielen, in der Regel deutlich über denen liegen, wie sie für die Therapie im Rahmen der Immunthrombozytopenie eingesetzt werden.

Zusammenfassung für die Praxis

- Ein eindeutiger Benefit einer Therapie mit TPR-Agonisten ist hinsichtlich der Morbidität und Mortalität von MDS-Patienten mit Thrombozytopenie bisher nicht belegt.
- Für die Studie von Oliva et al. [14] werden Langzeitdaten auch bzgl. des Überlebens erwartet.
- In der Kombination mit 5-Azacitidin scheint Eltrombopag einen ungünstigen Einfluss auf den Krankheitsverlauf zu haben.
- Als Startdosis von Romiplostim sollte 750 µg s. c. einmal pro Woche gewählt werden (bis maximal 1000 µg s. c. einmal pro Woche).
- Als Startdosis von Eltrombopag sollte mindestens 75 mg p. o. einmal täglich eingesetzt werden (bis maximal 300 mg p. o. täglich).
- Dosisanpassungen sowohl für Romiplostim (in 250 µg-Schritten) als auch Eltrombopag (in 50- bis 100 mg-Schritten) sollten bei fehlendem Ansprechen nach drei Wochen mit Beginn der vierten Woche erfolgen.
- Ziel sollte nicht die Normalisierung der Thrombozytenwerte sein, sondern Werte $> 50 \times 10^9$/l.
- Thrombozytenzahlen $> 400 \times 10^9$/l sollten vermieden werden.

Lenalidomid

Lenalidomid ist hochwirksam in der Behandlung von transfusionsbedürftigen Patienten mit Niedrig- oder Intermediär-1-Risiko-MDS, die eine Deletion auf dem langen Arm von Chromosom 5 aufweisen.

Zu beachten ist, dass gerade zu Beginn der Therapie, die in der Regel mit 10 mg *per os* einmal täglich begonnen wird, schwere Thrombozytopenien und Neutropenien auftreten können, die ggf. eine Pausierung der Therapie und Dosisanpassung im Verlauf notwendig machen können. In der MDS-004 Studie, die randomisiert Placebo gegen 5 mg Lenalidomid (1× täglich, Tag 1–28) und 10 mg Lenalidomid (1× täglich, Tag 1–21, q28) untersucht hat, traten höhergradige (≥ Grad 3) Thrombozytopenien und Neutropenien bei ca. 30–40 % bzw. ca. 75 % der Patienten auf.

Circa 60–70 % der oft hochgradig transfusionsbedürftigen Patienten werden im Verlauf transfusionsfrei [18]. Dabei sprechen ca. 50 % der Patienten innerhalb des ersten Therapiezyklus an. In der MDS-004-Studie zeigte sich allerdings, dass bei ca. 5 % der Patienten ein Ansprechen erst während des vierten Zyklus zu beobachten war.

Bisher wird davon ausgegangen, dass die Therapie lebenslang fortgeführt wird. Eigene Erfahrungen und publizierte Fallberichte zeigen jedoch, dass auch Patienten, die die Therapie aus verschiedenen Gründen beenden mussten, dauerhaft transfusionsfrei bleiben können.

Bei ca. 5–10 % der Patienten mit MDS und isolierter Deletion (5q) lassen sich Mutationen im TP53-Gen nachweisen. Das Vorliegen einer solchen Mutation ist in diesem Zusammenhang mit einem schlechteren Ansprechen auf eine Therapie mit Lenalidomid und einem erhöhten Progressions- bzw. Transformationsrisiko assoziiert. Auch scheinen Zellklone, die eine TP53-Mutation tragen, resistent gegenüber Lenalidomid zu sein [19]. Zwar sollte das Vorliegen einer TP53-Mutation nicht dazu führen, betroffenen Patienten die Therapie vorzuenthalten. Es sollte aber eine aufmerksame Kontrolle der Patienten auf Zeichen einer beginnenden Progression/Transformation erfolgen.

Zusammenfassung für die Praxis
- Die initiale Lenalidomid-Dosis sollte 10 mg einmal täglich an den Tagen 1–21 eines 28-Tage-Zyklus betragen.
- Patienten mit Thrombozytenzahlen und Neutrophilenzahlen von $< 25 \times 10^9$/l bzw. $0{,}5 \times 10^9$/l waren von der Teilnahme an der o. g. MDS-004-Studie ausgeschlossen, weshalb es keine gut belegte Vorgehensweise gibt. Eine Initialdosis von 5 mg (Tag 1–21) hat sich in der persönlichen Erfahrung aber als praktikabel erwiesen.
- Insbesondere während der ersten beiden Therapiezyklen kann es zu schwerer Neutro- und Thrombozytopenie kommen (s. Tab. 3.3, Tab. 3.4 und Tab. 3.5 zur Dosierung und Dosisanpassung bei hämatologischer Toxizität).
- Mindestens einmal wöchentliche Blutbildkontrolle während des ersten Zyklus; weitere Kontrolle je nach Myelotoxizität und Einschätzung des behandelnden Arztes.
- Bei Nachweis einer TP53-Mutation sollte an das erhöhte Progressionsrisiko gedacht werden; eine Kontraindiktion gegen Lenalidomid besteht aber nicht.

Tab. 3.3: Dosisstufen bei Lenalidomidtherapie.

Initialdosis	10 mg 1× tgl. p. o. an den Tagen 1–21 jedes 28-Tage-Zyklus
Dosisstufe −1	5 mg 1× tgl. p. o. an den Tagen 1–21 jedes 28-Tage-Zyklus
Dosisstufe −2	2,5 mg 1× tgl. p. o. an den Tagen 1–21 jedes 28-Tage-Zyklus
Dosisstufe −3	2,5 mg jeden 2. Tag p. o. an den Tagen 1–21 jedes 28-Tage-Zyklus

p. o. = per os

Tab. 3.4: Dosisanpassung von Lenalidomid bei Thrombozytopenie.

Veränderung der Thrombozytenkonzentration	Empfohlene Vorgehensweise
Abfall auf < 25 × 10^9/l	Unterbrechung der Lenalidomidbehandlung
Wiederanstieg auf ≥ 25 × 10^9/l bis < 50 × 10^9/l bei mindestens 2 Messungen für ≥ 7 Tage oder Wiederanstieg der Thrombozytenkonzentration auf ≥ 50 × 10^9/l	Wiederaufnahme der Lenalidomidtherapie mit nächst niedrigerer Dosisstufe

Tab. 3.5: Dosisanpassung von Lenalidomid bei Neutropenie.

Veränderung der Neutrophilenkonzentration	Empfohlene Vorgehensweise
Abfall auf < 0,5 × 10^9/l	Unterbrechung der Lenalidomidbehandlung
Wiederanstieg auf ≥ 0,5 × 10^9/l	Wiederaufnahme der Lenalidomidtherapie mit nächst niedrigerer Dosisstufe

3.1.3.2 Therapie von Patienten mit Hochrisiko-MDS

5-Azacitidin

Patienten mit MDS und einem Risiko nach IPSS von intermediär-2 oder hoch, die für eine allogene Stammzelltransplantation nicht geeignet sind, sollen einer Therapie mit der demethylierenden Substanz 5-Azacitidin zugeführt werden. Im Vergleich zur reinen supportiven Therapie (inklusive Hydroxyurea) hatten Patienten unter 5-Azacitidin ein signifikant verlängertes Überleben [20].

5-Azacitidin wird subkutan an 7 Tagen eines 28-Tage-Zyklus gegeben. Zwar wurde 5-Azacitidin in der o. g. Zulassungsstudie an den ersten 7 aufeinander folgenden Tagen gegeben, aus Praktikabilitätsgründen wird die Therapie aber auch oft im sogenannten „5 + 2"-Schema appliziert (d. h. zunächst 5 Tage hintereinander von montags bis freitags, dann am Wochenende keine Applikation, Fortsetzung der Therapie am darauf folgenden Montag und Dienstag).

Die zwei bisher durchgeführten Phase-III-Studien haben gezeigt, dass ein Ansprechen auf die Therapie mit 5-Azacitidin verzögert eintritt. So haben in der o. g. Studie 80 % der Patienten erst nach 6 Zyklen ein Ansprechen gezeigt und 90 % nach 9 Zyklen. Nach den zurzeit vorliegenden Daten ist die Therapie so lange fortzuführen, bis es zum Therapieversagen kommt, unangemessene Toxizitäten auftreten oder die Therapie auf Wunsch des Patienten beendet wird. Typische unerwünschte Nebenwirkungen sind neben der Myelosuppression gerade zu Beginn der Therapie Übelkeit sowie flächenhafte Hautrötungen um die Einstichstellen. Diese scheinen durch intrakutan eingedrungenes 5-Azacitidin verursacht zu werden und können minimiert werden, indem die Punktionskanüle vor Injektion nicht von Luft entleert wird. Anekdotische Berichte deuten auf eine mildernde Wirkung von Kühlung oder Auftragen von Nachtkerzenöl auf die Punktionsstellen hin.

Die intravenöse Gabe von 5-Azacitidin in der o. g. Dosierung scheint ähnlich wirksam zu sein, auch wenn beide Applikationsschemata bisher nicht direkt gegeneinander verglichen wurden.

Decitabin

Im Rahmen einer randomisierten Phase-III-Studie bei älteren Patienten mit Hochrisiko-MDS, die nicht für eine intensive Therapie geeignet waren, wurde eine Therapie mit niedrig dosiertem Decitabin mit *Best Supportive Care* (BSC) verglichen. In die Studie konnten Patienten eingebracht werden mit einem medullären Blastenanteil zwischen 10 und 30 % bzw. auch Patienten mit < 10 % Blasten im Knochenmark, aber komplex aberrantem Karyotyp. Der primäre Endpunkt war das Gesamtüberleben.

Patienten im Decitabin-Arm erhielten Decitabin in einer Dosierung von 15 mg/m^2 dreimal täglich (alle 8 Stunden) über insgesamt 3 Tage. Dieses Schema wurde alle 6 Wochen wiederholt. Insgesamt wurden 233 Patienten in die Studie eingeschlossen, wobei 114 Patienten in den Decitabin-Arm randomisiert wurden und 119 Patienten lediglich eine rein supportive Therapie erhalten hatten. Hinsichtlich des primären Endpunktes zeigte sich kein Unterschied im medianen Gesamtüberleben zwischen beiden Armen (Decitabin: 10 Monate; BSC: 8,5 Monate), wohl aber im progressionsfreien Überleben (Decitabin: 6,6 Monate; BSC: 3 Monate) und der kumulativen AML-Inzidenz (Decitabin: 22 % nach 1 Jahr; BSC: 33 % nach 1 Jahr) [21]. Ähnliche Ergebnisse wurden in einer weiteren Studie erzielt, die das gleiche Dosierschema einsetzte.

In einer Studie, die Decitabin in einer Dosierung von 20 mg/m^2 über 5 Tage in einem 28-Tage-Zyklus untersuchte, wurden Patienten jeglichen FAB-Subtyps eingeschlossen, sofern sie einen IPSS-Score von mindestens 0,5 aufwiesen. 42 % der Patienten in dieser Studie hatten einen medullären Blastenanteil von < 5 %. Die Ansprechrate in dieser Studie lag bei 32 %, wobei hierunter sowohl komplette Remissionen (17 %), Knochenmark-Remissionen (15 %) und partielle Remissionen fielen (0 %). Ein hämatologisches Ansprechen fand sich bei weiteren 18 % der Patienten. Die mediane Überlebenszeit lag bei 19 Monaten und die 1-Jahres-Überlebensrate bei 66 % [22].

Vorgehen bei Versagen einer demethylierenden Therapie

Im Falle eines Versagens einer demethylierenden Therapie, sei es im Sinne einer primären Refraktärität oder im Sinne eines Rezidivs nach primärem Ansprechen, ist die Prognose betroffener Patienten desolat. In einer retrospektiven Untersuchung, die 435 Patienten einschloss, lag das mediane Überleben nach 5-Azacitidin-Versagen bei lediglich 6 Monaten und die 2-Jahres-Überlebensrate bei 15 %. Ähnlich schlecht ist die Überlebensrate für Patienten nach Decitabin-Versagen (mediane Überlebenszeit ca. 4 Monate [23]). Patienten, die nach 5-Azacitidin-Versagen einer allogenen Stammzelltransplantation oder einer „innovativen" Therapie zugeführt worden waren, hatten ein signifikant längeres Überleben als Patienten, die BSC, niedrig dosierte Chemotherapie oder intensive Chemotherapie erhalten hatten. Ein Teil der Patienten, die „innovative Therapien" erhalten hatten, wurden nach 5-Azacitidin-Versagen einer Therapie mit Decitabin zugeführt, wobei keiner der Patienten eine komplette oder partielle Remission erreichte. Das mediane Überleben (12 Monate) lag jedoch deutlich über dem der Gesamtkohorte (6 Monate). Dieses Ergebnis konnte jedoch in einer weiteren retrospektiven Untersuchung nicht bestätigt werden: Das mediane Überleben lag hier bei 7 Monaten [24].

Zusammenfassung für die Praxis

- 5-Azacitidin ist das erste Medikament, das einen Überlebensvorteil bei Patienten mit Hochrisiko-MDS gebracht hat.
- Es sollten mindestens 6 Zyklen appliziert werden, ehe über die Fortsetzung oder Beendigung der Therapie entschieden wird (Dosierung s. Tab. 3.6).
- Die Therapie sollte so lange fortgesetzt werden, wie sie wirkt und von Patienten vertragen wird.
- Vor dem Hintergrund, dass die Wirkung von 5-Azacitidin verzögert eintritt, wird auch bei Vorliegen schwerer Zytopenien empfohlen, während der ersten 3 Zyklen keine Dosierungsmodifikationen vorzunehmen [25].
- Sollte dennoch eine Dosierungsmodifikation entweder während der ersten drei Zyklen oder in Folgezyklen notwendig werden, wird zwischen Patienten unterschieden, die vor dem ersten Behandlungszyklus keine verminderten Zellzahlen im peripheren Blut aufweisen (Leukozyten $\geq 3{,}0 \times 10^9$/l und neutrophile Granulozyten $\geq 1{,}5 \times 10^9$/l und Thrombozyten $\geq 75 \times 10^9$/l) (Tab. 3.7) und jenen, die mindestens einen der genannten Grenzwerte unterschreiten. Bei Patienten mit verminderten Zellzahlen im peripheren Blut, bei denen es unter dem jeweiligen 5-Azacitidin-Zyklus zu einer Reduktion der Zellzahlen um mehr als 50 % kommt und die keine Zeichen einer verbesserten Zelliniendifferenzierung zeigen, sollte der nächste Zyklus bis zur Erholung der Neutrophilen- und/oder Thrombozytenzahlen verschoben werden. Tritt eine Erholung innerhalb von 14 Tagen ein, sollte mit dem Folgezyklus ohne eine Dosisreduktion fortgefahren werden. Tritt keine Erholung innerhalb von 14 Tagen ein, sollte eine Knochenmarkpunktion erfolgen

und die Zellularität bestimmt werden. Die Dosierung richtet sich dann nach Zellularität und Zeit bis zur Erholung (Tab. 3.8).
– Patienten sollten nach Versagen einer demethylierenden Therapie in Studien eingebracht werden, oder es sollte die Möglichkeit einer allogenen Stammzelltransplantation (re-)evaluiert werden.

Tab. 3.6: Dosierschema 5-Azacitidin und Decitabin.

Wirkstoff	Dosierung	Applikation
5-Azacitidin	75 mg/m², 1× tgl., Tag 1–7 Wiederholung: Tag 29 Alternativ: Mo–Fr und Mo–Di der Folgewoche	Subkutan
Decitabin	20 mg/m², 1× tgl., Tag 1–5 Wiederholung: Tag 29	Intravenös

Tab. 3.7: Dosisanpassung bei Patienten, die vor erstem Behandlungszyklus keine verminderten Zellzahlen im peripheren Blut aufwiesen (Leukozyten $\geq 3,0 \times 10^9/l$ und neutrophile Granulozyten $\geq 1,5 \times 10^9/l$ und Thrombozyten $\geq 75 \times 10^9/l$).

Nadirwert ($\times 10^9/l$)		% Dosis im folgenden Zyklus, wenn innerhalb von 14 Tagen keine Erholung eingetreten ist*
Neutrophile	Thrombozyten	
$\leq 1,0$	$\leq 50,0$	50 %
$> 1,0$	> 50	100 %

* Erholung = Werte $\geq$ Nadirwert + (0,5 × [Ausgangswert – Nadirwert])

Tab. 3.8: Dosisanpassung bei Patienten, die vor erstem Behandlungszyklus verminderte Zellzahlen im peripheren Blut aufwiesen (Leukozyten $< 3,0 \times 10^9/l$ und Neutrophile Granulozyten $< 1,5 \times 10^9/l$ und Thrombozyten $< 75 \times 10^9/l$).

Zelldichte im Knochenmark	% Dosis im folgenden Zyklus, wenn innerhalb von 14 Tagen keine Erholung eingetreten ist*	
	Erholung $\leq$ 21 Tage	Erholung > 21 Tage
15–50 %	100 %	50 %
< 15 %	100 %	33 %

*Erholung = Werte $\geq$ Nadirwert + (0,5 × [Ausgangswert – Nadirwert])

Allogene Stammzelltransplantation
Siehe Kapitel 3.7.

3.1.3.3 Weitere therapeutische Ansätze
Die heterogene Pathogenese der MDS bedingt, dass verschiedene Mechanismen im Fokus innovativer Therapiestrategien stehen und zukünftig stehen dürften. Tab. 3.9 zeigt eine Auswahl aktuell verfolgter und in klinischer Prüfung befindlicher Therapien.

Tab. 3.9: Auswahl neuer Substanzen und deren Angriffspunkte.

Substanz	Angriffspunkt	Bemerkung
Luspatercept	TGFβ-Signalweg	Phase-III-Studie bei MDS-RS abgeschlossen; HI-E ca. 40 %
Venetoclax	BCL2-Inhibition	Hochrisiko-MDS/AML
Enasidenib	IDH2-Inhibitor	MDS mit IDH2-Mutation
Bemcentinib	AXL-Inhibition	Hochrisiko-MDS/AML
CPX-351	Ara-C/DNR-Formulierung	Hochrisiko-MDS/AML
MBG453	TIM-3-Inhibition	Niedrigrisiko-MDS
Nivolumab	PD1-Inhibition	Hochrisiko-MDS

Weiterführende Informationen zu aktuellen Therapiestudien können hier gefunden werden:
- MDS-Register: http://www.mds-register.de
- EMSCO: http://www.emsco.eu
- Deutsche MDS-Studiengruppe (D-MDS): http://www.d-mds.de

3.1.4 Beurteilung des Ansprechens auf spezifische Therapien bei MDS

Mit dem Ziel, Ergebnisse aus klinischen Studien vergleichbarer zu machen, wurden durch eine internationale Arbeitsgruppe Kriterien erarbeitet, die ein Ansprechen auf eine (Studien-)Therapie anzeigen. Diese Empfehlung wurden erstmals 2000 publiziert und nochmals in 2006 in revidierter Form. Wiederholt stellte sich insbesondere in Studien mit transfusionsbedürftigen Patienten mit Niedrigrisiko-MDS heraus, dass die Kriterien von 2006 nicht optimal sind. So zeigten sich in einigen der auch hier zitierten Studien in den Placebogruppen Ansprechraten von bis zu 15 %. Vor diesem Hintergrund wurde in 2018 eine Revision der Kriterien vorgeschlagen [26]. Tab. 3.10, Tab. 3.11 und Tab. 3.12 fassen die Empfehlungen und Kriterien zur Beurteilung des hämatologischen Ansprechens zusammen. Wesentliche Änderungen umfassen eine Verlängerung der Evaluationszeiträume von vormals 8 Wochen auf nun 16 Wochen und die Aufteilung der Patienten nach Ausmaß der Transfusionslast.

Tab. 3.10: Beurteilung der Transfusionslast nach IWG 2018 [26].

	Baseline-Evaluation
Definition der Transfusionslast	Nicht transfusionsbedürftig: keine Transfusion in 16 Wochen*
	Niedrige Transfusionslast: 3–7 EK in 16 Wochen in mind. 2 Transfusionssitzungen (max. 3 EK in 8 Wochen)*
	Hohe Transfusionslast: ≥ 8 EK in 16 Wochen, ≥ 4 EK in 8 Wochen

*Kein Konsens über Einteilung von Patienten mit 1–2 EK in 16 Wochen; hier sollte der Anstieg des Hämoglobinwertes um mindestens 1,5 g/dl als Kriterium für ein Ansprechen hinzugezogen werden. EK = Erythrozytenkonzentrat

Tab. 3.11: Beurteilung des erythroiden Ansprechens nach IWG 2018 [26].

Transfusionslast	Evaluationskriterien für erythrozytäres Ansprechen*
Nicht transfusionsbedürftig	Mind. 2 aufeinanderfolgende Hämoglobinmessungen ≥ 1,5 g/dl über einen Zeitraum von 8 Wochen in einem Beobachtungszeitraum von 16–24 Wochen, verglichen mit dem niedrigsten Mittelwert zweier Hämoglobinmessungen in 16 Wochen vor Therapiebeginn Nur eine Dauer des Ansprechens von mind. 16 Wochen wird als klinisch bedeutsam gewertet
Niedrige Transfusionslast	Transfusionsunabhängig definiert als keine Transfusion für mindestens 8 Wochen in einem Beobachtungszeitraum von 16–24 Wochen Nur eine Dauer des Ansprechens von mindestens 16 Wochen wird als klinisch bedeutsam gewertet
Hohe Transfusionslast	Bedeutendes Ansprechen: transfusionsunabhängig definiert als keine Transfusion für mindestens 8 Wochen in einem Beobachtungszeitraum von 16–24 Wochen Nur eine Dauer des Ansprechens von mindestens 16 Wochen wird als klinisch bedeutsam gewertet

*Wichtig: Es sollte das gleiche Transfusionsregime vor Therapiebeginn und unter Therapie verfolgt werden, um das Ansprechen beurteilen zu können.

Tab. 3.12: Beurteilung des thrombozytären und granulozytären Ansprechens nach IWG 2018 [26].

Art des Ansprechens	Kriterien
Thrombozytär (Thrombozyten vor Therapiebeginn < 100 × 10⁹/l)	Patienten mit Thrombozytenwerten > 20 × 10⁹/l: absoluter Anstieg um mindestens 30 × 10⁹/l Anstieg von < 20 × 10⁹/l auf > 20 × 10⁹/l und Zunahme um mindestens 100 %
Granulozytär	Mindestens 100 % Anstieg und absoluter Anstieg um mindestens 0,5 × 10⁹/l

3.1.5 Therapie der CMML

Ähnlich wie bei „klassischen" MDS sollte sich die Therapie der chronischen myelomonozytären Leukämie (CMML) zum einen danach richten, wie hoch das Risiko für eine Transformation und wie lange das geschätzte Überleben ist. Zum anderen ist entscheidend, wie sich die CMML klinisch präsentiert. Wie auch beim MDS scheint die bisher einzige Therapie mit kurativem Potenzial die allogene Stammzelltransplantation zu sein, wobei es keine Daten aus prospektiven Studien in dieser Indikation gibt. Darüber hinaus kommt nur ein kleiner Teil der Patienten für eine solche Therapie in Frage.

Abb. 3.5 zeigt einen möglichen Algorithmus, wie sich CMML-Patienten therapeutisch genähert werden kann.

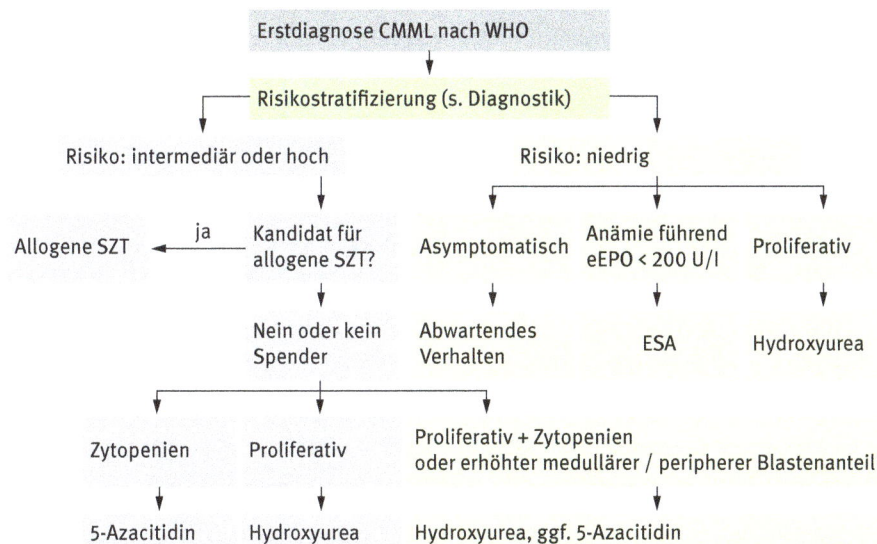

Abb. 3.5: Algorithmus zur Behandlung von Patienten mit CMML. Abkürzungen: SZT = Stammzelltransplantation; eEPO = endogener Erythropoetinspiegel; ESA = engl.: *erythropoesis stimulating agents*.

3.1.6 Therapie der RARS-T

Bei Patienten mit RARS-T sollte sich die Therapie nach der im Vordergrund stehenden Symptomatik und dem Risiko für thromboembolische Ereignisse richten. Patienten mit führender Anämie können bei entsprechender Konstellation (niedriger Epo-Spiegel) einer Therapie mit Epoetin alfa (Kap. 3.1.3.1) zugeführt werden.

Das Management der Thrombozytose sollte – in Ermangelung guter Daten zur RARS-T – analog der essenziellen Thrombozythämie erfolgen (Kap. 2.5).

Literatur

[1] Sanz C, Nomdedeu M, Belkaid M et al. Red blood cell alloimmunization in transfused patients with myelodysplastic syndrome or chronic myelomonocytic leukemia. Transfusion 2013;53:710–715.

[2] Gattermann N, Finelli C, Porta MD et al. Deferasirox in iron-overloaded patients with transfusion-dependent myelodysplastic syndromes: Results from the large 1-year EPIC study. Leuk Res 2010;34:1143–1150.

[3] Rose C, Brechignac S, Vassilief D et al. Does iron chelation therapy improve survival in regularly transfused lower risk MDS patients? A multicenter study by the GFM (Groupe Francophone des Myelodysplasies). Leuk Res 2010;34:864–870.

[4] Taher AT, Origa R, Perrotta S et al. New film-coated tablet formulation of deferasirox is well tolerated in patients with thalassemia or lower-risk MDS: Results of the randomized, phase II ECLIPSE study. Am J Hematol 2017;92:420–428.

[5] Angelucci E, Jumin L, Greenberg P et al. Safety and efficacy, including event-free survival, of deferasirox versus placebo in iron-overloaded patients with low- and int-1-risk myelodysplastic syndromes (MDS): outcomes from the randomized, double-blind TELESTO Study. Blood 2018;132:234. Doi: https//doi.org/10.1182/bood-2018-99-111134.

[6] Gattermann N, Coll R, Jacobasch L et al. Effect of deferasirox + erythropoietin vs erythropoietin on erythroid response in Low/Int-1-risk MDS patients: Results of the phase II KALLISTO trial. Eur J Haematol 2018. doi: 10.1111/ejh.13096.

[7] Belotti A, Duca L, Borin L et al. Non transferrin bound iron (NTBI) in acute leukemias throughout conventional intensive chemotherapy: kinetics of its appearance and potential predictive role in infectious complications. Leuk Res 2015;39:88–91.

[8] Fenaux P, Santini V, Spiriti MAA et al. A phase 3 randomized, placebo-controlled study assessing the efficacy and safety of epoetin-alpha in anemic patients with low-risk MDS. Leukemia 2018;32:2648–2658.

[9] Platzbecker U, Symeonidis A, Oliva EN et al. A phase 3 randomized placebo-controlled trial of darbepoetin alfa in patients with anemia and lower-risk myelodysplastic syndromes. Leukemia 2017;31(9):1944–1950.

[10] Park S, Grabar S, Kelaidi C et al. Predictive factors of response and survival in myelodysplastic syndrome treated with erythropoietin and G-CSF: the GFM experience. Blood 2008;111:574–582.

[11] Schmidt CS, Aranda Lopez P, Dopheide JF et al. Phenotypic and functional characterization of neutrophils and monocytes from patients with myelodysplastic syndrome by flow cytometry. Cell Immunol 2016;308:19–26.

[12] Giagounidis A, Mufti GJ, Fenaux P et al. Results of a randomized, double-blind study of romiplostim versus placebo in patients with low/intermediate-1-risk myelodysplastic syndrome and thrombocytopenia. Cancer 2014;120:1838–1846.

[13] Kantarjian HM, Fenaux P, Sekeres MA et al. Long-term follow-up for up to 5 years on the risk of leukaemic progression in thrombocytopenic patients with lower-risk myelodysplastic syndromes treated with romiplostim or placebo in a randomised double-blind trial. Lancet Haematol 2018;5:e117-e26.

[14] Oliva EN, Alati C, Santini V et al. Eltrombopag versus placebo for low-risk myelodysplastic syndromes with thrombocytopenia (EQoL-MDS): phase 1 results of a single-blind, randomised, controlled, phase 2 superiority trial. Lancet Haematol 2017;4:e127-e36.

[15] Platzbecker U, Wong RS, Verma A et al. Safety and tolerability of eltrombopag versus placebo for treatment of thrombocytopenia in patients with advanced myelodysplastic syndromes or acute myeloid leukaemia: a multicentre, randomised, placebo-controlled, double-blind, phase ½ trial. Lancet Haematol 2015;2:e417-26.

[16] Mittelman M, Platzbecker U, Afanasyev B et al. Eltrombopag for advanced myelodysplastic syndromes or acute myeloid leukaemia and severe thrombocytopenia (ASPIRE): a randomised, placebo-controlled, phase 2 trial. Lancet Haematol 2018;5:e34-e43.

[17] Dickinson M, Cherif H, Fenaux P et al. Azacitidine with or without eltrombopag for first-line treatment of intermediate- or high-risk MDS with thrombocytopenia. Blood 2018;132:2629–2638.

[18] Fenaux P, Giagounidis A, Selleslag D et al. A randomized phase 3 study of lenalidomide versus placebo in RBC transfusion-dependent patients with Low-/Intermediate-1-risk myelodysplastic syndromes with del5q. Blood 2011;118:3765–3776.

[19] Mossner M, Jann JC, Nowak D et al. Prevalence, clonal dynamics and clinical impact of TP53 mutations in patients with myelodysplastic syndrome with isolated deletion (5q) treated with lenalidomide: results from a prospective multicenter study of the german MDS study group (GMDS). Leukemia 2016;30:1956–1959.

[20] Fenaux P, Mufti GJ, Hellstrom-Lindberg E et al. Efficacy of azacitidine compared with that of conventional care regimens in the treatment of higher-risk myelodysplastic syndromes: a randomised, open-label, phase III study. Lancet Oncol 2009;10:223–232.

[21] Lubbert M, Suciu S, Baila L et al. Low-dose decitabine versus best supportive care in elderly patients with intermediate- or high-risk myelodysplastic syndrome (MDS) ineligible for intensive chemotherapy: final results of the randomized phase III study of the European Organisation for Research and Treatment of Cancer Leukemia Group and the German MDS Study Group. J Clin Oncol 2011;29:1987–1996.

[22] Steensma DP, Baer MR, Slack JL et al. Multicenter study of decitabine administered daily for 5 days every 4 weeks to adults with myelodysplastic syndromes: the alternative dosing for outpatient treatment (ADOPT) trial. Journal of clinical oncology : official journal of the American Society of Clinical Oncology 2009;27:3842–3848.

[23] Jabbour E, Garcia-Manero G, Batty N et al. Outcome of patients with myelodysplastic syndrome after failure of decitabine therapy. Cancer 2010;116:3830–3834.

[24] Harel S, Cherait A, Berthon C et al. Outcome of patients with high risk Myelodysplastic Syndrome (MDS) and advanced Chronic Myelomonocytic Leukemia (CMML) treated with decitabine after azacitidine failure. Leuk Res 2015;39:501–504.

[25] Fenaux P, Bowen D, Gattermann N et al. Practical use of azacitidine in higher-risk myelodysplastic syndromes: an expert panel opinion. Leuk Res 2010;34:1410–1416.

[26] Platzbecker U, Fenaux P, Ades L et al. Proposals for revised IWG 2018 hematological response criteria in patients with MDS included in clinical trials. Blood 2018;133(10):1020–1030.

3.2 Therapiestrategien bei AML

Richard Schlenk

3.2.1 Einleitung

Die Therapie der akuten myeloischen Leukämie (AML) basierte bei neu diagnostizierten Patienten lange Zeit auf dem „7 + 3"-Schema (Kombination von Cytarabin 100–200 mg/Tag, i. v. kontinuierlich von Tag 1–7 mit einem Antracyclin über 3 Tage) in der Induktionstherapie [1], gefolgt von einer Konsolidierungstherapie mit hoch dosiertem Cytarabin [1],[2] und, je nach Risikoprofil des einzelnen Patienten, einer allogenen Blutstammzelltransplantation [1]. Insgesamt waren die Fortschritte mit diesem Standardvorgehen überschaubar [1]. Eine ähnliche Situation war auch bei Patienten mit refraktärer oder rezidivierter AML zu verzeichnen [3].

Eine Ausnahme stellte die Behandlung der akuten Promyelozytenleukämie (APL) dar. Die APL ist eine Unterform der AML mit Nachweis des charakteristischen PML-RARA-Fusionsgens [4]. Die Behandlung der APL mit Arsentrioxid und All-trans-Retinsäure führte zu einer dramatischen Steigerung der Heilungsraten bei jüngeren [5] und älteren Patienten [6] sowie bei Patienten mit therapieinduzierter APL [7].

Diese Situation hat sich durch die Zulassung neuer Substanzen in Europa und in den USA grundlegend verändert [8],[9]. Neben der Verbesserung der Prognose durch den Einsatz in den zugelassen Indikationssegmenten, wie beispielsweise neu diagnostizierte AML mit mutiertem FLT3 (Midostaurin [10],[11]), neu-diagnostizierte CD33-positive AML (Gemtuzumab Ozogamicin [12]), neu diagnostizierte therapieassoziierte akute myeloische Leukämie oder AML mit Myelodysplasie-bedingten Veränderungen (CPX351 [13]), ist die Verfügbarkeit der neuen Substanzen für Patienten im Rahmen klinischer Studien und in besonderen Therapiesituationen wesentlich verbessert. Darüber hinaus sind in den USA eine ganze Reihe von neuen zielgerichteten Substanzen für schwierig zu behandelnde Patientengruppen zugelassen worden, wie Ivosidenib und Enasidenib bei refraktärer/rezidivierter AML mit mutiertem IDH1 respektive IDH2, Gilteritinib bei refraktärer/rezidivierter AML mit mutiertem FLT3, Glasdegib in Kombination mit niedrig dosiertem Cytarabin und Venetoclax in Kombination mit Azacitidin, Decitabin oder niedrig dosiertem Cytarabin bei älteren Patienten (≥ 75 Jahre) mit neu diagnostizierter AML, die für eine intensive Induktionstherapie ungeeignet sind [14]. Insbesondere kommt auf Basis der guten Ergebnisse bei älteren, nicht für intensive Chemotherapie geeigneten neu diagnostizierten Patienten mit Venetoclax in Kombination mit Azacitidin oder Decitabin das Dogma ins Wanken, dass, wenn immer möglich, die intensive Induktionschemotherapie unter stationären Bedingungen bei kurativem Ansatz die Therapie der Wahl sei [15]. Insgesamt ist das Feld der AML-Therapie aktuell durch eine erhebliche Dynamik gekennzeichnet. Durch das bessere Verständnis der Biologie der Erkrankung und deren Interaktion mit zielgerichteten Therapiestrategien mit daraus resultierenden Resistenzmechanismen werden Therapien im Krankheitsverlauf zunehmend der geänderten Biologie angepasst. Dieses Vorgehen führt bereits bei einigen Patienten zum Übergang von einer akuten in eine chronische Erkrankung.

3.2.2 Intensive Induktionstherapie

Die intensive Induktionstherapie nach dem „7 + 3"-Schema ist nach wie vor der Therapiestandard mit Cytarabin 100–200 mg/m² kontinuierlich über 7 Tage und einem Anthracyclin/Anthracendion über 3 Tage (Daunorubicin 60 mg/m² oder Idarubicin 12 mg/m² oder Mitoxantron 12 mg/m²) [1]. Durch diese Therapie kann bei jüngeren Patienten (≤ 60 Jahre) in 60 % bis 80 % und bei älteren Patienten (≥ 60 Jahre) zwischen 40 % und 60 % eine komplette Remission der AML induziert werden [1]. Inwiefern eine weitere Dosiseskalation der Anthracycline (z. B. Daunorubicin 90 mg/m² oder 4 Tage Idarubicin) relevante klinische Endpunkte wie die Remissionsrate, rezidiv-freies und Gesamtüberleben günstig beeinflussen kann, wird nach wie vor kontrovers diskutiert [16],[17]. Insbesondere konnte für die Dosissteigerung von Daunorubicin von 60 mg/m² auf 90 mg/m² kein klinischer Vorteil gezeigt werden [16]. Allerdings zeigte sich in dieser Studie in einer explorativen Subgruppenanalyse ein Vorteil für Patienten mit FLT3-ITD-positiver AML für Daunorubicin 90 mg/m² [18].

Der Ansatz der Dosissteigerung in der Induktionstherapie wurde auch für Cytarabin in zahlreichen Studien untersucht, wobei über alle Studien zu diesem Thema hinweg eine Dosissteigerung von Cytarabin über 1000 mg/m² in der Induktionstherapie keine konsistente Verbesserung klinischer Endpunkte, sondern eher eine Zunahme der Toxizität und Mortalität gezeigt hat [19].

3.2.2.1 Purin-Analoga in Kombination mit Standardinduktion
Neben der Dosisintensivierung der beiden Komponenten des Standard-„7 + 3"-Regimes in der Induktionstherapie wurde und wird vor allem die Hinzunahme weiterer Substanzen zum Standard untersucht. Von den Purin-Analoga wurden insbesondere Fludarabin, Clofarabin und Cladribin untersucht. Dabei zeigte sich bei neu diagnostizierten Patienten eine begrenzte antileukämische Wirksamkeit von Fludarabin [20] und Cladribin [21] auf Kosten einer gesteigerten Toxizität. Wiederum scheinen Patienten mit FLT3-ITD-positiver AML von der Dosisintensivierung mit Cladribin besonders zu profitieren [22]. Studien zu Clofarabin zeigten keinen konsistenten Vorteil [23].

3.2.2.2 Hypomethylierende Substanzen in Kombination mit Standardinduktion
Die hypomethylierenden Substanzen Azacitidin und Decitabin sind zur Behandlung der AML bei älteren, für die intensive Chemotherapie ungeeigneten Patienten zugelassen [24],[25]. Aufgrund guter Wirksamkeit von Azacitidin bei Patienten mit Hochrisiko-AML wurden auch Studien zur Evaluation von Azacitidin in Kombination mit

intensiver Induktionstherapie durchgeführt [26],[27]. In der ersten Studie wurde bei Hochrisikopatienten Azacitidin vor, während und nach einer Kombination aus Idarubicin und Etoposid verglichen mit einer Standardinduktionstherapie. Dabei waren alle drei Studienarme mit Azacitidin in allen klinischen Endpunkten der Standardtherapie unterlegen [26]. Lediglich in der Subgruppenanalyse bei AML mit TP53-Mutation waren die Remissionsraten im Studienarm mit Verabreichung von Azacitidin nach Idarubicin und Etoposid ermutigend [26]. In der zweiten Studie wurde Azacitidin gefolgt von Standardinduktionstherapie verglichen mit Standardinduktionstherapie alleine bei älteren Patienten mit AML. Dabei zeigte sich im Studienarm mit Azacitidin, gefolgt von Standardinduktionstherapie, eine erhöhte Toxizität ohne Verbesserung der Remissionsrate und des Überlebens [27].

3.2.2.3 Gemtuzumab Ozogamicin in Kombination mit Standardinduktion
Gemtuzumab Ozogamicin ist ein Antikörper-Toxin-Konjugat (Calicheamicin-CD33) und wurde am 19. April 2018 erstmals in Europa für die Behandlung von Patienten (Alter ≥ 15 Jahre) mit neu diagnostizierter CD33-positiver AML in Kombination mit Standardinduktionstherapie (Daunorubicin/Cytarabin) zugelassen. Grundlage für die Zulassung sind die Ergebnisse der ALFA-0701-Studie, in der Gemtuzumab Ozogamicin sequenziell an den Tagen 1, 4 und 7 in einer Dosis von 3 mg/m² (maximal 5 mg absolut) in Kombination mit einer Standardinduktionstherapie verabreicht wurde [12],[28]. In dieser Studie bei älteren Patienten (Alter 50 bis 70 Jahre) führte die Kombination von Gemtuzumab Ozogamicin mit Standardtherapie zur Verbesserung des ereignisfreien, rezidivfreien und, in der ersten Auswertung im Jahr 2012, auch des Gesamtüberlebens der Patienten im Vergleich zum Standardarm [28]. In der aktuellen Auswertung mit längerem Follow-up war der Vorteil im Gesamtüberleben nicht mehr signifikant unterschiedlich, ereignisfreies und rezidivfreies Überleben waren aber nach wie vor deutlich und signifikant besser im Kombinationsarm im Vergleich zum Standardarm [12]. Diese Ergebnisse werden auch durch die Ergebnisse einer Metaanalyse bei mehr als 3.300 randomisierten Patienten aus fünf prospektiven klinischen Studien unterstützt, in der insgesamt ein signifikanter günstiger Effekt für Gemtuzumab Ozogamicin im ereignisfreien, rezidivfreien und Gesamtüberleben herausgearbeitet werden konnte [29]. Übereinstimmend zeigt sich bei den Analysen, dass Patienten mit *Core Binding Factor* Leukämie am meisten, Patienten mit einem mittleren zytogenetischen Risiko etwas weniger und Patienten mit Hochrisiko-AML nicht von Gemtuzumab Ozogamicin profitieren [29].

Insgesamt finden sich bei Patienten mit mittlerem zytogenetischem Risiko in einem hohen Anteil Patienten mit normalem Karyotyp und einer NPM1-Mutation unabhängig vom Alter [30],[31]. Nachdem nahezu alle Patienten mit NPM1-mutierter AML in hohem Maße CD33 exprimieren [32], lag die Vermutung nahe, dass insbesondere diese Patienten von Gemtuzumab Ozogamicin als Zusatz zur Standardinduktionstherapie profitieren könnten. Diese Hypothese wurde in der vor kurzem vorgestellten randomisierten AMLSG 09-09-Studie geprüft [33]. In dieser Studie wurde Gemtuzumab Ozogamicin an Tag 1 in einer Dosis von 3 mg/m² zu zwei Induktionszyklen und dem ersten Konsolidierungszyklus im Prüfarm verabreicht. Für den frühen primären Endpunkt, ereignisfreies Überleben, zeigte sich ein Trend für den Prüfarm mit Gemtuzumab Ozogamicin in Kombination mit intensiver Induktions- und Konsolidierungstherapie (p = 0,10). Deutlich überzeugender waren die Ergebnisse für den sekundären Endpunkt, kumulative Inzidenz an Rezidiven, mit deutlichem Vorteil für den Prüfarm (p = 0.005). Die Unterschiede in den Ergebnissen zwischen den klinischen Endpunkten lagen zum einen in einer hohen Mortalität im Prüfarm bei älteren Patienten (> 70 Jahre) und zum anderen in einer guten Wirksamkeit bei Frauen und nahezu fehlender Wirksamkeit bei Männern begründet [33]. Diese Ergebnisse stehen im Widerspruch zu den Ergebnissen der für die Zulassung maßgeblichen Studie [12],[28]. Dort zeigte sich kein Unterschied in der Wirksamkeit zwischen Männern und Frauen. Auch in der großen Metanalyse von Hills et al. [29] wurden keine Überlebensunterschiede entsprechend dem Geschlecht der Patienten berichtet.

Dagegen wurden auch bei einer randomisierten Studie bei älteren, nicht für die intensive Chemotherapie geeigneten Patienten Unterschiede im Überleben entsprechend dem Geschlecht identifiziert [34]. In dieser Studie wurden Patienten entweder zu Gemtuzumab Ozogamicin 6 mg/m² an Tag 1 und 3 mg/m² an Tag 8 gegen *Best Supportive Therapy* randomisiert. Insgesamt zeigte sich eine signifikante Verbesserung des Gesamtüberlebens (Hazard Ratio [HR] 0,69; 95 %-Konfidenzintervall [KI]: 0,53–0,90), wobei allerdings vor allem Frauen (HR 0,53; 95 %-KI 0,35–0,79) von Gemtuzumab Ozogamicin profitierten; im Gegensatz dazu scheinen Männer nicht von dieser Therapie zu profitieren (HR 0,90; 95 %-KI 0,63–1,28). Ob die beobachteten geschlechtsspezifischen Unterschiede der Wirksamkeit von Gemtuzumab Ozogamicin mit einer unterschiedlichen *Clearance* des Antikörperkonjungates bei Männern und Frauen ähnlich wie bei Rituximab zusammenhängen, müssen weitere Untersuchungen zeigen.

3.2.2.4 Der FLT3-Inhibitor Midostaurin in Kombination mit Standardinduktion

Midostaurin (N-benzoyl-staurosporine) ist ein Indolocarbazol und wurde initial als Proteinkinase C (PKC)-Inhibitor entwickelt. Während des Entwicklungsprozesses zeigte sich eine breite Wirksamkeit gegen verschiedene Tyrosinkinasen wie VEGFR-2, PDGFR, FGFR, c-KIT und FLT3. Midostaurin bindet reversibel an die katalytische Domäne dieser Tyrosinkinasen und hemmt das *Downstream Signaling* mit Wachstumshemmung und Apoptose [35].

Bei der AML findet sich in 20–30 % der Patienten eine aktivierende FLT3-Mutation, und damit sind FLT3-Mutationen eine der häufigsten Genmutationen bei der AML [1],[36]. Aktivierende FLT3-Mutationen führen zur ligandenunabhängigen Aktivierung des Rezeptors mit einer starken Aktivierung der abhängigen Signalwege wie PI3K/AKT, MAPK/ERK und STAT5. Diese Signalwege hemmen Apoptose und Differenzierung und führen zu unkontrollierter Proliferation [35]. Die hohe Mutationsfrequenz, die gute therapeutische Zugänglichkeit und die Assoziation der FLT3-Mutationen mit einer ungünstigen Prognose prädisponieren FLT3 als therapeutische Zielstruktur.

In der klinischen Entwicklung zeigte sich rasch, dass die Wirksamkeit von Midostaurin als Monotherapie als FLT3-Inhibitor sehr begrenzt war. Deshalb folgten Kombinationsstudien mit intensiver Chemotherapie. Die große randomisierte, doppeltblinde internationale RATIFY (CALGB 10603)-Studie führte zur Zulassung durch die FDA und EMA von Midostaurin in Kombination mit intensiver Standard-„7 + 3“-Induktionstherapie (FDA,EMA), Konsolidierungstherapie mit hoch dosiertem Cytarabin (FDA,EMA), gefolgt von einer einjährigen Erhaltungstherapie (EMA) [10]. In dieser Studie wurden neu diagnostizierte Patienten zunächst innerhalb von 48 Stunden auf aktivierende FLT3-Mutationen (FLT3-ITD und FLT3-TKD) untersucht. Zwischen 2008 und 2011 wurden 3.270 jüngere (18–59 Jahre) Patienten gescreent, 896 (27 %) positiv getestet, und schlussendlich wurden 717 randomisiert. Die Patienten erhielten Standard-„7 + 3“-Induktionstherapie in Kombination mit Midostaurin (50 mg 2×/tgl, Tag 8–21) oder Placebo, gefolgt von vier Zyklen Konsolidierungstherapie mit hoch dosiertem Cytarabin + Midostaurin/Placebo und einer einjährigen Erhaltungstherapie (Midostaurin/Placebo). In dieser Studie erhielten 57 % der Patienten eine allogene Blutstammzelltransplantation, 25 % in erster kompletter Remission und 32 % bei initial refraktärer Erkrankung oder nach einem Rezidiv.

Insgesamt war die Studie positiv, der primäre Endpunkt der Studie, Gesamtüberleben, wurde signifikant verbessert (HR 0,78; 95 %-KI 0,63–0,96). Diese Verbesserung war unabhängig vom Mutationstyp (FLT3-ITD und FLT3-TKD) nachweisbar. Interessanterweise zeigte sich in Post-hoc-Analysen, dass vor allem Patienten von Midostaurin profitieren, die eine allogene Blutstammzelltransplantation in erster kompletter Remission erhalten hatten. Das bedeutet: Addition von Midostaurin zur intensiven Induktionstherapie, gefolgt von einer allogenen Blutstammzelltransplantation ist eine erfolgversprechende Therapiestrategie bei AML-Patienten mit aktivierenden FLT3-Mutationen.

Dieses Therapieprinzip wurde in der AMLSG 16-10-Studie umgesetzt [11]. Im Gegensatz zur RATIFY-Studie konnten auch ältere Patienten bis zum Alter von 70 Jahren eingeschlossen werden, und die Studie erlaubte ausschließlich den Einschluss von AML mit FLT3-ITD. Der Behandlungsplan war eine Standardinduktionstherapie mit Daunorubicin und Cytarabin, gefolgt von Midostaurin ab Tag 8 oral (50 mg 2×/tgl) bis 48 Stunden vor Start des nächsten Zyklus. Nach Erreichen einer kompletten Remission war eine allogene Blutstammzelltransplantation intendiert und konnte auch bei ca. drei Viertel der Patienten umgesetzt werden. Insgesamt zeigte sich in dieser Studie bei 284 Patienten eine hoch komplette Remissionsrate bei jüngeren (18–60 Jahre) und älteren (61–70 Jahre) Patienten von 76,4 %. Auffallend war in der Induktionstherapie eine signifikant höhere Frühmortalitätsrate bei älteren Patienten (10 %) im Vergleich zu jüngeren Patienten (3,5 %). Die Frühmortalitätsrate bei älteren Patienten war insbesondere ausgeprägt (16 %) während der Behandlung der ersten 142 Patienten in der

Studie, bei denen keine Dosisreduktion von Midostaurin bei gleichzeitiger Gabe von starken CYP3A4-Inhibitoren wie den Azolen (z. B. Posaconazol) durchgeführt wurde. Diese hohe Frühmortalitätsrate bei älteren Patienten konnte durch die Implementierung einer Dosisreduktion bei gleichzeitiger Verabreichung von starken CYP3A4 Inhibitoren auf ein Achtel der Dosis (25 mg Midostaurin jeden 2. Tag) drastisch gesenkt werden (2,4 %) ohne die komplette Remissionsrate negativ zu beeinflussen [11]. In der Studie war bei allen Patienten eine Erhaltungstherapie mit Midostaurin (50 mg 2× tgl) nach allogener Blutstammzelltransplantation oder nach Konsolidierung mit hoch dosiertem Cytarabin vorgesehen. Diese Erhaltungstherapie wurde bei 97 Patienten gestartet, bei der Mehrzahl davon (n = 75) nach allogener Blutstammzelltransplantation. Aufgrund erheblicher Toxizität konnte die geplante Erhaltungstherapie von 12 Monaten bei weniger als 50 % der Patienten komplett verabreicht werden. Allerdings zeigte sich in einer Landmarkanalyse ein signifikanter Vorteil für die Durchführung einer Erhaltungstherapie nach allogener Blutstammzelltransplantation. In der Gesamtstudie zeigte sich in einem Vergleich zu historischen Kontrollen eine erhebliche Verbesserung des Gesamtüberlebens, wobei jüngere und ältere Patienten gleichermaßen von der Therapie mit Midostaurin während der intensiven Chemotherapie und als Erhaltungstherapie profitierten.

3.2.2.5 CPX-351 statt Standardinduktion

In präklinischen Studien konnte gezeigt werden, dass die Kombination von Cytarabin und Daunorubicin in einem molaren Verhältnis von 1:1 bis 10:1 synergistisch und ab einer Ratio von 1:5 bis 1:10 antagonistisch wirkt. Dies hat zur Entwicklung von CPX-351 geführt, einer liposomal-gekapselten Darreichungsform von Cytarabin und Daunorubicin in einem fixen molaren Verhältnis von 5:1. Dadurch können deutlich höhere Dosierungen der Chemotherapeutika im Knochenmark und in AML-Blasten erreicht werden, was direkt zu einer besseren antileukämischen Wirksamkeit *in vivo* führt. Die Halbwertszeit war bei CPX-351 für Daunorubicin 25 Stunden und für Cytarabin 37 Stunden und damit deutlich länger als für beide Substanzen in der Standarddarreichungsform. Dieser Umstand ist eine Erklärung für die verlängerte hämatologische Regeneration, die nach Verabreichung von CPX-351 im Vergleich zu Standard-„7 + 3" beobachtet wird, bei Neutrophilen 36 Tage versus 32 Tage und bei Thrombozyten 37 Tage versus 28 Tage. Die verlängerte hämatologische Regeneration nach CPX-351 führte nicht zu einer höheren Mortalität im Vergleich zu Standard-„7 + 3". Allerdings konnte in dieser Studie auch keine Überlegenheit von CPX-351 im Vergleich zu Standard-„7 + 3" bei älteren Patienten mit AML bezüglich des primären Endpunktes Gesamtüberleben gezeigt werden.

In einer Subgruppenanalyse fand sich aber eine Verbesserung der Rate an kompletten Remissionen und des Gesamtüberlebens bei Patienten mit sekundärer AML, wobei hier AML nach MDS und therapieinduzierte AML zusammengefast wurden. Daraufhin erfolgte eine Zulassungsstudie [13] bei 309 älteren Patienten (60–75 Jahre) mit therapieinduzierter AML, AML nach MDS oder chronisch myelomonozytärer Leukämie und AML mit MDS-assoziierten zytogenetischen Aberrationen nach WHO [4]. In dieser Studie konnten die Ergebnisse aus der Subgruppenanalyse der Vorgängerstudie bestätigt werden. Die Rate an kompletten Remissionen konnte von 33,3 % mit Standard-„7 + 3“ auf 47,7 % mit CPX-351 gesteigert werden (p = 0,016). Dies ging mit einer signifikanten Verbesserung des Gesamtüberlebens einher, im Median von 5,95 Monaten im Standardarm auf 9,56 Monate im CPX-351-Arm (HR 0,69; p = 0,005). Basierend auf diesen Daten [13] wurde CPX-351 in Europa zugelassen für Erwachsene mit neu diagnostizierter, therapieassoziierter AML (t-AML) oder AML mit Myelodysplasie-bedingten Veränderungen (AML-MRC).

3.2.2.6 Zusammenfassung Induktionstherapie

Durch die Zulassung von Midostaurin, Gemtuzumab Ozogamicin und CPX-351 ist es möglich, die Induktionstherapie an das Risikoprofil der AML anzupassen. Der frühe Einsatz der neuen Substanzen ist dabei ganz wesentlich, da die beste Wirksamkeit insbesondere im ersten Induktionstherapiezyklus zum Tragen kommt. Deshalb kommt der schnellen molekulargenetischen Diagnostik eine Schlüsselrolle bei der Therapieauswahl zu. So ist bei Nachweis aktivierender FLT3-Mutationen die Therapie mit Midostaurin nach Abschluss der intensiven Induktionstherapie ab Tag 8 indiziert, bei CD33-positiver AML und insbesondere bei Patienten mit günstigem Risikoprofil (nach ELN-2017) kann Gemtuzumab Ozogamicin an den Tagen 1, 4 und 7 im Rahmen der Standardinduktionstherapie addiert werden, und für Patienten mit AML nach MDS bzw. mit MDS-typischen genetischen Veränderungen sowie therapieinduzierter AML ist CPX-351 verfügbar. Es ist zu erwarten, dass weitere zielgerichtete Ansätze wie IDH1/2-Inhibitoren, weitere FLT3-Inhibitoren und Venetoclax, die bereits in klinischen Studien in der Erstlinientherapie geprüft werden, in naher Zukunft für den Einsatz in der klinischen Routine verfügbar sein werden.

3.2.3 Postremissionstherapie

3.2.3.1 Intensive Konsolidierungstherapie

Das Konzept der intensiven Konsolidierungstherapie basiert auf drei wesentlichen Erkenntnissen aus einer Reihe klinischer Studien, 1.) dass nahezu alle Patienten nach Erreichen einer kompletten Remission rezidivieren, falls keine intensive Konsolidierungstherapie durchgeführt wird [2], 2.) hoch dosierte Konsolidierungstherapie ist einer niedrig dosierten Erhaltungstherapie überlegen und 3.) 4 Zyklen hoch dosiertes Cytarabin (3 g/m² 2×/tgl, Tage 1, 3, 5) waren mit einem signifikant besseren Gesamtüberlegen im Vergleich zu anderen Dosierungen von Cytarabin vergesellschaftet [2]. In der zuletzt genannten Studie waren für alle Patienten nach 4 Zyklen Konsolidierungstherapie zusätzlich noch 4 Zyklen Erhaltungstherapie geplant. Jedoch erhielten nur sehr wenige Patienten diese Erhaltungstherapie und die Erhaltungstherapie wird generell in den aktuellen Leitlinien nicht empfohlen.

In den aktuellen Leitlinien [1],[37] ist nach wie vor die Konsolidierungstherapie mit hoch dosiertem Cytarabin in ausgewählten klinischen Situationen empfohlen. Allerdings gibt es mittlerweile Abweichungen von dem initial publizierten Regime bezüglich der Dosis und des Ablaufschemas. In den ELN-Leitlinien wird eine Dosisbegrenzung auf 1–1,5 g/m² pro Einzeldosis empfohlen (2× tgl, Tage 1, 3, und 5). Diese Empfehlung basiert auf Ergebnissen aus klinischen Studien; in der Studie der SAL-Studiengruppe wurden 933 jüngere Patienten zwischen der Konsolidierungstherapie mit Mitoxantron und Cytarabin (3 g/m² 2× tgl, über 6 Tage) und demselben Regime, allerdings mit einer Dosisreduktion von Cytarabin auf 1 g/m² je Einzeldosis randomisiert. Dabei zeigte sich kein Unterschied im krankheitsfreien und Gesamtüberleben. Vergleichbare Ergebnisse fanden sich in der MRC-AML15-Studie, bei der in der Konsolidierungstherapie Cytarabin 3 g/m² und 1,5 g/m² je Einzeldosis in 657 Patienten verglichen wurden. Interessanterweise zeigte sich allerdings in dieser Studie ein Trend zu einer höheren Rezidivrate im Arm mit Cytarabin 1,5 g/m² im Vergleich zum Standardarm mit Cytarabin 3 g/m² (p = 0,06).

In einer großen Studie aus Japan wurden 781 Patienten für die Konsolidierungstherapie mit 3 Zyklen Cytarabin 2 g/m² (2× tgl, Tag 1–5) mit 4 Zyklen einer Kombinationstherapie inklusive Cytarabin 200 mg/m² kontinuierlich über 5 Tage verglichen. Dabei zeigte sich in der Gesamtauswertung kein Unterschied in den Überlebensendpunkten zwischen den Studienarmen. Allerdings zeigte eine Subgruppenanalyse bei Patienten mit *Core Binding Factor* AML bei 228 Patienten ein signifikant (p = 0,05) besseres krankheitsfreies Überleben.

In den ELN-2017-Leitlinien kommen die Autoren zum Schluss, dass keine Evidenz vorliegt, die eine Überlegenheit von Cytarabin 3 g/m² gegenüber 1–1,5 g/m² pro Einzeldosis belegt [1]. Im Gegensatz dazu sind das beobachtete geringere Rezidivrisiko aus den zwei genannten Studien in die NCCN-Leitlinien eingeflossen. Dort ist Cytarabin mit einer Einzeldosis von 3 g/m² bei jüngeren Patienten (< 60 Jahre) mit einem günstigen Risikoprofil empfohlen, wobei günstiges Risiko entsprechend den ELN-2010-Leitlinien definiert wurde als *Core Binding Factor* AML, AML mit normalem Karyotyp und mutiertem NPM1 ohne FLT3-ITD sowie AML mit biallelischen CEBPA-Mutationen. Übereinstimmend zu den ELN-2017-Leitlinien empfiehlt auch die NCCN-Leitlinie bei Patienten mit intermediärem Risiko bei Fehlen einer Option für eine allogene Blutstammzelltransplantation durchaus eine Dosisanpassung von Cytarabin auf 1,5–3 g/m² pro Einzeldosis.

Neue Erkenntnisse bezüglich des Ablaufschemas in der Konsolidierungstherapie kommen von einer Kohortenanalyse der AMLSG 07-04-Studie, in der in einer ersten Kohorte (n = 176) die Standardkonsolidierungstherapie (Cytarabin 3 g/m² 2× tgl, Tage 1,3,5; HiDAC-135) mit einem kondensierten Ablaufschema in einer zweiten Kohorte (n = 392) (Cytarabin 3 g/m² 2× tgl, Tage 1,2,3; HiDAC-123) verglichen wurde [38] (Abb. 3.6). Die Gabe von Pegfilgrastim 6 mg wurde in Kohorte 1 an Tag 10 und in Kohorte 2

Standardschema

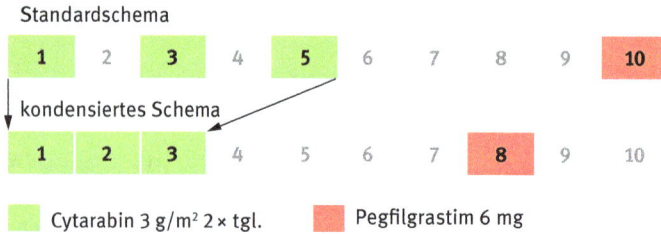

Abb. 3.6: Therapieoptimierung bei Hochdosis-Cytarabin.

an Tag 8 vorgesehen. Die Leukozyten- ($> 1{,}0\,G/x\,10^9/l$) und Neutrophilen-Regeneration ($> 0{,}5\,G/l$) nach Chemotherapie war im Median in Kohorte 2 um 4 Tage kürzer als in Kohorte 1 ($p < 0{,}0001$) und wurde im Median durch die Verabreichung von Pegfilrastim um weitere 2 Tage reduziert ($p < 0{,}0001$). Darüber hinaus war die Infektionsrate in Kohorte 2 mit HiDAC-123 deutlich geringer im Vergleich zu Kohorte 1 mit HiDAC-135 (Odds Ratio [OR] 0,58; 95 %-KI 0,45–0,74; $p < 0{,}0001$) und konnte ebenfalls durch die Verabreichung von Pegfilrastim weiter reduziert werden (OR 0,68; 95 %-KI 0,54–0,87; $p = 0{,}002$). Insgesamt waren die Patienten nach HiDAC-135 deutlich länger im Krankenhaus (im Median 5 Tage) und benötigten die doppelte Menge an Thrombozytentransfusionen wie nach HiDAC-123. Das Überleben war in beiden Kohorten gleich. Obwohl der Vergleich zwischen HiDAC-123 und HiDAC-135 auf einer Kohortenanalyse und nicht auf einer randomisierten Studie fußt, wurde die Empfehlung für HiDAC-123 in die NCCN-Leitlinien aufgenommen, was deren Validität und Bedeutung unterstreicht. Auch unter ökonomischen Aspekten ist HiDAC-123 eine interessante Alternative zu HiDAC-135.

Bei älteren Patienten (≥ 60 Jahre) werden weniger aggressive Konsolidierungstherapieregime in den Leitlinien (ELN-2017 und NCCN-2019) empfohlen; diese bewegen sich in der Dosisintensität zwischen Standarddosis Cytarabin (100–200 mg/m², 5–7 Tage) mit oder ohne begleitendes Anthrazyklin und intermediär dosiertem Cytarabin (0,5–1,5 g/m², 4–6 Gaben) bei Patienten mit günstigem Risikoprofil entsprechend ELN-2017.

3.2.3.2 Midostaurin in der Postremissionstherapie

Neben der Induktionstherapie ist Midostaurin auch für die Konsolidierungs- und Erhaltungstherapie in Europa zugelassen. Im Gegensatz dazu ist die Erhaltungstherapie mit Midostaurin in den USA nicht durch die Zulassungsbehörde FDA in das Label aufgenommen worden. Grund war, dass die Erhaltungstherapie mit Midostaurin bisher nicht prospektiv in einer randomisierten Studie geprüft wurde. Nach wie vor wird diskutiert, wie Midostaurin das Gesamtüberleben verbessert; speziell geht es dabei um die Rolle von Midostaurin in der Konsolidierungs- und Erhaltungstherapie. Insbesondere vor dem Hintergrund der bereits oben aufgeführten explorativen Analysen scheint die allogene Blutstammzelltransplantation nach Induktionstherapie mit Midostaurin am effektivsten zu sein, um Rezidive zu verhindern. Im Gegensatz dazu hatten Patienten, die eine intensive Konsolidierungstherapie erhielten, eine vergleichbare Rate an Rezidiven im Midostaurin- und Placebo-Arm der Studie. Darüber hinaus zeigte sich in der Analyse der Erhaltungstherapie der Studie kein signifikanter Vorteil für eine einjährige Erhaltungstherapie mit Midostaurin nach Abschluss der Konsolidierungstherapie in Bezug auf das krankheitsfreie (p = 0,49) und Gesamtüberleben im Vergleich zu Placebo (p = 0,38) [39]. Insgesamt kann aus den Daten der randomisierten Studie aktuell kein klarer Vorteil für den Einsatz von Midostaurin in der Konsolidierungs- und Erhaltungstherapie abgeleitet werden. Deshalb sind weitere Studien mit randomisierten Ansätzen notwendig.

Für die Erhaltungstherapie mit Midostaurin nach allogener Blutstammzelltransplantation wurden aktuell Daten aus der AMLSG 16-10-Studie publiziert. Dabei zeigte sich insgesamt eine schlechte Verträglichkeit von Midostaurin in der Erhaltungstherapie; weniger als 50 % der Patienten konnten die geplante einjährige Erhaltungstherapie abschließen, und die mediane Zeit unter Erhaltungstherapie war für die Patienten nach allogener Blutstammzelltransplantation 9 Monate [11]. Trotzdem zeigte sich in einer Landmarkanalyse ein signifikanter Vorteil für Patienten, die Midostaurin innerhalb von 100 Tagen nach allogener Blutstammzelltransplantation starteten in Bezug auf ereignisfreies (p = 0,01) und Gesamtüberleben (p = 0,02) [11]. Diese Daten legen nahe, dass insbesondere nach allogener Transplantation eine Erhaltungstherapie mit Midostaurin sinnvoll scheint. Ergebnisse einer entsprechenden randomisierten Studie werden in Kürze erwartet (ClinicalTrials.gov Identifier: NCT01883362).

3.2.3.3 Gemtuzumab Ozogamicin in der Postremissionstherapie
Die Zulassung von Gemtuzumab Ozogamicin beinhaltet neben der Induktionstherapie (s. Kap. 3.2.2.3) auch die Gaben in der Konsolidierungstherapie (3 mg/m², Tag 1). Allerdings wird dies nicht durch die aktuelle Studienlage unterstützt. In zwei randomisierten Studien wurden die Gaben von Gemtuzumab Ozogamicin in der Konsolidierungstherapie untersucht [40],[41]. In der MRC AML-15-Studie wurden 948 Patienten für die zusätzliche Gabe von Gemtuzumab Ozogamicin in der ersten Konsolidierungstherapie randomisiert. Ein Vorteil im rezidivfreien (p = 0,20) und Gesamtüberleben (HR 1,02; 95 %-KI 0,82–1,27) konnte nicht gezeigt werden. In der Studie der holländischen Studiengruppe HOVON wurden ältere Patienten nach Erreichen einer kompletten Remission für die Gabe von 3 Zyklen Gemtuzumab Ozogamicin (6 mg/m² alle 4 Wochen) gegen Beobachtung randomisiert [41]. Die beiden Behandlungsgruppen (113 Patienten im Prüfarm versus 119 Kontrollpatienten) waren vergleichbar in Bezug auf Alter, Allgemeinzustand und Zytogenetik. Insgesamt zeigte sich kein Unterschied im krankheitsfreien (p = 0,40) und Gesamtüberleben (p = 0,52). Somit gibt es aktuell keine Evidenz aus randomisierten Studien für den Einsatz von Gemtuzumab Ozogamicin in der Postremissionstherapie.

3.2.4 Nicht-intensive Therapie bei neu diagnostizierten Patienten

Mit zunehmendem Alter und insbesondere ab einem Alter von > 70 Jahre nimmt der Anteil intensiv behandelbarer Patienten stark ab (Abb. 3.7) und nicht-intensive Therapiestrategien sowie alleinige Supportivtherapien nehmen stark zu [36]. Gründe dafür sind unter anderem die Zunahme von Komorbiditäten sowie ungünstige genetische Risikoprofile der AML mit zunehmendem Alter [29]. Die Ansprechraten auf die aktuell zugelassenen hypomethylierenden Substanzen [24],[25] sind überschaubar mit jeweils etwa einem Viertel der Patienten nach Therapie mit Azacitidin oder Decitabin und etwas geringer (etwa 20 %) mit niedrig dosiertem Cytarabin [42]. Die Überlebensraten nach zwei Jahren sind für alle drei Substanzen unter 20 %. Aktuelle klinische Studien und die Zulassung von Venetoclax in Kombination mit hypomethylierenden Substanzen oder niedrig dosiertem Cytarabin in den USA im Dezember 2018 zeigen, dass sich diese Situation in absehbarer Zeit einschneidend ändern wird [43],[44]. Als Monotherapie war der BCL2-Inhibitor Venetoclax nur mäßig wirksam [45]. Aktuelle Phase-II-Studien bei älteren, für intensive Chemotherapie ungeeigneten Patienten zeigen in Kombination mit hypomethylierenden Substanzen eine komplette Remissionsrate von 67 % und ein medianes Überleben von 17,5 Monaten und in Kombination mit niedrig dosiertem Cytarabin eine Remissionrate von 71 %. Diese Daten sind insbesondere im Vergleich zu den Ergebnissen zur intensiven Chemotherapie bei älteren Patienten sehr ermutigend.

Neben Venetoxlax wurde Glasdegib, ein *Hedgehog*-Signalweg-Inhibitor, in Kombination mit niedrig dosiertem Cytarabin in den USA für die Therapie älterer, für die

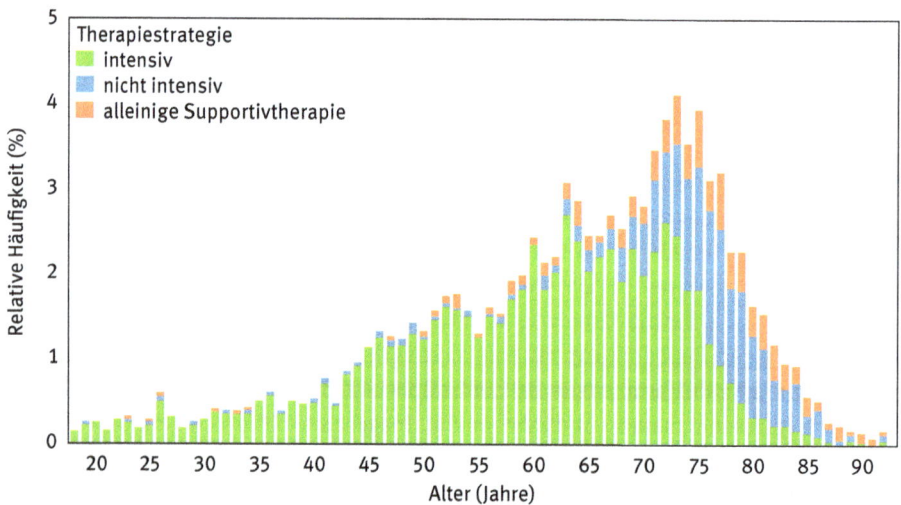

Abb. 3.7: Häufigkeit der eingesetzten Therapiestrategien bei Patienten mit AML in Abhängigkeit vom Lebensalter. (Angepasst nach [36])

intensive Chemotherapie ungeeigneter Patienten durch die FDA zugelassen [46]. In der randomisierten Zulassungsstudie führte die Kombinationstherapie mit Glasdegib und niedrig dosiertem Cytarabin zu einer deutlichen Verbesserung des Gesamtüberlebens (HR 0,51; p = 0,0004) im Vergleich zum Kontrollarm mit niedrig dosiertem Cytarabin.

Weitere sehr ermutigende Daten wurden zu den IDH1- und IDH2-Inhibitoren Ivosidenib und Enasidenib bei älteren, für die intensive Chemotherapie ungeeigneten Patienten berichtet [47],[48]. Mit beiden Substanzen konnten als Monotherapie komplette Remissionen mit langer Dauer induziert werden.

Insgesamt zeigt sich aktuell ein sehr ermutigendes Bild bei der Therapie älterer, für die intensive Chemotherapie ungeeigneter Patienten mit zielgerichteten Therapien, die überwiegend ambulant durchgeführt werden können. Sicher werden diese Ergebnisse auch die Therapiestrategien bei jüngeren, fitten Patienten in naher Zukunft beeinflussen.

3.2.5 Refraktäre/rezidivierte AML

Etwa 20–30 % der AML-Patienten unter 60 Jahren und etwa 50 % der älteren Patienten erreichen keine komplette Remission nach einer Standardinduktionstherapie mit Cytarabin und einem Anthracyclin. Darüber hinaus haben Patienten nach Erreichen einer kompletten Remission ein hohes Rezidivrisiko, insbesondere innerhalb der ersten zwei Jahre nach Abschluss der Chemotherapie [1]. Insgesamt ist die Prognose bei Patienten mit refraktärer/rezidivierter AML nach wie vor ungünstig [3]. Die allogene Blutstammzelltransplantation ist derzeit die einzige Behandlungsstrategie mit Aussicht auf Langzeitremissionen bei rezidivierter/refraktärer AML, allerdings wird das Ergebnis nach der Transplantation maßgeblich durch den Remissionszustand vor Transplantation bestimmt. Deshalb ist ein wesentliches Ziel der *Salvage*-Therapieschemata, eine Remission vor Transplantation zu induzieren. In einer großen Metaanalyse war die Kombination aus hoch dosiertem Cytarabin und Mitoxantron, das HAM-Schema, mit Gemtuzumab Ozogamicin sehr effektiv, wobei eine Ansprechrate von 60 % erreicht wurde. Neben der intensiven Chemotherapie sind zielgerichtete Ansätze von großer Bedeutung, die IDH-Inhibitoren Ivosidenib und Enasidenib sowie die FLT3-Inhibitoren Gilteritinib und Quizartinib sind bereits oder werden in Kürze in den USA zugelassen.

Enasidenib wurde im August 2017 durch die FDA zur Behandlung refraktärer/rezidivierter AML-Patienten mit IDH2-Mutation auf der Basis einer Phase-I/II-Studie zugelassen [49]. Insgesamt wurden 176 Patienten in der Studie behandelt, und das Ansprechen wurde mit 40 % berichtet, wobei nur etwa die Hälfte davon eine komplette Remission erreichte; medianes Gesamtüberleben wurde mit 9,3 Monaten angegeben.

Ivosidenib wurde im Juli 2018 durch die FDA zur Behandlung refraktärer/rezidivierter AML-Patienten mit IDH1-Mutation auf der Basis einer Phase-I-Dosiseskalations-/Dosisexpansionsstudie bei 258 Patienten mit IDH1-mutierter AML zugelassen [50]. Das Ansprechen variierte von 39 % (95 %-KI 32–47 %) bei Patienten mit refraktärer/rezidivierter AML (n = 179) bis 56 % (95 %-KI 38 %) bei neu diagnostizierter AML, das mediane Gesamtüberleben wurde mit 8,2 Monaten angegeben.

Gilteritinib ist ein Typ-I-FLT3-Inhibitor, der sowohl an der inaktiven als auch an der aktiven Form der FLT3-Kinase-Domäne bindet [51]. In der Dosiseskalations-/Dosisexpansionsphase-I/II-Studie wurden 252 Patienten mit refraktärer/rezidivierter AML behandelt [52]. Durch Gilteritinib-Monotherapie konnte ein Ansprechen bei 40 % der Patienten induziert werden, wobei Ansprechen komplette und partielle Remissionen beinhaltete. Die Ansprechrate war bei AML mit FLT3-Wildtyp mit 12 % überschaubar und deutlich höher mit 49 % bei Patienten mit aktivierenden FLT3-Mutationen. Die Ansprechrate nahm mit steigender Gilteritinib-Dosis zu. Bei Patienten mit Dosierungen ≥ 80 mg/Tag war das Ansprechen 52 %, wobei die Ansprechrate mit einem Blastenanteil < 5 % im Knochenmark bei 41 % lag. Die mediane Dauer des Ansprechens war 17 Wochen. Gilteritinib wurde von der FDA am 28. November 2018 basierend auf den Daten der randomisierten ADMIRAL-Studie (clinicaltrials.gov ID NCT02421939) zugelassen. In dieser bisher nicht *peer review*-publizierten Studie wurden 138 Patienten mit refraktärer/rezidivierter AML und aktivierenden FLT3-Mutationen (FLT3-ITD, FLT3-TKD) eingeschlossen. Gilteritinib wurde im Prüfarm in einer Dosis von 120 mg täglich eingesetzt, im Standardarm waren erlaubte Therapieoptionen niedrig dosiertes Cytarabin, Azacitidin, das MEC-Schema (Mitoxantron, Etoposid, Cytarabin) und das FLAG-Ida-Schema (G-CSF, Fludarabine, Cytarabin, Idarubicin). Die Ansprechrate wurde auf der FDA-Homepage mit 21 % angegeben.

Quizartinib ist ein Typ-II-FLT3-Inhibitor, der an der inaktiven Form der FLT3-Kinase-Domäne bindet [51]. Auch Quizartinib wurde in einer randomisierten Studie bei refraktären/rezidivierten AML-Patienten geprüft [53]. In dieser Studie konnten nur Patienten mit FLT3-ITD-positiver AML eingeschlossen werden. Insgesamt wurden 367 Patienten randomisiert (2:1), wobei der Kontrollarm dem in der ADMIRAL-Studie vergleichbar war. Dabei zeigte sich ein signifikant (p = 0,018) besseres Gesamtüberleben (medianes Überleben im Quizartinib-Arm 6,2 Monate; Kontrollarm 4,7 Monate). Das Ansprechen war im Quizartinib-Arm sehr gut mit 69 %, davon Ansprechen mit < 5 % Blasten im Knochenmark von 48 % gegenüber dem Ansprechen im Standardarm mit 30 %, davon Ansprechen mit < 5 % Blasten im Knochenmark von 27 %. Diese Daten aus der randomisierten QUANTUM-R-Studie bestätigten die Ergebnisse einer Reihe von zuvor durchgeführten Phase-II-Studien.

Zusammenfassend sind die neuen Therapieoptionen mit IDH- und FLT3-Inhibition allesamt oral verfügbar und in der Regel gut verträglich. Bei allen Substanzen kann bei Patienten mit refraktärer/rezidivierter AML Ansprechen mit einem Teil kompletter Remissionen mit der Monotherapie induziert werden. Allerdings rezidivieren trotz Ansprechen die Patienten relativ rasch, und die Frage nach einer effektiven Konsolidierungstherapie bleibt bei diesen Patienten offen, da für viele Patienten eine *bridge to transplant* nicht als Therapieoption zur Verfügung steht. Nachdem die Wirksamkeit bei Patienten mit refraktärer/rezidivierter AML gezeigt wurde, sind aktuell für alle Substanzen klinische Studien in Kombination mit intensiver Induktionstherapie in der Erstlinientherapie bei neu diagnostizierten Patienten in Planung oder rekrutieren bereits.

Literatur

[1] Döhner H, Estey E, Grimwade D et al. Diagnosis and management of AML in adults: 2017 ELN recommendations from an international expert panel. Blood. 2017;26;129(4):424–444.

[2] Schlenk RF. Post-remission therapy for acute myeloid leukemia. Haematologica. 2014;99(11):1663–1670.

[3] Schlenk RF, Müller-Tidow C, Benner A et al. Relapsed/refractory acute myeloid leukemia: any progress? Curr Opin Oncol. 2017;29(6):467–473.

[4] Arber DA, Orazi A, Hasserjian R et al. The 2016 revision to the World Health Organization classification of myeloid neoplasms and acute leukemia. Blood. 2016;127(20):2391–2405.

[5] Platzbecker U, Avvisati G, Cicconi L et al. Improved Outcomes With Retinoic Acid and Arsenic Trioxide Compared With Retinoic Acid and Chemotherapy in Non-High-Risk Acute Promyelocytic Leukemia: Final Results of the Randomized Italian-German APL0406 Trial. J Clin Oncol. 2017;35(6):605–612.

[6] Kayser S, Rahmé R, Martínez-Cuadron D et al. Characteristics and Outcome of Older Patients with Acute Promyelocytic Leukemia Front-Line Treated with or without Arsenic Trioxide – an International Collaborative Study. Blood. 2018;132:80

[7] Kayser S, Krzykalla J, Elliott MA et al. Characteristics and outcome of patients with therapy-related acute promyelocytic leukemia front-line treated with or without arsenic trioxide. Leukemia. 2017;31(11):2347–2354.

[8] Wei AH, Tiong IS. Midostaurin, enasidenib, CPX-351, gemtuzumab ozogamicin, and venetoclax bring new hope to AML. Blood. 2017;130(23):2469–2474.

[9] Müller-Tidow C, Schlenk RF. A new option for remission induction in acute myeloid leukaemia. Lancet Oncol. 2018;19(2):156–157.

[10] Stone RM, Mandrekar SJ, Sanford BL et al. Midostaurin plus Chemotherapy for Acute Myeloid Leukemia with a FLT3 Mutation. N Engl J Med. 2017;377(5):454–464.

[11] Schlenk RF, Weber D, Fiedler W et al. Midostaurin added to chemotherapy and continued single agent maintenance therapy in acute myeloid leukemia with FLT3-ITD. Blood. 2019;133(8):840–851.

[12] Lambert J, Pautas C, Terré C et al. Gemtuzumab ozogamicin for de novo acute myeloid leukemia: final efficacy and safety updates from the open-label, phase III ALFA-0701 trial. Haematologica. 2019;104(1):113–119

[13] Lancet JE, Uy GL, Cortes JE et al. CPX-351 (cytarabine and daunorubicin) Liposome for Injection Versus Conventional Cytarabine Plus Daunorubicin in Older Patients With Newly Diagnosed Secondary Acute Myeloid Leukemia. J Clin Oncol. 2018;36(26):2684–2692.

[14] Hematology/oncology (cancer) approvals & safety notifications. [document on the Internet]. FDA, U.S.A. [cited 2018 Nov 14]. Available from https://www.fda.gov/drugs/resources-information-approved-drugs/hematologyoncology-cancer-approvals-safety-notifications.

[15] Pollyea DA. New drugs for acute myeloid leukemia inspired by genomics and when to use them. Hematology 2018;2018(1):45–50.

[16] Fernandez HF, Sun Z, Yao X et al. Anthracycline dose intensification in acute myeloid leukemia. N Engl J Med. 2009;361(13):1249–1259.

[17] Burnett AK, Russell NH, Hills RK et al. UK NCRI AML Study Group. A randomized comparison of daunorubicin 90 mg/m2 vs 60 mg/m2 in AML induction: results from the UK NCRI AML17 trial in 1206 patients. Blood. 2015;125(25):3878–3885.

[18] Burnett AK, Russell NH, Hills RK et al. Higher daunorubicin exposure benefits FLT3 mutated acute myeloid leukemia. Blood. 2016;128(3):449–452.

[19] Löwenberg B. Sense and nonsense of high-dose cytarabine for acute myeloid leukemia. Blood. 2013;121(1):26–28.

[20] Burnett AK, Russell NH, Hills RK et al. Optimization of chemotherapy for younger patients with acute myeloid leukemia: results of the medical research council AML15 trial. J Clin Oncol. 2013;31(27):3360–3368

[21] Holowiecki J, Grosicki S, Giebel S et al. Cladribine, but not fludarabine, added to daunorubicin and cytarabine during induction prolongs survival of patients with acute myeloid leukemia: a multicenter, randomized phase III study. J Clin Oncol. 2012;30(20):2441–2448.

[22] Libura M, Giebel S, Piatkowska-Jakubas B et al. Cladribine added to daunorubicin-cytarabine induction prolongs survival of FLT3-ITD + normal karyotype AML patients. Blood. 2016;127(3):360–2.

[23] Burnett AK, Russell NH, Hills RK et al. A comparison of clofarabine with ara-C, each in combination with daunorubicin as induction treatment in older patients with acute myeloid leukaemia. Leukemia. 2017;31(2):310–317.

[24] Dombret H, Seymour JF, Butrym A et al. International phase 3 study of azacitidine vs conventional care regimens in older patients with newly diagnosed AML with > 30 % blasts. Blood. 2015;126(3):291–299.

[25] Kantarjian HM, Thomas XG, Dmoszynska A et al. Multicenter, randomized, open-label, phase III trial of decitabine versus patient choice, with physician advice, of either supportive care or low-dose cytarabine for the treatment of older patients with newly diagnosed acute myeloid leukemia. J Clin Oncol. 2012;30(21):2670–2677.

[26] Schlenk RF, Weber D, Herr W et al. Randomized phase-II trial evaluating induction therapy with idarubicin and etoposide plus sequential or concurrent azacitidine and maintenance therapy with azacitidine. Leukemia. 2019;33(8):1923–1933.

[27] Müller-Tidow C, Tschanter P, Röllig C et al. Azacitidine in combination with intensive induction chemotherapy in older patients with acute myeloid leukemia: The AML-AZA trial of the Study Alliance Leukemia. Leukemia. 2016;30(3):555–561.

[28] Castaigne S, Pautas C, Terré C, Raffoux E et al. Effect of gemtuzumab ozogamicin on survival of adult patients with de-novo acute myeloid leukaemia (ALFA-0701): a randomised, open-label, phase 3 study. Lancet. 2012;379(9825):1508–1516.

[29] Hills RK, Castaigne S, Appelbaum FR et al. Addition of gemtuzumab ozogamicin to induction chemotherapy in adult patients with acute myeloid leukaemia: a meta-analysis of individual patient data from randomised controlled trials. Lancet Oncol. 2014 Aug;15(9):986–996.

[30] Schlenk RF, Döhner K, Krauter J et al. Mutations and treatment outcome in cytogenetically normal acute myeloid leukemia. N Engl J Med. 2008;358(18):1909–1918.

[31] Schlenk RF, Döhner K, Kneba M et al. Gene mutations and response to treatment with all-trans retinoic acid in elderly patients with acute myeloid leukemia. Results from the AMLSG Trial AML HD98B. Haematologica. 2009;94(1):54–60.

[32] De Propris MS, Raponi S, Diverio D et al. High CD33 expression levels in acute myeloid leukemia cells carrying the nucleophosmin (NPM1) mutation. Haematologica. 2011;96(10):1548–1551.

[33] Schlenk RF, Paschka P, Krzykalla J et al. Gemtuzumab Ozogamicin in NPM1-Mutated AML: Results from the Prospective Randomized AMLSG 09–09 Phase-III Study. Blood. 2018;132:81 [abstract].

[34] Amadori S, Suciu S, Selleslag D et al. Gemtuzumab Ozogamicin Versus Best Supportive Care in Older Patients With Newly Diagnosed Acute Myeloid Leukemia Unsuitable for Intensive Chemotherapy: Results of the Randomized Phase III EORTC-GIMEMA AML-19 Trial. J Clin Oncol. 2016;34(9):972–979.

[35] Schlenk RF, Kayser S. Midostaurin: A Multiple Tyrosine Kinases Inhibitor in Acute Myeloid Leukemia and Systemic Mastocytosis. Recent Results Cancer Res. 2018;212:199–214.

[36] Nagel G, Weber D, Fromm E et al. Epidemiological, genetic, and clinical characterization by age of newly diagnosed acute myeloid leukemia based on an academic population-based registry study (AMLSG BiO). Ann Hematol. 2017;96(12):1993–2003.

[37] Acute myeloid Leukemia [document on the Internet]. NCCN Guidelines Version 2.2019 [cited 2018 Nov 14]. Available from https://www.nccn.org/store/login/login.aspx?ReturnURL=-https://www.nccn.org/professionals/physician_gls/pdf/aml.pdf

[38] Jaramillo S, Benner A, Krauter J et al. Condensed versus standard schedule of high-dose cytarabine consolidation therapy with pegfilgrastim growth factor support in acute myeloid leukemia. Blood Cancer J. 2017;7(5):e564.

[39] Larson RA, Mandrekar SJ, Sanford BL et al. An Analysis of Maintenance Therapy and Post-Midostaurin Outcomes in the International Prospective Randomized, Placebo-Controlled, Double-Blind Trial (CALGB 10603/RATIFY [Alliance]) for Newly Diagnosed Acute Myeloid Leukemia (AML) Patients with FLT3 Mutations. Blood. 2017;130:145 [abstract].

[40] Burnett AK, Hills RK, Milligan D et al. Identification of patients with acute myeloblastic leukemia who benefit from the addition of gemtuzumab ozogamicin: results of the MRC AML15 trial. J Clin Oncol. 2011;29(4):369–377.

[41] Löwenberg B, Beck J, Graux C et al. Gemtuzumab ozogamicin as postremission treatment in AML at 60 years of age or more: results of a multicenter phase 3 study. Blood. 2010;115(13):2586–2591.

[42] Burnett AK, Milligan D, Prentice AG et al. A comparison of low-dose cytarabine and hydroxyurea with or without all-trans retinoic acid for acute myeloid leukemia and high-risk myelodysplastic syndrome in patients not considered fit for intensive treatment. Cancer. 2007;109(6):1114–1124.

[43] DiNardo CD, Pratz KW, Letai A et al. Safety and preliminary efficacy of venetoclax with decitabine or azacitidine in elderly patients with previously untreated acute myeloid leukaemia: a non-randomised, open-label, phase 1b study. Lancet Oncol. 2018;19(2):216–228.

[44] DiNardo CD, Pratz K, Pullarkat V et al. Venetoclax combined with decitabine or azacitidine in treatment-naive, elderly patients with acute myeloid leukemia. Blood. 2019;133(1):7–17.

[45] Konopleva M, Pollyea DA, Potluri J et al. Efficacy and biological correlates of response in a phase II study of venetoclax monotherapy in patients with acute myelogenous leukemia. Cancer Discov. 2016;6(10):1106–1117.

[46] Cortes JE, Heidel FH, Hellmann A et al. Randomized comparison of low dose cytarabine with or without glasdegib in patients with newly diagnosed acute myeloid leukemia or high-risk myelodysplastic syndrome. Leukemia. 2019;33(2):379–389.

[47] Roboz GJ, DiNardo CD, Stein EM et al. Ivosidenib (AG-120) Induced Durable Remissions and Transfusion Independence in Patients with IDH1-Mutant Untreated AML: Results from a Phase 1 Dose Escalation and Expansion Study. Blood. 2018;132:561 [abstract].

[48] Stein EM, Shoben A, Borate U et al. Enasidenib Is Highly Active in Previously Untreated IDH2 Mutant AML: Early Results from the Beat AML Master Trial. Blood. 2018;132:287 [abstract].

[49] Stein EM, DiNardo CD, Pollyea DA et al. Enasidenib in mutant IDH2 relapsed or refrctory acute myeloid leukemia. Blood. 2017;130(6):722–731.

[50] DiNardo CD, Stein EM, de Botton S et al. Durable Remissions with Ivosidenib in IDH1-Mutated Relapsed or Refractory AML. N Engl J Med. 2018;378(25):2386–2398.

[51] Daver N, Schlenk RF, Russell NH et al. Targeting FLT3 mutations in AML: review of current knowledge and evidence. Leukemia. 2019;33(2):299–312.

[52] Perl AE, Altman JK, Cortes J et al. Selective inhibition of FLT3 by gilteritinib in relapsed or refractory acute myeloid leukaemia: a multicentre, first-in-human, open-label, phase 1–2 study. Lancet Oncol. 2017;18(8):1061–1075.

[53] Cortes JE, Khaled SK, Martinelli G et al. Efficacy and Safety of Single-Agent Quizartinib (Q), a Potent and Selective FLT3 Inhibitor (FLT3i), in Patients (pts) with FLT3-Internal Tandem Duplication (FLT3-ITD)-Mutated Relapsed/Refractory (R/R) Acute Myeloid Leukemia (AML) Enrolled in the Global, Phase 3, Randomized Controlled Quantum-R Trial. Blood. 2018;132:563 [abstract].

3.3 Risikostratifizierte Therapie der klassischen BCR-ABL1-negativen myeloproliferativen Neoplasien (MPN)

Juliana Schwaab, Andreas Reiter, Georgia Metzgeroth

3.3.1 Prognosescores und Therapie

Bei den MPN handelt es sich um chronische Erkrankungen, die im weiteren Krankheitsverlauf in eine sekundäre Myelofibrose (post-ET MF oder post-PV MF) oder in eine Blastenphase (PMF, ET, PV, CML) übergehen können. Die Prognose der MPN hängt im Wesentlichen vom Subtyp (ET >> PV >> PMF) und Stadium der Erkrankung bei Diagnosestellung sowie der genetischen Konstellation (Treibermutationen ± zusätzliche somatische Mutationen) ab. In den letzten Jahren haben sich aus einer Vielzahl von relevanten prognostischen Risikofaktoren (z. B. Alter, Blutbildveränderungen, Molekulargenetik) entitätsspezifische Prognosescores etabliert, die inzwischen weitverbreitet Eingang in die Klinik gefunden haben und richtungsweisend für die Therapiestrategie sind (Tab. 3.13, Tab. 3.14).

3.3.1.1 Polycythaemia vera (PV)

Das Überleben von Patienten mit PV, das bei guter Kontrolle der Erkrankung im Median bei etwa 19 Jahren liegt, wird entscheidend durch thromboembolische Komplikationen bestimmt. Die therapierelevante Risikostratifizierung richtet sich daher nach der Rezidivwahrscheinlichkeit für arterielle oder venöse Thromboembolien. Relevante Prognoseparameter sind a) Alter ≥ 60 Jahre, b) stattgehabte thromboembolische Ereignisse und/oder Blutungskomplikationen und, weniger gesichert, c) eine Leukozytose [1]. Jüngere Patienten unter 60 Jahren ohne bisherige thromboembolische Komplikationen werden als Niedrigrisiko eingestuft. Ältere Patienten ≥ 60 Jahre mit oder ohne thromboembolische Komplikationen sind Hochrisikopatienten. Prognosemodelle, die die Leukozytose bei Diagnosestellung als Parameter berücksichtigen, sind bisher noch nicht prospektiv evaluiert worden. Ein Zusammenhang zwischen Thrombozytose und einem erhöhten Thromboserisiko ist nicht nachgewiesen.

Somatische Mutationen (z. B. ASXL1, SRSF2, IDH2) sind bei der PV mit einer erhöhten Rate an leukämischer Transformation und Myelofibrose sowie einem schlechteren Überleben assoziiert.

Therapieziele bei der PV sind bei fehlendem Ansatz für eine Verbesserung des Gesamtüberlebens (außer allogene Stammzelltransplantation) in erster Linie die Vermeidung von thromboembolischen Komplikationen, eine Verbesserung der klinischen Symptomatik (konstitutionelle Symptome, Pruritus) und damit der Lebensqualität sowie eine Minimierung des Risikos für eine Progression in eine Myelofibrose oder Blastenphase. Das 10-Jahres-Risiko für die Entwicklung einer sekundären Myelofibrose bzw. Blastenphase liegt für die PV bei 10 % bzw. < 3 %.

Alle Patienten erhalten unmittelbar nach Diagnosestellung und unabhängig von ihrer Risikostratifizierung bei fehlenden Kontraindikationen eine lebenslange Therapie mit ASS (100 mg/Tag) und isovolämische Aderlässe. Niedrig dosiertes ASS reduziert das Risiko thromboembolischer Komplikationen (ECLAP-Studie) [2]. Da bei Thrombozyten > 1.000 × 10^9/l die Gefahr für ein von-Willebrand-Jürgens-Syndrom (Ristocetin-Kofaktor-Aktivität < 30 %) besteht, ist bei diesen Thrombozytenwerten eine ASS-Therapie kontraindiziert. In diesen Fällen muss die Thrombozytenzahl zunächst zytoreduktiv gesenkt werden, bevor eine primäre oder sekundäre Thromboembolieprophylaxe mit ASS eingeleitet werden kann.

Ziel der Aderlasstherapie ist die Senkung des Hämatokrits unter 45 %, da erst unter diesem Grenzwert die Rate an Thromboembolien signifikant gesenkt werden kann (CYTO-PV Studie) [3]. Die Aderlassfrequenz richtet sich nach dem Hämatokritwert und der individuellen Verträglichkeit. Initial sind manchmal tägliche Aderlässe bis zu 500 ml notwendig. Durch die Aderlässe soll der Hämatopoese das Eisen entzogen und damit die Erythropoese gebremst werden, ein erniedrigtes Ferritin und die Entwicklung einer eisendefizitären Erythropoese sind bis zu einem gewissen Grad erwünscht. Die Aderlasstherapie sollte jedoch nicht so weit geführt werden, dass der Patient durch den Eisenmangel symptomatisch wird oder gar eine Eisenmangelanämie entwickelt. Sollte der Eisenmangel ausgeprägt sein und der Patient symptomatisch werden, spricht, entgegen früherer Einschätzungen, nichts gegen eine vorsichtige Eisensubstitution unter engmaschiger Blutbildkontrolle. In manchen Fällen kann alleine durch Aderlässe der Hämatokrit nicht im Zielbereich gehalten werden, so dass hier zusätzlich eine zytoreduktive Therapie notwendig wird.

Unabhängig davon erhält jeder Hochrisikopatient zur Basistherapie mit ASS und Aderlässen eine Therapie mit Hydroxyurea (HU). HU ist mit Abstand das am häufigsten eingesetzte Medikament zur Zytoreduktion, z. B. bei Zeichen der Proliferation, d. h. zunehmende Leukozytose und/oder Thrombozytose, bei einem durch Aderlässe nicht beherrschbaren Hämatokrit und zur Reduktion der Milzgröße bei Splenomegalie. Die Dosierung (500–2.000 mg/Tag) wird dem Blutbild angepasst. In der Regel kann so eine rasche Zellzahlkontrolle und eine Verbesserung der Symptomatik wie Pruritus erzielt werden. Relevante Langzeitnebenwirkungen sind die Begünstigung der Entwicklung von Hauttumoren (Spinaliom, Basaliom, aktinische Keratose und

Keratoakanthom, jeweils vorwiegend an lichtexponierten Stellen), Mukositis und Ulzera, vor allem an den unteren Extremitäten. Ein immer wieder diskutiertes leukämogenes Potenzial konnte bisher weder sicher nachgewiesen noch ausgeschlossen werden.

Für die Zweitlinientherapie, nach Versagen von HU (persistierende Aderlassbedürftigkeit, unkontrollierte Proliferation, ungenügende Milzgrößenreduktion trotz ausreichender HU-Dosierung) oder bei Intoleranz (Zytopenien, Hautulzera, gastrointestinale Beschwerden) ist der JAK2-Inhibitor Ruxolitinib in einer initialen Dosierung von 2×10 mg/Tag zugelassen. Hierunter kommt es zumeist zu einer signifikanten Verbesserung der konstitutionellen Beschwerden und in etwa 60 % auch zu einer dauerhaften Hämatokritkontrolle mit konsekutiver Aderlassfreiheit, kompletter hämatologischer Remission und Milzgrößenreduktion [4].

In den letzten Jahren sind viele Patienten mit PV oder ET erfolgreich mit Interferon behandelt worden. Bis zu 80 % erreichen z. T. nicht nur komplette hämatologische, sondern sogar molekulare Remissionen. In der Regel sind pegylierte Interferone besser verträglich. Das Nebenwirkungsspektrum von Interferon umfasst vorwiegend grippale Symptome, die unter Komedikation mit Paracetamol meistens gut kontrolliert werden können. Die Verträglichkeit wird im Verlauf der Therapie besser. Weitere relevante Nebenwirkungen sind die Begünstigung von Depressionen (Kontraindikation bei vorbekannter depressiver Erkrankung), Schilddrüsenfunktionsstörungen und Autoimmunphänomene. Aufgrund positiver Studienergebnisse mit Erreichen anhaltender kompletter hämatologischer Remissionen und guter Symptomverbesserung wurde das nur 14-tägig zu applizierende Ropeginterferon zur Therapie der PV kürzlich zugelassen. Da durch Anagrelid vorwiegend die Thrombozyten kontrolliert werden, spielt dieses Medikament als Monotherapie der PV keine Rolle, sondern kommt nur in Kombination mit Interferon oder HU zum Einsatz. Alkylanzien (z. B. Busulfan) kommen aufgrund ihres leukämogenen Potenzials sehr selten als Reservemedikament zumeist bei älteren Patienten in Ermangelung anderer Alternativen zum Einsatz.

3.3.1.2 Essenzielle Thrombozythämie (ET)

Die ET ist die MPN mit der besten Prognose. Das 15-Jahres-Risiko für eine leukämische Transformation liegt bei 2–5 %, für eine Progression in eine sekundäre Myelofibrose bei 4–11 % [5]. Ähnlich wie bei der PV sind Zusatzmutationen (z. B. SF3B1, SRSF2, TP53, IDH2) auch bei der ET mit einer höheren Rate an leukämischer Transformation, Myelofibrose und einem schlechteren Gesamtüberleben assoziiert.

Da das Überleben von Patienten mit ET bisher durch keine Therapie beeinflusst werden kann, ist das primäre Therapieziel die Vermeidung von thromboembolischen Komplikationen, die in 10–20 % der Patienten auftreten. Demzufolge richtet sich die Therapie der ET nach dem individuellen Thromboserisiko. Dieses Thromboserisiko lässt sich anhand des internationalen Prognosescores für ET (IPSET) abschätzen. Die-

Tab. 3.13: Prognosescores und Therapie bei Polycythaemia vera und essenzieller Thrombozythämie.

Entität	Risiko- bzw. Prognose-faktoren	Risiko-gruppe	Definition	Therapie
PV				
	– Alter ≥ 60 Jahre – Thromboembolien, schwere Blutungen	Niedrig	< 60 Jahre, ohne Thrombo-embolie	ASS, Aderlass hämatokrit-adaptiert
		Hoch	≥ 60 Jahre und/oder Thromboembolie	ASS und Zytoreduktion (HU, IFN)
ET		**Punkte**		
Traditionelle Stratifi-zierung	– Alter ≥ 60 Jahre – Thromboembolien, schwere Blutungen – Thrombo-zyten > 1.500 × 10⁹/l	Niedrig	0	Watch & wait
		Inter-mediär	Nur CVRF	ASS
		Hoch	≥ 1	ASS und HU, Anagrelid, IFN
IPSET	– Alter ≥ 60 Jahre (1 P) – Thromboembolien, schwere Blutungen (2 P) – Kardiovaskulärer Risikofaktor (1 P) – Positiver JAK2-V617F-Mutationsstatus (2 P)	Niedrig	0	Watch & wait oder ASS
		Inter-mediär	2	ASS ASS und Zytoreduktion (bei Thromboembolien, Alter ≥ 60 und CVRF)
		Hoch	3–6	ASS und Zytoreduktion (HU, IFN)

ser besteht ähnlich wie bei der PV aus a) Alter ≥ 60 Jahre, b) anamnestischen Thromboembolien oder schweren Blutungen, c) der JAK2-V617F-Mutation und d) mindestens einem kardiovaskulären Risikofaktor (arterielle Hypertonie, Diabetes mellitus, Hypercholesterinämie, Adipositas, Nikotinabusus, Thrombophilie) [6]. Für Alter und kardiovaskuläre Risikofaktoren werden jeweils ein Punkt, für Thrombosen und Vorliegen der JAK2-V617F-Mutation jeweils zwei Punkte vergeben. Drei Risikogruppen werden unterschieden: Niedrigrisiko (0–1 Punkte), Intermediärrisiko (2 Punkte) und Hochrisiko (3–6 Punkte). Das jährliche Thromboserisiko liegt so je nach Anzahl der Risikofaktoren zwischen 1,0 % und 3,5 %. Eine Leukozytose ist ebenfalls mit einem erhöhten Thromboserisiko assoziiert. Patienten mit CALR-positiver Erkrankung haben zwar ein im Vergleich zur Normalbevölkerung erhöhtes Thromboserisiko, aber unter den Patienten mit ET das niedrigste Risiko für thromboembolische Ereignisse.

Die traditionelle Risikostratifizierung beinhaltet drei Risikofaktoren, die jeweils mit einem Punkt gewertet werden: a) Alter > 60 Jahre, b) anamnestische Thromboembolien oder schwere Blutungen und c) Thrombozyten > 1.500 × 10⁹/l. Hierbei werden drei Risikogruppen definiert: Niedrigrisiko (0 Punkte), Intermediärrisiko (kardio-vaskuläre Risikofaktoren) und Hochrisiko (≥ 1 Punkt). Die im Anschluss dargestellte Therapiestrategie richtet sich nach dieser Risikostratifizierung.

Im Gegensatz zur PV, bei der jeder Patient ab Diagnosestellung ASS bekommt, besteht bei Patienten mit Niedrigrisiko keine gesicherte Therapieindikation für ASS. Bei Patienten mit kardiovaskulärem Risiko sollte neben der Therapie der zugrunde-liegenden Erkrankung (z. B. Blutdruck- und Blutzuckereinstellung) eine Therapie mit ASS in einer Dosierung von 100 mg/Tag eingeleitet werden. Jeder Hochrisikopatient bedarf einer zytoreduktiven Therapie mit dem Ziel der Normalisierung der Thrombo-zyten. Bei Thrombozytenwerten > 1.000 × 10^9/l ist die Gabe von ASS aufgrund des von-Willebrand-Faktor-Mangels (vWF-Aktivität/vWF-Antigen < 30 %) kontraindiziert. Die Standardtherapie für die Zytoreduktion ist HU. Anagrelid findet zumeist Anwendung als Zweitlinientherapie, kann aber nach aktuellem Zulassungsstatus auch bei Hoch-risikopatienten in der Primärtherapie eingesetzt werden. Die Dosierung erfolgt ein-schleichend (Beginn mit 1–2 × 0,5 mg/Tag; Erhöhung alle 4–7 Tage, maximal 0,5 mg/ Woche als Erhöhung, höchste Einzeldosis 2,5 mg) und muss aufgrund einer möglichen Kardiotoxizität bei kardiovaskulär vorerkrankten Patienten mit Vorsicht angewendet werden. Weitere häufige Nebenwirkungen sind Diarrhoen, Kopfschmerzen und eine erhöhte Blutungsneigung insbesondere in Kombination mit ASS. Konventionelles Interferon-alpha oder pegyliertes Interferon werden aufgrund hoher Remissionsraten (Normalisierung des Blutbildes und der Splenomegalie) und langfristig meist guter Verträglichkeit unter Umständen bereits in der Erstlinientherapie *off-label* eingesetzt.

3.3.1.3 präPMF und primäre Myelofibrose (PMF)

Die „triple-negative PMF" hat eine signifikant schlechtere Prognose als Patienten mit JAK2-V617F-, CALR- oder MPL-Mutation. Unabhängig von diesen Treibermutationen sind somatische Mutationen, u. a. in ASXL1, SRSF2, EZH2, IDH1/2, die inzwischen als molekulare Hochrisikomutationen eingestuft werden, und zytogenetische Aber-rationen (Monosomie, komplexer Karyotyp) als Risikofaktoren etabliert, die einen entscheidenden Einfluss auf das Überleben von Patienten mit PMF haben. Aufgrund dieser Erkenntnisse wurden die bisher vor allem auf klinischen Parametern basieren-den Prognosescores (IPSS, DIPPS) sukzessive um zytogenetische (DIPPS-plus, GIPSS) und molekulargenetische Variablen erweitert (MIPSS70, MIPSS70-plus).

Im IPSS *(international prognostic scoring system)*-Prognosescore werden fünf Variablen aufgegriffen: 1) Alter > 65 Jahre, 2) konstitutionelle Symptome (Fieber, Ge-wichtsverlust, Nachtschweiß), 3) Leukozyten > 25 × 10^9/l, 4) Anämie < 10 g/dl und 5) Blasten ≥ 1 % im peripheren Blut. Er diskriminiert vier Risikogruppen und ist gültig für die PMF bei Diagnosestellung. Zur Risikoabschätzung im Verlauf der Erkrankung kann man den dynamischen Risikoscore (DIPSS) anwenden, der sich auf die gleichen Variablen bezieht, bei dem aber der Hämoglobinabfall unter 10 g/dl mit 2 Punkten berechnet wird. Im DIPSS-plus kommen zusätzlich Transfusionsabhängigkeit,

Tab. 3.14: Prognosescores und Therapie bei Myelofibrose.

Entität	Risiko- bzw. Prognosefaktoren	Risikogruppe	Definition	Therapie
PMF				
IPSS (nur bei Erst-diagnose)	– Alter > 65 Jahre (1 P) – Konstitutionelle Symptome (1 P) – Leukozyten > 25 × 10^9/l (1 P) – Blasten ≥1 % (1 P) – Hämoglobin < 10 g/dl (1 P)	Niedrig	0	Asymptomatisch: watch & wait Symptomatisch: Ruxolitinib
		Intermediär-1	1	
		Intermediär-2	2	Allogene Stamm-zelltransplantation prüfen, Ruxolitinib, symptomatisch (HU)
		Hoch	≥ 3	
DIPSS (Diagnose und Verlauf)	– Alter > 65 Jahre (1 P) – Konstitutionelle Symptome (1 P) – Leukozyten > 25 × 10^9/l (1 P) – Blasten ≥1 % (1 P) – *Hämoglobin < 10 g/dl (2 P)*	Niedrig	0	Wie IPSS
		Intermediär-1	1–2	
		Intermediär-2	3–4	
		Hoch	5–6	
DIPPS-plus (Diagnose und Verlauf)	– Alter > 65 Jahre (1 P) – Konstitutionelle Symptome (1 P) – Leukozyten > 25 × 10^9/l (1 P) – Blasten ≥1 % (1 P) – Hämoglobin < 10 g/dl (1 P) – *Thrombozyten < 100 × 10^9/l (1 P)* – *Bluttransfusionen (1 P)* – *Ungünstiger Karyotyp (u. a. komplex, +8, −7, inv(3), −5, 12p-, 11q23) (1 P)*	Niedrig	0	
		Intermediär-1	1	
		Intermediär-2	2–3	
		Hoch	≥ 4	
MIPSS70 (≤ 70 Jahre)	– Leukozyten > 25 × 10^9/l (2 P) – Thrombozyten < 100 × 10^9/l (2 P) – *≥ 2 Hochrisikomutation (ASXL1, EZH2, IDH1/2, SRSF2) (2 P)* – Alter > 65 Jahre (1 P) – Konstitutionelle Symptome (1 P) – Blasten ≥2 % (1 P) – Hämoglobin < 10 g/dl (1 P) – *Fibrose ≥ Grad 2 (1 P)* – *CALR-Negativität (1 P)* – *1 Hochrisikomutation (1 P)*	Niedrig	0–1	
		Intermediär	2–4	
		Hoch	≥ 5	
MIPSS70-plus (> 70 Jahre)	– Ungünstiger Karyotyp (3 P) – ≥ 1 Hochrisikomutation (ASXL1, EZH2, IDH1/2, SRSF2) (2 P) – CALR-Negativität (2 P) – Konstitutionelle Symptome (2 P) – Blasten ≥ 2 % (2 P) – Hämoglobin < 10 g/dl (1 P)	Niedrig	0–2	
		Intermediär	3	
		Hoch	4–6	
		Sehr Hoch	≥ 7	

Tab. 3.14: (fortgesetzt) Prognosescores und Therapie bei Myelofibrose.

Entität	Risiko- bzw. Prognosefaktoren	Risikogruppe	Definition	Therapie
Post-PV/-ET MF				
MYSEC	– Alter (0,15 P/Lebensjahr)	Niedrig	< 11	
	– Konstitutionelle Symptome (1 P)	Intermediär-1	11–13	
	– Blasten ≥ 3 % (2 P)			
	– Hämoglobin < 11 g/dl (2 P)	Intermediär-2	14–15	
	– *CALR-Negativität (2 P)*	Hoch	> 15	
	– Thrombozyten < 100 × 10^9/l (1 P)			

Thrombozyten < 100 × 10^9/l und/oder ungünstiger Karyotyp zur Anwendung, woraus Berechnungen für ein medianes Überleben von 1,3 Jahren (Hochrisiko), 2,9 Jahren (Intermediär-2), 6,5 Jahren (Intermediär-1) und 15,4 Jahren (Niedrigrisiko) resultieren [7].

Zwei neue Scores für prinzipiell transplantationsgeeignete Patienten bis zum 70. Lebensjahr (MIPSS70, *mutation-enhanced* IPPS) und für Patienten über 70 Jahre (MIPSS70-plus) berücksichtigen zur Prognoseabschätzung neben klinischen Parametern die Hochrisikomutationen (HRM) und den prognostisch ungünstigen Karyotyp (alle außer isolierte –20q, –13q, +9, Chromosom 1-Translokation, -Y) [8],[9]. Durch den in drei Risikogruppen eingeteilten MIPSS70 lässt sich eine Hochrisikogruppe mit einem medianen Überleben von 2,3 Jahren und einem Sterberisiko von 81 % innerhalb von 5 Jahren identifizieren. Diese Patienten sollten, wenn möglich, allogen transplantiert werden. Bei Patienten mit intermediärem Risiko mit einem medianen Überleben von 7 Jahren ist eine unmittelbare allogene Stammzelltransplantation hingegen eher nicht indiziert. Patienten mit niedrigem Risiko haben hingegen ein zu erwartendes Überleben von 27 Jahren. Durch Berücksichtigung dieser molekularen und zytogenetischen Risikofaktoren werden ca. 25 % der im IPSS/DIPSS als Niedrig- und Intermediärrisiko eingestuften Patienten einer ungünstigeren Risikogruppe zugeordnet (Intermediär II, Hochrisiko). Für die sekundären Myelofibrosen (post-ET MF, post-PV MF) gilt ein eigenständiger Score (MYSEC) unter Berücksichtigung von klinischen Befunden und der CALR-Mutation.

Die Therapie der PMF und der sekundären Myelofibrosen richtet sich nach der klinischen Symptomatik, den Komplikationen und den zur Verfügung stehenden Prognosescores. Da die präPMF und die ET klinisch häufig ähnlich verlaufen, entspricht das therapeutische Vorgehen den Grundsätzen der ET mit abwartendem Verhalten und Kontrollen bei Niedrigrisiko und medikamentöser Therapie mit ASS zur Vermeidung von Mikrozirkulationsstörungen und Zytoreduktion bei intermediärem oder hohem Risiko.

Bei der manifesten PMF sind Hauptziele der medikamentösen Therapie eine Verkleinerung der Milz, Verminderung der Symptome, Vermeidung und Therapie von thromboembolischen Komplikationen und eine Verbesserung der Lebensqualität.

Frühzeitig und auch im Verlauf muss wiederholt geprüft werden, ob der Patient für eine allogene Stammzelltransplantation geeignet ist und wann der Zeitpunkt für eine solche gegeben ist. Eine zunehmende Milzgröße und damit assoziierte Symptome treten meist früh auf und sind daher der häufigste Grund für die Einleitung einer Therapie.

Für die symptomatische Splenomegalie ist Ruxolitinib die erste Wahl, hier kommt es bei mindestens 50 % der Patienten zu einer Reduktion der Milzgröße und zu einer Verbesserung der konstitutionellen Symptome. Eine Alternative sind HU oder Interferon, die ihren Stellenwert bei der asymptomatischen Splenomegalie und zur Kontrolle einer bestehenden Leuko- und Thrombozytose haben, jedoch keine sehr gute Wirksamkeit gegen Symptome zeigen.

Das Nebenwirkungsprofil von Ruxolitinib ist bis auf Zytopenien (v. a. Anämie und Thrombozytopenie) überschaubar, die Therapie wird in der Regel gut vertragen. Die Anfangsdosis orientiert sich in erster Linie an den Thrombozytenzahlen: a) bei $> 200 \times 10^9$/l Thrombozyten: 2×20 mg/Tag, b) bei $100{-}200 \times 10^9$/l Thrombozyten: 2×15 mg/Tag, c) bei $50{-}100 \times 10^9$/l Thrombozyten: 2×5 mg/Tag und evtl. in 5 mg-Schritten langsam auf 2×10 mg/Tag steigern und d) bei $< 50 \times 10^9$/l Thrombozyten sollte Ruxolitinib abgesetzt bzw. nur mit Vorsicht gegeben werden. Die Symptomkontrolle gelingt meist bereits durch eine niedrig dosierte Therapie, für eine signifikante Reduktion der Milzgröße werden höhere Dosen benötigt.

Die Comfort-I- und -II-Studien, welche zur Zulassung von Ruxolitinib bei der Myelofibrose führten, haben in einer Post-hoc-Analyse zudem einen leichten Regress der Knochenmarkfibrose und einen Überlebensvorteil nachweisen können [10]. Eine schwierige Frage ist, ab welchem Zeitpunkt Ruxolitinib nicht mehr wirksam ist. Es gibt häufig Situationen mit noch guter bis sehr guter Symptomkontrolle, aber zunehmender Splenomegalie und/oder Thrombozytopenie. Ein Absetzen kann zu einem ausgeprägten Rebound der Symptome führen. Bei echter Ruxolitinib-Resistenz liegt die mediane Lebenserwartung bei 6–15 Monaten.

Die im weiteren Verlauf der PMF zunehmende Zytopenie, meist eingeleitet durch einen progredienten Hämoglobinabfall, später auch Thrombozytopenie, bedarf eines multimodalen Vorgehens. Kein Medikament kann langfristig die Zytopenie günstig beeinflussen. Eine Anämie kann durch die medikamentöse Therapie, v. a. Ruxolitinib und HU, verschlechtert werden. Hier muss zwischen Nutzen (Symptomkontrolle, Milzgrößenreduktion) und Nebenwirkung abgewogen werden, manchmal sind gelegentliche Bluttransfusionen für den Patienten weniger belastend als das erneute Aufflammen der klinischen Symptomatik, v. a. der Fatigue. Bei einem Hämoglobinwert unter 10 g/dl kann bei inadäquat niedrigem endogenem Erythropoetinspiegel ggf. in Kombination mit Ruxolitinib eine Therapie mit s. c. Erythropoetin eingeleitet werden. Manche Patienten zeigen aufgrund der bei der PMF auch zytokinvermittelten Störung der Erythropoese ein Ansprechen auf Steroide. Dabei ist es wichtig, die Steroide in ausreichender Dosierung (Prednison 0,5 mg/kg KG) über einen längeren Zeitraum (3–4 Wochen) mit anschließender Dosisanpassung zu verabfolgen. Immunmodulatorische Substanzen (Thalidomid, Pomalidomid, Lenalidomid) sind in der Behandlung der MPN nicht zugelassen, in der Monotherapie, aber auch in Kombination mit Steroiden zeigen sie bei der MF in bis zu 30 % eine Verbesserung der Anämie. Gegenwärtig befindet sich Pomalidomid in Kombination mit Ruxolitinib bei Patienten mit symptomatischer Anämie bei MF in klinischer Testung. Bei transfusionsbedingter Eisenüberladung (Ferritin > 1000 µg/l) kann bei Patienten mit einer länger als zwei Jahren bestehenden Lebenserwartung eine Eisenchelation mit Deferasirox eingeleitet werden.

Bei Thrombozytopenie sollte aufgrund des chronischen Charakters und der Gefahr der Alloimmunisierung keine prophylaktische Transfusion erfolgen, sondern nur bei Blutungszeichen oder perioperativ. Eine Neutropenie tritt meist erst bei weit fortgeschrittener MF auf. Zunehmende Thrombozytopenie und Leukopenie sind trotz adäquater Therapie häufig primäre Todesursachen durch Blutungen bzw. schwere Infektionen.

In 20–30 % der Fälle mit MF entwickelt sich eine terminale myeloische Blastenphase, gehäuft mit megakaryozytärer Differenzierung. In vielen Fällen ist aufgrund des zumeist reduzierten Allgemeinzustandes und der ungünstigen Prognose bei sehr begrenzter Wahrscheinlichkeit für das Erreichen einer Remission die Durchführung einer intensiven Chemotherapie nicht möglich oder aussichtsreich. Hier bieten demethylierende Substanzen (Azazytidin, Decitabin) eine Alternative. Art und Beginn der Therapie sollte dabei immer in ein Gesamtkonzept unter Berücksichtigung einer möglichen allogenen Stammzelltransplantation erfolgen. Ohne eine allogene Stammzelltransplantation ist die Prognose der Blastenphase infaust.

3.3.2 Sekundärprophylaxe von Thrombosen

Nach stattgehabten arteriellen oder venösen Thrombosen besteht die Indikation für eine dauerhafte Antikoagulation. Ein Absetzen sollte aufgrund des hohen Rezidivrisikos vermieden werden. Prinzipiell unterscheidet sich die Durchführung und Überwachung der Antikoagulation bei Patienten mit einer MPN nicht von anderen Patienten mit Thrombosen. Die beste Datenlage und den weitesten Zulassungsstatus gibt es für den Vitamin-K-Antagonisten Marcumar. Bisher gibt es keine Studien, welche die Über- oder Unterlegenheit der neuen oralen Antikoagulanzien (NOAKs) wie Rivaroxaban, Apixaban oder Dabigatran gegenüber Marcumar zeigen konnten. Der Einsatz sollte sich daher nach der Zulassung richten. Es gibt keine ausreichenden Daten zur Beantwortung der Frage, ob die ASS-Therapie unter Antikoagulation mit Marcumar aufgrund des damit verbundenen höheren Blutungsrisikos fortgeführt werde sollte. In einigen Fällen, z. B. bei gleichzeitigen Mikrozirkulationsstörungen oder rezidivierten, vor allem arteriellen Thrombosen trotz oraler Antikoagulation, muss die Kombination diskutiert werden.

3.3.3 MPN und Schwangerschaft

Junge Patienten mit MPN und bestehendem Kinderwunsch stellen besondere Ansprüche an die Therapie. Eine HU-Medikation sollte spätestens 3 Monate vor geplanter Schwangerschaft beendet werden. Patienten mit PV und ET haben ein erhöhtes Risiko für thromboembolische Komplikationen, Blutungen, fetale Wachstumsretardierung und für Aborte während der gesamten Schwangerschaftsdauer. Patientinnen mit ET oder PV, die planen, schwanger zu werden, oder die schwanger sind, erhalten ASS. Dieses wird zur Vermeidung eines Reye-Syndroms peripartal abgesetzt, alternativ erfolgt eine Thromboseprophylaxe mit niedermolekularem Heparin bis zur 6. postpartalen Woche [11]. Patientinnen mit Hochrisikokonstellation (u. a. vorherige thromboembolische Komplikationen, Präeklampsie, Totgeburt, Spätabort) erhalten unmittelbar nach Bestätigung der Schwangerschaft zum ASS eine Therapie mit niedermolekularem Heparin [12]. Eine Therapie mit HU verbietet sich in der Schwangerschaft, hier muss u. U. eine Umstellung auf Interferon erfolgen. Aufgrund der Gefahr der Akkumulation des Polyethylenglykols ist die Anwendung von pegyliertem Interferon in der Schwangerschaft zu vermeiden.

3.3.4 Sonstige ergänzende/supportive Therapieoptionen

Die jährliche Grippeimpfung ist bei fehlenden Kontraindikationen nach den allgemeinen Impfempfehlungen allen Patienten mit MPN zu empfehlen.

Die Splenektomie wird im deutschsprachigen Raum selten und wenn, dann eher spät im Krankheitsverlauf einer MPN, in der Regel bei einer primären oder sekundären MF, durchgeführt. Indikationen bestehen vor allem bei einer nicht anderweitig beherrschbaren Milz-bedingten Symptomatik (Schmerzen bei Milzinfarkten oder großer Milz bis ins kleine Becken) und Hypersplenismus mit hohem Transfusionsbedarf. Nicht zuletzt aufgrund der schlechten Ausgangslage der Patienten (bestehende Anämie, transfusionsrefraktäre Thrombozytopenie, Neutropenie, evtl. gestörte plasmatische Gerinnung) ist sie mit einer relativ hohen Morbidität (Thrombose, Infektion, Blutung) von 30 % und Mortalität von bis zu 10 % assoziiert. Drei Viertel aller Patienten erreichen nach der Splenektomie jedoch eine deutliche Symptombesserung. Vor einer Splenomegalie sollte eine ausreichende medulläre Hämatopoese mittels einer Knochenmarkhistologie nachgewiesen werden. Bei einer ausgeprägten Osteosklerose und vorwiegender extramedullärer Blutbildung ist eine Splenektomie relativ kontraindiziert. Vor geplanter Splenektomie ist 4–6 Wochen zuvor eine prophylaktische Immunisierung gegen Pneumokokken, Meningokokken und Haemophilus influenzae B durchzuführen. Eine Alternative zur Splenektome bietet die Milzbestrahlung. Der Erfolg ist, im Gegensatz zur Splenektomie, in der Regel allerdings nur von kurzer Dauer. Die niedrig dosierte Bestrahlung kann aber bei Bedarf wiederholt werden.

Literatur

[1] Tefferi A, Rumi E, Finazzi G et al. Survival and prognosis among 1545 patients with contemporary polycythemia vera: an international study. Leukemia. 2013;27(9):1874–1881.

[2] Landolfi R, Marchioli R, Kutti J et al. Efficacy and safety of low-dose aspirin in polycythemia vera. N Engl J Med. 2004;350(2):114–124.

[3] Marchioli R, Finazzi G, Specchia G et al. The CYTO-PV: A Large-Scale Trial Testing the Intensity of CYTOreductive Therapy to Prevent Cardiovascular Events in Patients with Polycythemia Vera. Thrombosis. 2011;2011:794240.

[4] Passamonti F, Griesshammer M, Palandri F et al. Ruxolitinib for the treatment of inadequately controlled polycythaemia vera without splenomegaly (RESPONSE-2): a randomised, open-label, phase 3b study. Lancet Oncol. 2017;18(1):88–99.

[5] Tefferi A, Guglielmelli P, Pardanani A et al. Myelofibrosis Treatment Algorithm 2018. Blood Cancer J. 2018;8(8):72.

[6] Barbui T, Finazzi G, Carobbio A et al. Development and validation of an International Prognostic Score of thrombosis in World Health Organization-essential thrombocythemia (IPSET-thrombosis). Blood. 2012;120(26):5128–5133; quiz 252.

[7] Gangat N, Caramazza D, Vaidya R et al. DIPSS plus: a refined Dynamic International Prognostic Scoring System for primary myelofibrosis that incorporates prognostic information from karyotype, platelet count, and transfusion status. J Clin Oncol. 2011;29(4):392–397.

[8] Guglielmelli P, Lasho TL, Rotunno G et al. MIPSS70: Mutation-Enhanced International Prognostic Score System for Transplantation-Age Patients With Primary Myelofibrosis. J Clin Oncol. 2018;36(4):310–318.

[9] Tefferi A, Guglielmelli P, Lasho TL et al. MIPSS70 + Version 2.0: Mutation and Karyotype-Enhanced International Prognostic Scoring System for Primary Myelofibrosis. J Clin Oncol. 2018;36(17):1769–1770.

[10] Vannucchi AM, Kantarjian HM, Kiladjian JJ et al. A pooled analysis of overall survival in COMFORT-I and COMFORT-II, 2 randomized phase III trials of ruxolitinib for the treatment of myelofibrosis. Haematologica. 2015;100(9):1139–1145.

[11] Griesshammer M, Sadjadian P, Wille K. Contemporary management of patients with BCR-ABL1-negative myeloproliferative neoplasms during pregnancy. Expert Rev Hematol. 2018;11(9):697–706.

[12] McMullin MFF, Mead AJ, Ali S et al. A guideline for the management of specific situations in polycythaemia vera and secondary erythrocytosis: A British Society for Haematology Guideline. Br J Haematol. 2019;184(2):161–175.

3.4 Therapie seltener myeloische Neoplasien

Mohamad Jawhar

Dieses Kapitel umfasst die Therapie folgender Erkrankungen: systemische Mastozytose (SM), klonale Eosinophilie, atypische chronische myeloische Leukämie (aCML) und chronische Neutrophilenleukämie (CNL).

Die SM ist eine seltene Erkrankung mit einer unklaren Inzidenz und Prävalenz und ist gekennzeichnet durch eine pathologische und individuell variable Vermehrung neoplastischer Mastzellen im Knochenmark, in der Haut und in viszeralen Organen, v. a. Leber, Milz, Darm und Lymphknoten. Das Haupttherapiekonzept ist die Hemmung der phänotypischen KIT D816V-Mutation.

Die klonale Eosinophilie stellt eine heterogene Gruppe von Erkrankungen dar, die assoziiert sind mit rekurrent erworbenen molekulargenetischen Veränderungen, die z. T. zielgerichtet sehr erfolgreich therapiert werden können.

Die aCML und CNL sind extrem seltene myeloische Neoplasien. Aufgrund der Seltenheit und des Fehlens von (prospektiven) klinischen Studien ist eine Standardtherapie bislang nicht definiert.

3.4.1 Systemische Mastozytose (SM)

Die SM wird in die zwei großen Subentitäten indolente SM (ISM) und fortgeschrittene SM (AdvSM) gegliedert [1]. Die ISM ist weniger organinvasiv und hat keinen bzw. einen geringen Einfluss auf das Überleben. Die AdvSM ist organinvasiv mit einem medianen Überleben von 6 Monaten bis 4 Jahren [2],[3].

Phänotyp, Therapieansprechen und Prognose sind stark von der Krankheitslast, dem Befall anderer Zellreihen, z. B. Monozyten und/oder Eosinophilen (multilineäre Beteiligung mit KIT D816V), und dem gleichzeitigen Vorhandensein weiterer rekurrenter somatischer Mutationen abhängig [4],[5],[6],[7]. Diese finden sich in 60–80 % der Patienten mit AdvSM und betreffen z. B. SRSF2, ASXL1 und RUNX1 (S/A/R) [8].

Die therapeutischen Möglichkeiten erstrecken sich in Abhängigkeit vom Subtyp von Abwarten und Symptomkontrolle (HR1-/HR2-Blocker, Osteoporoseprophylaxe/-therapie, Mastzellstabilisatoren, lokale/systemische Steroide) bei Patienten mit ISM bis zu einer zielgerichteten (KIT-Inhibitoren, z. B. Midostaurin) oder zytoreduktiven Therapie (z. B. Cladribin oder Polychemotherapie) mit oder ohne nachfolgende allogene Stammzelltransplantation (SZT) bei AdvSM [9],[10].

3.4.1.1 Indolente SM (ISM)

Innerhalb der ISM unterscheiden sich die individuellen klinischen Verläufe erheblich. Ein Teil der Patienten leidet unter keinerlei Symptomen, was *a priori* gegen eine SM-assoziierte oder KIT-D816V-getriggerte Mastzellaktivierung spricht. Vielmehr sind es häufig die Komorbiditäten, welche Symptome verursachen. Die wichtigste Komorbidität ist die IgE-abhängige Allergie. Vor allem die Hymenopterengift-Allergie ist mit einer erheblichen Morbidität und z. T. auch Mortalität verbunden, v. a. wenn die Mastozytose nicht rechtzeitig erkannt und behandelt wird. Andere typische Befunde und Symptome sind Nahrungsmittel- und Medikamentenunverträglichkeiten, Hautmanifestationen, gastrointestinale Beschwerden und Osteopenie/Osteoporose mit/ohne Sinterungsfrakturen.

Die prophylaktische Antimediator-Therapie wird bei Patienten mit ISM häufig mit den gleichen Dosen von Antihistaminika durchgeführt wie bei Patienten mit wenig belastenden Allergien. In der Regel beginnt man mit einer Kombination aus HR1- und HR2-Blockern in der entsprechenden Standarddosis, z. B. mit 1 Tablette/Kapsel eines HR1-Blockers pro Tag (z. B. Cetirizin, Fexofenadin, Desloratadin, Rupatadin) und einem HR2-Blocker pro Tag (z. B. Ranitidin 1×150 mg/Tag). Die Dosis wird nach Wirksamkeit und Verträglichkeit angepasst.

Ein HR2-Blocker ist in den meisten Fällen mit gastrointestinalen Beschwerden ausreichend, um das Beschwerdebild zu beherrschen. Ist dies nicht der Fall, kann die Dosis erhöht werden oder ein Protonenpumpenhemmer (PPH) zusätzlich verschrieben werden, vor allem bei ausgeprägter und/oder resistenter Symptomatik. Eine reine Umstellung auf einen PPH ist hingegen nicht zielführend bzw. mit dem Risiko einer verstärkten Gastrointestinalsymptomatik verbunden. Bei komplett refraktären Fällen muss die primäre Diagnose hinterfragt werden und ggf. der Gastrointestinaltrakt nochmals untersucht werden. In der nächsten Stufe (unter Beibehaltung der HR1-/HR2-Blocker + PPH-Therapie) kann der Einsatz eines Mastzellstabilisators (z. B. Cromoglicinsäure) oder von Budenosid in Erwägung gezogen werden. Bei vielen Patienten spielen auch psychische bzw. psychosomatische Faktoren eine Rolle – in diesen Fällen können auch Anxiolytika oder andere psychisch unterstützende Medikamente und Maßnahmen zu einer Stabilisierung der Gastrointestinalsymptomatik führen.

Als unterstützende Basis aller Therapien muss das konsequente Vermeiden von potenziell auslösenden Stoffen (histaminreiche Nahrung, Allergene, Auslöser von Unverträglichkeitsreaktionen) gefordert werden. Jeder Patient sollte eine Liste mit sich führen, in welcher alle potenziell auslösenden Medikamente und Nahrungsmittel, Allergene etc. gelistet sind, daneben aber auch die Medikamente, welche bislang gut vertragen wurden (z. B. Schmerzmittel).

Eine besondere Bedeutung hat die Therapie der Osteoporose und deren primäre und sekundäre Prophylaxe hinsichtlich osteoporotischer Sinterungsfrakturen. Grundsätzlich können diese Maßnahmen analog den Empfehlungen der Leitlinie Osteoporose des Dachverbandes Osteologie e. V. (DVO) erfolgen, wobei allerdings zu bemerken ist, dass die Mastozytose eine Hochrisikosituation darstellt. Jeder Patient mit nachgewiesenem Vitamin-D-Mangel sollte Vitamin D erhalten. Im Unterschied zu den Leitlinien für Nicht-Mastozytose-Patienten darf bei einer Mastozytose nicht zu lange mit dem Start einer Bisphosphonat-Therapie gewartet werden, vor allem nicht, bis eine manifeste Osteoporose erreicht ist. Vielmehr sollte laut Consensus-Guidelines eine Bisphosphonat-Therapie eingeleitet werden, sobald der in der Osteodensitometrie gemessene T-Score < -2 abfällt, um eine sich schnell verschlechternde Osteoporose früh genug abfangen zu können. Eine weitere Indikation zur Bisphosphonat-Therapie sind gesicherte große Osteolysen und Patienten mit Osteopenie, die eine Therapie mit systemischen Steroiden erhalten. Eine darüber hinausgehende oder zusätzliche Therapie mit Denosumab oder Teriparatid (synthetisches Parathormon) sollte in Absprache mit einem in der Prophylaxe und Therapie der Osteoporose erfahrenen Endokrinologen erfolgen. Eine andere Alternative für diese Patienten besteht in einer Therapie mit Interferon-alpha (Abb. 3.8, Tab. 3.15).

Tab. 3.15: Symptomatische und supportive Therapie der indolenten (ISM) und fortgeschrittenen SM (advSM).

Anaphylaxie	Vermeidung von Triggerfaktoren (z. B. bestimmte Nahrungsmittel, Medikamente, Sport, Stress etc.) Histaminarme Diät, ggf. Daosin vor histaminreichen Mahlzeiten HR1- und HR2-Blocker als Basisprophylaxe bei allen Patienten Vorübergehend Glukokortikosteroide (in refraktären Fällen kann eine Dauertherapie notwendig werden, welche aber möglichst vermieden werden sollte), ggf. dann Omalizumab, Datenlage zur Wirksamkeit allerdings heterogen, Therapie *off-label* Hyposensibilisierung (Bienen/Wespengift) Notfallset und Notfallausweis (1. HR1-Blocker, 2. Glukokortikosteroide, 3. Adrenalin-Pen) In refraktären (rezidivierenden) Fällen: Versuch mit Omalizumab *(off-label)*
Haut	HR1-Blocker (P)UVA-Therapie bei Hautläsionen und Pruritus (meist nur kurzfristige Besserung) Glukokortikosteroide bei schweren Verläufen Derzeit noch rein experimentell: KIT-Inhibitoren
Gastro-intestinal	HR2-Blocker = Basisprophylaxe Protonenpumpenhemmer (PPH): nur immer gemeinsam mit HR2-Blocker geben, niemals aber PPH statt HR2-Blocker geben Cromoglicinsäure Lokale Steroide (Budesonid) Glukokortikosteroide (Aszites, vorübergehend bei therapierefraktärer Diarrhoe mit schwerer Malabsorption)
Hepatosplenomegalie mit portaler Hypertension und/oder Aszites	Glukokortikosteroide ± Interferon-alpha (manchmal gut wirksam gegen Aszites) Parazentese Transjugulärer intrahepatischer portosystemischer Shunt (TIPS) bei therapieresistentem Aszites
Osteopenie und Osteoporose	Vitamin D: ein Vitamin-D-Mangel sollte unbedingt verhindert oder ausgeglichen werden Bisphosphonate ab einem T-Score von < −2, ggf. in Kombination mit Interferon-alpha *(off-label)* RANKL-Inhibitoren, ggf. in Kombination mit Bisphosphonaten, in refraktären Fällen

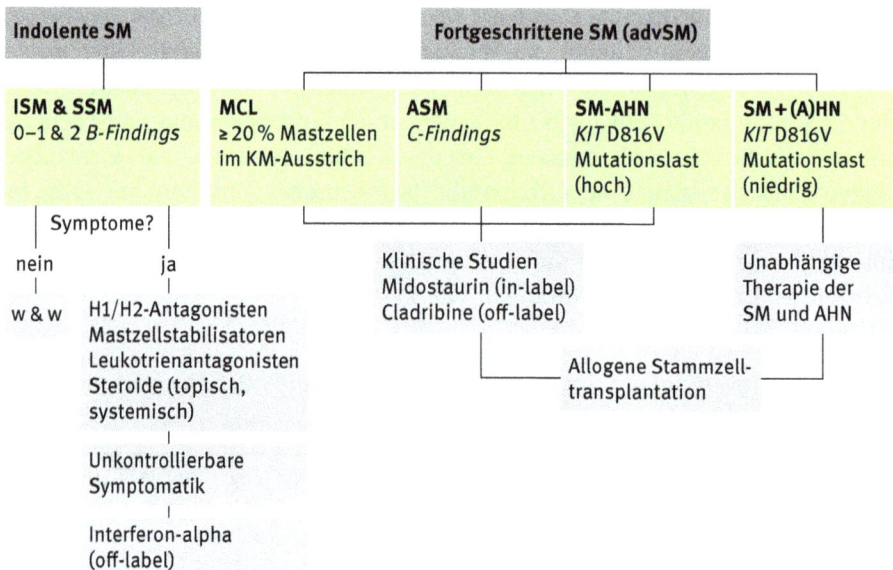

Abb. 3.8: Therapiealgorithmus der indolenten (ISM) und fortgeschrittenen SM (advSM). Abkürzungen: ASM = aggressive SM; MCL = Mastzell-Leukämie; KM = Knochenmark; SM-AHN = SM mit einer assoziierten hämatologischen Neoplasie; SSM = Smoldering SM; w & w = watch and wait.

3.4.1.2 Fortgeschrittene SM (AdvSM)

Die therapeutischen Optionen sind hier limitiert. Mit Ausnahme der allogenen SZT ist die AdvSM mit den aktuell verfügbaren Medikamenten nicht kurativ therapierbar. Patienten mit nicht rasch progredienter AdvSM benötigen in der Regel eine zytoreduktive Monotherapie, z. B. mit Cladribin und/oder eine zielgerichtete Therapie, z. B. mit einem KIT-Inhibitor, aktuell ist nur Midostaurin dafür zugelassen. Leider existieren zur Therapie mit all diesen Medikamenten nur wenige und zudem nicht-randomisierte Arbeiten mit zum Teil kleinen Fallzahlen und inhomogenen Patientenkollektiven.

Der Multikinase/KIT-Inhibitor Midostaurin ist die erste und derzeit einzige zugelassene Substanz, für die eine entsprechende Wirksamkeit und Sicherheit in einer prospektiven klinischen Studie dokumentiert werden konnte. In einem kleinen Teil der Patienten, v. a. wenn nur Aszites und Leberbefall als C-Finding vorliegen, kann die AdvSM mit Interferon-alpha und Prednisolon kontrolliert werden. In einem weiteren sehr kleinen Teil der Patienten (< 1 %) ist keine oder eine auf Imatinib ansprechende KIT-Mutation nachweisbar. Diese Patienten können tatsächlich auf Imatinib oder ähnliche KIT-Inhibitoren, z. B. Masitinib, ansprechen. Daher ist es auch wichtig, in all diesen Patienten einen KIT-Mutationsstatus zu erheben.

Bei der AdvSM stehen Mediator-vermittelte Symptome meist nicht so stark im Vordergrund der klinischen Symptomatik wie bei der ISM. Trotzdem erhalten auch alle Patienten mit AdvSM prophylaktisch HR1-/HR2-Blocker. Interessanterweise hemmt auch Midostaurin mitunter erheblich die Aktivierung der normalen und neo-plastischen Mastzellen. Und letztlich können auch Glukokortikosteroide die Mastzel-laktivierung hemmen. Sie haben bei Diarrhoe, Malabsorption, Gewichtsverlust und Aszites eine mitunter gute symptomatische Wirkung. Das Ansprechen auf eine Anti-mediator-Therapie sollte mit Hilfe publizierter Response-Kriterien ermittelt werden, und zwar sowohl in der ISM als auch in der AdvSM.

Bei rasch progredienten AdvSM-Subtypen (aggressive SM [ASM] oder Mastzell-leukämie [MCL]) ist eine intensivere Therapie notwendig, in der Regel eine Polyche-motherapie, wenn möglich mit nachgeschalteter allogener SZT. Dasselbe gilt für Pa-tienten mit SM mit einer assoziierten akuten myeloischen Leukämie (SM-AML), wobei hier die AML als eine Hochrisiko-AML (sekundär) eingestuft werden muss. Eine post-SZT-Therapie mit einem KIT-Inhibitor kann in Erwägung gezogen werden, vor allem bei KIT D816V-positiver AdvSM. Zur palliativen Therapie eignet sich Hydroxyurea, in manchen Fällen muss auch eine Kombination von Hydroxyurea und Prednisolon zur gleichzeitigen Kontrolle der Symptome eingesetzt werden. Einzelne Patienten sind zwischenzeitlich bei entsprechender Indikation (z. B. SM mit einer assoziierten chro-nisch-myelomonozytären Leukämie [SM-CMML], SM mit einem assoziierten myelo-dysplastischen Syndrom [SM-MDS], SM-AML), mit Azacytidin oder Decitabin be-handelt worden, mit partiellen, aber regelhaft nicht anhaltenden Remissionen. Alle Patienten sollten, wenn möglich, innerhalb klinischer Studien behandelt werden (Abb. 3.8, Tab. 3.16).

Tab. 3.16: Zytoreduktive Therapien.

Medikamente	Indikation	Ansprechraten
Midostaurin (in-label)	AdvSM (unabhängig von KIT-Mutationsstatus und Vortherapien)	60 % (z. T. Ansprechen über mehrere Jahre) [5],[9][9]
Imatinib (off-label)	AdvSM Potenziell wirksam bei KIT-Wildtyp, K509I, F522C, V560G (< 2 % der Patienten) Cave: KIT D816V primär resistent	Einzelfallberichte von kompletten Remissionen
Hydroxyurea	Palliative Zytoreduktion in allen Varianten der advSM. Bei SM-AHN vor allem, um die AHN so lange wie möglich palliativ zu beherrschen	Vorübergehend, wie bei anderen aggressiven myeloischen Er-krankungen
Cladribin (off-label)	SSM mit Zeichen einer beginnenden ASM und jede andere Form der AdvSM ohne rasch progredienten Verlauf (4–6 Zyklen, 0,14 mg/kg über 5 Tage)	50 % (in einem Teil der Patien-ten – zumeist SSM – lang anhalten-de Zytoreduktionen, aber sonst oft nur kurzes Ansprechen) [2]

Tab. 3.16: (fortgesetzt) Zytoreduktive Therapien.

Medikamente	Indikation	Ansprechraten
Interferon-alpha *(off-label)*	1. ISM und SSM mit therapierefraktärer Osteoporose mit/ohne Frakturen bzw. mit konventionell unkontrollierten Knochenschmerzen 2. Langsam fortschreitende ASM oder ASM-AHN, wobei dann der AHN-Teil eine prinzipiell auf IFN-alpha ansprechende AHN (also z. B. MPN) sein sollte. Besonders gut sprechen ASM Patienten an, welche lediglich einen Aszites haben – hier wirkt vor allem die Kombination IFN + Prednisolon 3. Konventionell therapierefraktäre und symptomatische GI-Infiltration	Bis 30 %

Medikamentöse Therapien der fortgeschrittenen SM (AdvSM)

KIT-Inhibitoren

Midostaurin Einziges in Deutschland zugelassenes Medikament zur zytoreduktiven Therapie der AdvSM (ASM, SM mit einer assoziierten hämatologischen Neoplasie [SM-AHN] und MCL). Die Wirkung ist unabhängig von Vortherapien und vom KIT-Mutationsstatus. Midostaurin hat einen krankheitsmodifizierenden Effekt mit signifikanter Reduktion von Knochenmark-Mastzellinfiltration, Serumtryptase, KIT-D816V-Mutationslast und Splenomegalie. Die Ansprechrate liegt bei 60 %, dabei werden z. T. sowohl primäre Resistenz oder frühe Progression, aber auch Ansprechen über mehrere Jahre gesehen. Diese Daten konnten in zwei voneinander unabhängigen Phase-II-Studien gezeigt werden. Im Langzeitverlauf scheint eine Verbesserung des Überlebens mit der Abwesenheit von pathogenetisch relevanten somatischen Zusatzmutationen (z. B. im S/A/R-Genpanel), dem Erreichen eines konventionellen Ansprechens und mit einer > 25 % Reduktion der KIT-D816V-Mutationslast nach 6 Monaten assoziiert zu sein [5]. Die initiale Dosis ist 2 × 100 mg/Tag (in Kapseln à 25 mg). Viele Patienten berichten über eine z. T. erhebliche Nausea, die eine regelmäßige Prophylaxe mit einem 5-HT$_3$-Antagonisten, z. B. Ondansetron 2 × 4–8 mg/Tag, erfordert. Die Übelkeit ist morgens stärker ausgeprägt als abends. Wir empfehlen, die Abenddosis vor dem Zubettgehen einzunehmen, viele Patienten können dann im Verlauf sogar auf die abendliche Gabe eines 5-HT$_3$-Antagonisten ganz verzichten. Langfristig nehmen viele Patienten morgens eine geringere Dosis als abends ein. Anhaltendes Erbrechen ist hingegen selten. Bei (sehr) schlechtem Allgemeinzustand und bei ausgeprägter Übelkeit trotz maximaler antiemetischer Therapie können systemische Steroide (Prednison) hilfreich sein, die im Verlauf reduziert und abgesetzt werden sollten. Die hämatologische Toxizität von Midostaurin ist gering, eine im Verlauf zunehmende Anämie und Thrombozytopenie kann von einer Progression der Erkrankung häufig nicht abgegrenzt werden.

Imatinib/Nilotinib/Dasatinib Die KIT-D816V-Mutation ist primär Imatinib-resistent. Potenziell sind diese TKI bei KIT-Wildtyp, KIT K509I, KIT F522C und KIT V560G (< 2 % der Patienten) wirksam. Hier gibt es auch Einzelfallberichte von kompletten Remissionen. Trotz z. T. vielversprechender In-vitro-Daten konnten in Phase-II-Studien mit Nilotinib/Dasatinib keine objektiven Remissionen, sondern lediglich Symptomverbesserungen beobachtet werden. Bei Dasatinib bestehen Probleme hinsichtlich der kurzen Halbwertszeit bzw. der Aktivierung von Mastzellen und basophilen Granulozyten und anderen Immunzellen mit einem damit verbundenen Ergussrisiko.

Konventionelle zytoreduktive Therapie

Hydroxyurea Palliative Therapie der refraktären, nicht transplantablen AdvSM. Bei SM-AHN vor allem zur Therapie der AHN, z. B. Leukozytose, Blasten, Splenomegalie. Keine lang anhaltenden Remissionen. In seltenen Fällen kommt es auch zu einem vorübergehenden Ansprechen bei anderweitig nicht beherrschbarer Splenomegalie.

Interferon-alpha In konventioneller oder (oft bevorzugter) pegylierter Form. Aktuell steht in Deutschland nur Peginterferon-alpha-2a (Pegasys; 90–180 µg/Woche s. c.) zur Verfügung. Potenzielle Indikationen sind die ISM und Smoldering SM (SSM) mit therapierefraktärer Osteoporose mit/ohne Frakturen bzw. mit konventionell unkontrollierten Knochenschmerzen. Basierend auf individuellen Erfahrungen bei einzelnen Patienten u. U. Remission der Symptome bei konventionell therapierefraktärer und symptomatischer GI-Infiltration. Es gibt vereinzelt Fallberichte zum positiven Ansprechen bei SM-AHN, wenn die AHN-Komponente der Erkrankung prinzipiell auf Interferon-alpha ansprechen kann, z. B. MPN, oder bei langsam fortschreitender ASM, v. a. bei überwiegendem Leber- und/oder GI-Befall. Besonders gut sprechen AdvSM-Patienten an, welche lediglich einen Aszites haben (hier wirkt vor allem die Kombination Interferon-alpha + Glukokortikosteroide). Auch bei chronischer MCL kann bei Abwesenheit von C-Findings ein Versuch mit Interferon-alpha unternommen werden, wenn sonst keine therapeutischen Optionen zur Verfügung stehen. Bei sorgfältiger Indikationsstellung sind partielle Remissionen in 20–30 % der Patienten zu erwarten, jedoch keine kompletten Remissionen. Cave: Interferon-alpha (auch die pegylierte Form) kann erhebliche Nebenwirkungen hervorrufen, was vor allem bei älteren Patienten und psychisch labilen Patienten (oft bei SM vorliegend) zu Problemen führen kann (z. B. Autoimmunerkrankungen, Impotenz, schwere Depression bis zum Suizid).

Cladribin Indikation bei SSM mit Zeichen einer beginnenden ASM und jeder Form der AdvSM ohne rasch progredienten Verlauf. Dosierung 3–6 Zyklen; 0,14 mg/kg s. c. oder i. v. über 5 Tage. Cave: Zusatzmedikation mit Cotrimoxazol und Aciclovir in üblicher Dosierung. Gesicherte Wirksamkeit mit meist partiellem und zeitlich begrenztem Ansprechen (nur wenige Wochen bis u. U. mehrere Monate bis Jahre) in bis zu 50 % der Patienten mit AdvSM, jedoch keine kompletten Remissionen. Bei der SSM dürften die Ansprechrate und die Dauer des Ansprechens höher sein. Bei einigen Patienten mit refraktärer AdvSM kann die kombinierte, in der Regel sequenzielle Gabe einer effektiven Chemotherapie, z. B. 3–6 Zyklen Cladribin, zum Debulking mit intermittierender oder nachfolgender Erhaltungstherapie mit Midostaurin diskutiert werden. Insgesamt zeigt Cladribin eine relativ gute Verträglichkeit. Vereinzelt wurden jedoch protrahierte Zytopenien, ausgeprägte und lange persistierende entzündliche Dermatosen und/oder GI-Probleme beschrieben, ebenso eine Infektneigung (Prophylaxe).

Intensive Polychemotherapie Bei rasch fortschreitender oder therapierefraktärer AdvSM (z. B. rascher Anstieg der Tryptase oder rascher Anstieg der Mastzellen im Blut) ist eine Polychemotherapie indiziert, die u. U. rasch eingeleitet werden muss. Die Schemata sind an die der *de novo* AML-Therapie angelehnt: 3 + 7, FLAG, CLAG etc. Eine zusätzliche Therapie mit Midostaurin (wie bei FLT3-mutierter AML) ist zwar kein Standard, kann aber im Einzelfall überlegt werden. Komplette Remissionen sind beschrieben worden. Bei gutem Ansprechen oder kompletter Remission sollte eine konsekutive allogene SZT überlegt und je nach Verlauf und Gesamtsituation auch angestrebt werden. Diese Patienten sollten in jedem Fall in einem spezialisierten Krankenhaus therapiert werden.

Azacitidin/Decitabin Nur Einzelerfahrungen, z. B. bei SM-MDS, SM-CMML oder SM-AML.

Prognostische Faktoren der fortgeschrittenen SM (AdvSM)

Die WHO-Klassifikation mit der Unterscheidung zwischen ISM und der AdvSM mit ihren Subtypen war bis vor kurzem das praktisch einzige prognostische Instrument. Patienten mit ISM zeichnen sich durch eine normale Lebenserwartung aus. Die mediane Lebenserwartung der AdvSM beträgt in der Regel Monate bis wenige Jahre. Die schlechteste Prognose weisen Patienten mit MCL auf [2]. Vor kurzem wurden auch einige zusätzliche prognostisch wichtige (von der WHO-Klassifikation oft unabhängige) Faktoren in der SM identifiziert. Dazu zählen unter anderem der multilineare Befall der Myelopoese mit KIT D816V, ein erhöhtes ß2-Mikroglobulin, bestimmte Chromosomenveränderungen und bestimmte molekulare Parameter (Mutationen). So kann unabhängig von der WHO-Klassifikation ein aus drei prognostisch essenziellen Genen bestehendes Genpanel (S/A/R) benutzt werden, bei der eine Mutation *per se* und die Anzahl der Mutationen im S/A/R-Genpanel mit einem aggressiven klinischen Erscheinungsbild, erhöhter Progressionsrate, reduziertem Überleben und schlechterem Therapieansprechen assoziiert sind. Auf Basis dieser Erkenntnisse und Einschluss von detaillierten klinischen, laborchemischen und genetischen Daten werden derzeit mehrere Scoring-Systeme entwickelt, welche die Prognostizierung der SM in naher Zukunft weiter verbessern werden [2],[5],[6],[11].

Verlaufskontrolle und Nachsorge der systemischen Mastozytose (SM)

Erwachsene Patienten mit ISM und stabiler SSM sollten im Verlauf mindestens einmal jährlich kontrolliert werden. Bei der AdvSM richten sich die Intervalle und das Ausmaß der Kontrolluntersuchungen nach individuellen Gesichtspunkten (u. a. Symptome, Subtyp, Tryptase, Blutbildveränderungen, Organbeteiligung und -dysfunktion, KIT-Mutationslast, Therapiemodalität/Therapieintensität). Bisher gibt es wenige Daten bezüglich der Krankheitsevolution. Eine Progression der ISM in eine AdvSM ist möglich, jedoch eher selten (etwa 5–10 %). Ein Übergang der AdvSM in eine noch „aggressivere" SM (MCL ± AHN oder SM-AML) wird hingegen häufiger beobachtet (bis zu 30 % der Patienten). Ein Frühzeichen für eine Progression ist der kontinuierliche Anstieg der basalen Serumtryptase. Ein schneller Anstieg muss auch rasch abgeklärt werden. Ein vorübergehender Anstieg der gewissen Schwankungen unterliegenden Tryptase ist hingegen kein Zeichen einer Progression, sondern zumeist Ausdruck einer Mastzellaktivierung (z. B. bei Allergie).

Zur Verlaufskontrolle (mit oder ohne Therapie) sollten folgende Parameter bestimmt werden: klinische Untersuchung (Körpergröße, Gewicht, qualitativer und quantitativer Hautbefall, Leber und Milzgröße, Aszites [ja/nein], Lymphknotenstatus), Blut- und Differenzial-BB, Tryptase, AP, Albumin, ß2-Mikroglobulin, Calcium, Phosphat, Vitamin D3, Fibrinogen, CRP, KIT-D816V-Mutationslast (zunächst im peripheren Blut), somatische Mutationen und Bildgebung (Osteodensitometrie, Sono-Abdomen und -LK, evtl. CT/MRT). Bei Verdacht auf Progress sollte eine Knochenmarkpunktion zur zytologischen, histologischen und genetischen (Zytogenetik und myeloisches Panel, vor allem S/A/R-Genpanel) Untersuchung durchgeführt werden. Bei zunehmenden Mediator-Symptomen muss auch der Allergiestatus erfasst werden (Total IgE und ggf. spezifisches IgE). Zur Erfassung der Lebensqualität und anderer subjektiver Parameter eignen sich Symptomfragebogen.

3.4.2 Klonale Eosinophilie

Im Folgenden geht es um das Therapiemanagement von Erkrankungen, die mit einer klonalen Eosinophilie assoziiert sind (Tab. 3.17). Die Unterscheidung von klonaler und reaktiver Eosinophilie kann zum Teil sehr schwierig sein [12]. Die Sensitivität und Spezifität konventioneller diagnostischer Methoden (u. a. Zytologie, Histologie, Immunphenotypisierung) ist für diese Unterscheidung häufig nicht ausreichend. Die Diagnose einer klonalen Eosinophilie beruht letztlich auf dem Nachweis von rekurrent erworbenen molekulargenetischen Veränderungen (s. Kap. 1.1).

Tab. 3.17: Präferenz, Rate an Resistenzen/Progression und Wirksamkeit von unterschiedlichen Tyrosinkinase (TK)-Inhibitoren bei Patienten mit klonaler Eosinophilie, hervorgerufen durch verschiedene Fusionsgene.

Fusionsgene	TK-Inhibitoren	Resistenz-/Progressionsrate	Wirksamkeit
PDGFRA	Imatinib	Sehr niedrig	+ + + [19]
PDGFRB	Imatinib	Sehr niedrig	+ + + [15],[19]
FGFR1	Ponatinib	Hoch	+
JAK2	Ruxolitinib	Variabel	+ + [18]
FLT3	1. Sorafenib 2. Midostaurin 3. Sunitinib	Hoch	+ [16]
ABL1	1. Nilotinib/Dasa- tinib 2. Imatinib	Variabel	+ +

3.4.2.1 PDGFRA- und PDGFRB-Fusionsgene

Bei PDGFRA- und PDGFRB-Fusionsgenen ist Imatinib (Tyrosinkinaseinhibitor, TKI) die Therapie der Wahl. Die komplette hämatologische Remission liegt zwischen 94 und 100 %. Eine komplette molekulare Remission (negative RT-PCR) wird nach wenigen Monaten bei 88–100 % der Patienten erreicht. Blutbildveränderungen sowie die klinische Symptomatik normalisieren sich innerhalb von wenigen Wochen.

Auch wenn die ersten Patienten analog zur chronischen myeloischen Leukämie (CML) mit 400 mg/Tag behandelt wurden, scheint die optimale Dosis bei 100 mg/Tag (100-fach niedrigere IC50-Werte verglichen mit BCR-ABL1) zu liegen. Die Dosis kann nach Erreichen einer CMR reduziert werden, zunächst auf Imatinib 100 mg/jeden zweiten Tag und im weiteren Verlauf auf Imatinib 1×/Woche.

Bei Patienten mit PDGFRA-Fusionsgenen kann im Rahmen von klinischen Studien (Register) unter engmaschigem molekularem Monitoring ein Absetzversuch gestartet werden.

Eine primäre oder sekundäre Resistenz gegen Imatinib ist sehr selten. Einige wenige Patienten können Punktmutationen in PDGFRA (T674I, D842V)- oder PDGFRB (D850E)-Kinasedomäne entwickeln, die zur Imatinib-Resistenz führen. Analog zu T315I bei CML sind diese Mutationen resistent gegenüber diversen TKI. Der 3. Generations-TKI Ponatinib kann wirksam sein, jedoch ohne anhaltenden Effekt. Bei geeigneten Patienten mit verfügbarem Spender sollte die Möglichkeit einer allogenen SZT (s. Kap. 3.7) eruiert werden. Alternativ stehen Interferon-alpha und Hydroxyurea zur Verfügung.

Das 10-Jahres-Gesamtüberleben der Patienten mit PDGFRA- und PDGFRB-Fusionsgenen liegt bei über 90 % [13–17].

3.4.2.2 FGFR1-Fusionsgene

FGFR1-Fusionsgene vermitteln generell eine Resistenz gegenüber Erst- und Zweit-generations-TKI (Imatinib, Nilotinib, Dasatinib). Der Drittgenerations-TKI Ponatinib kann in wenigen Fällen eine hämatologische Remission bewirken, diese ist jedoch nicht anhaltend. Zudem gibt es keine Evidenz, dass eine intensive Chemotherapie eine anhaltende komplette Remission hervorruft. Insgesamt ist die Erkrankung mit einem raschen Krankheitsprogress und einem medianen Gesamtüberleben von we-niger als 12 Monaten assoziiert. Die allogene SZT sollte deshalb frühzeitig evaluiert werden.

Aktuell wurden Interimsdaten einer Phase-II-Studie von 14 Patienten, die mit einem oralen FGFR-Inhibitor (Pemigatinib) behandelt worden sind, vorgestellt. Er-freulicherweise hatten 80 % der Patienten eine komplette Remission erzielt.

3.4.2.3 JAK2-Fusionsgene

Der JAK-Inhibitor Ruxolitinib kann bei einem Teil der Patienten eine CHR bzw. kom-plette zytogenetische Remissionen hervorrufen. Aufgrund von Rezidiven im weiteren Verlauf bzw. primären Resistenzen ist die allogene SZT aktuell nicht zu ersetzen. Auch wenn Daten aus größeren Patientenkohorten fehlen, scheint eine alleinige langfristige Monotherapie nicht auszureichen [18]. Bei geeigneten Patienten ist eine Ruxolitinib-basierte Bridging-Therapie vor allogener SZT zu empfehlen.

3.4.2.4 FLT3-Fusionsgene

Multikinase/FLT3-Inhibitoren haben einen moderaten und nichtanhaltenden Effekt. Therapiedaten aus kleinen Fallserien zeigten folgende Ergebnisse: Zwei Patienten mit ETV6-FLT3-positiver chronischer eosinophiler Leukämie (CEL) wurden mit Suni-tinib behandelt und erreichten zunächst eine komplette hämatologische und/oder zytogenetische Remission. Im kurzfristigen Verlauf entwickelten die Patienten eine Krankheitsprogression. Ein weiterer Patient wurde mit Sorafenib behandelt und er-zielte nach 6 Wochen eine komplette hämatologische und partielle zytogenetische Remission und erhielt eine allogene SZT [16]. Eine Monotherapie dürfte bei diesen Patienten nicht genügen. Bei geeigneten Patienten ist eine FLT3-Inhibitor-basierte Bridging-Therapie vor allogener SZT zu empfehlen.

3.4.2.5 ETV6-ABL1-Fusionsgene

Als Erstlinientherapie ist hier die Empfehlung, die Patienten mit einem TKI der ersten Generation (Imatinib) oder der zweiten Generation (Dasatinib, Nilotinib) zu therapieren. Allerdings ist die Ansprechrate mit < 50 % im Vergleich zu Patienten mit PDGFRA- und PDGFRB-Fusionsgenen signifikant schlechter. Daten aus kleinen Fall-serien zeigen, dass Patienten auf Zweitgenerations-TKI insgesamt besser ansprechen.

3.4.2.6 Blastenphase

Eine kleine Anzahl von Patienten mit PDGFRA-, PDGFRB-, FGFR1-, JAK2-, FLT3- oder ABL-Fusionsgenen können initial die Diagnose einer akuten Leukämie (myeloisch oder lymphatisch), von aggressiven Lymphomen (häufig vom T-Zell-Subtyp) oder Sarkomen haben. Im Vergleich zur chronischen Phase haben die Patienten insgesamt ein signifikant niedrigeres Überleben [15],[19].

Nicht selten erfolgt insbesondere bei diesen Fällen der Nachweis einer der oben genannten Fusionsgene erst im Verlauf/verspätet (z. B. beim *Re-Staging* nach erfolgter Primärtherapie und Persistenz der Eosinophilie) [12].

Aufgrund der Heterogenität der Erkrankungen ist eine allgemeine Therapieempfehlung nicht möglich. Allgemein sollte bei dieser Patientengruppe der jeweils spezifische Fusionsgen-Inhibitor (s. oben) das Rückgrat der (intensiven) Therapie bilden [20].

3.4.3 Atypische chronische myeloische Leukämie (aCML)

Die atypische chronische myeloische Leukämie aCML ist assoziiert mit Mutationen u. a. in SETPB1, CSF3R, KRAS/NRAS, SRSF2, ASXL1, TET2, JAK2 V617F. Das mediane Überleben der Patienten beträgt lediglich 14–29 Monate. Etwa 40 % der Patienten entwickeln eine Transformation in eine AML [21],[22],[23].

Aufgrund der Seltenheit und des Fehlens von (prospektiven) klinischen Studien ist eine Standardtherapie bislang nicht definiert. Zudem gibt es keinen Konsensus über risikoadaptierte Therapiemodalitäten. Patienten mit progressiver Leukozytose, Anämie und/oder Thrombozytopenie, symptomatischer Splenomegalie und ausgeprägter konstitutioneller Symptome sollten rasch therapiert werden.

Zunächst ist die allogene SZT als einzige kurative Therapiemodalität in Erwägung zu ziehen (s. Kap. 3.7). Falls diese nicht in Betracht kommt (Komorbidität, kein Spender in Aussicht, akute Notwendigkeit der Zytoreduktion), sollte auf Basis der molekulargenetischen Befunde eine Evaluation bezüglich möglicher klinischer Studien bzw. zielgerichteter Substanzen *(off-label)* erfolgen.

Der JAK-Inhibitor Ruxolitinib (bei Patienten mit Mutationen in JAK2 oder CSF3R; analog zu Patienten mit Myelofibrose, s. Kap. 3.3.1) oder MEK-Inhibitoren (Dabrafenib, Trametinib, bei Patienten mit RAS Mutationen) können (auch als Bridging vor allogener SZT) *off-label* eingesetzt werden [24].

Andere zielgerichtete Substanzen (u. a. im Rahmen von klinischen Studien, z. B. Basket-Studien) sollten in Abhängigkeit des individuellen Mutationsprofils in Betracht gezogen werden. Unabhängig vom Mutationsprofil gibt es die Möglichkeit, die Patienten mit hypomethylierenden Substanzen (Azacitidin, Decitabin) analog zu Patienten mit MDS/AML zu therapieren (s. Kap. 3.1, Kap. 3.2).

In zweiter Linie bzw. additiv gibt es die Option, die Patienten mit Interferon-alpha, Hydroxyurea und/oder Erythropoese stimulierender Therapie (ESA-Therapie, s.

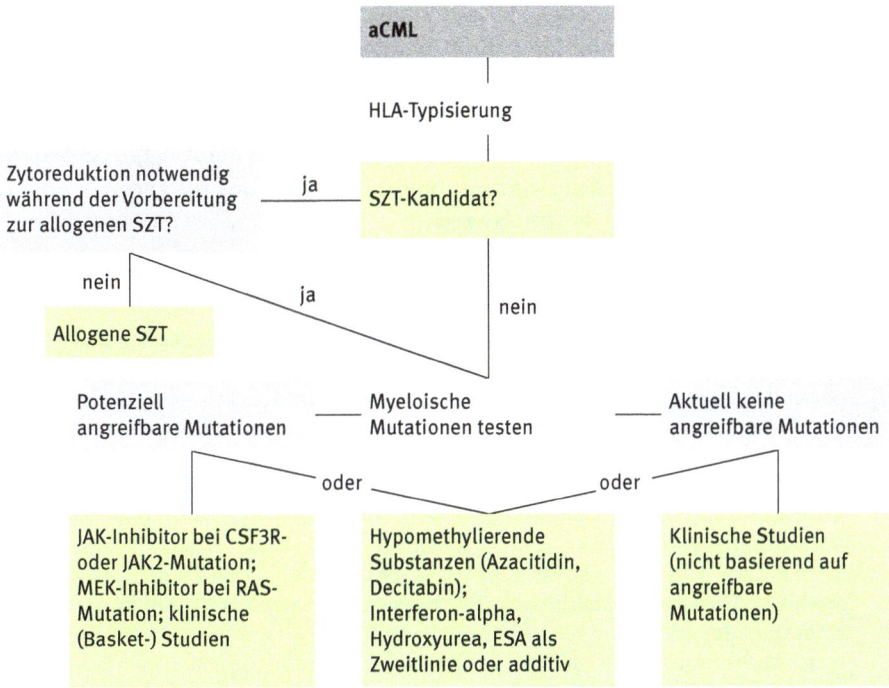

Abb. 3.9: Therapiealgorithmus der atypischen chronischen myeloischen Leukämie (aCML). Abkürzungen: ESA = Erythropoese-stimulierende Therapie; SZT = Stammzelltransplantation.

Kap. 3.1, Kap. 3.2) zu behandeln. Üblicherweise sind Ansprechrate und Remissionsdauer sehr begrenzt (Abb. 3.9) [24].

3.4.4 Chronische Neutrophilenleukämie (CNL)

Aufgrund der Seltenheit und des Fehlens (prospektiver) klinischer Studien ist eine Standardtherapie bislang nicht definiert. Zudem gibt es keinen Konsensus über risikoadaptierte Therapiemodalitäten. Die Therapiestrategie kann in Analogie zu Patienten mit aCML angewandt werden [21],[25].

Außer der allogenen SZT (s.Kap. 3.7) steht eine krankheitsmodifizierende Therapie bislang nicht zur Verfügung. Historisch kommen Interferon-alpha oder Hydroxyurea zum Einsatz mit zum Teil anhaltenden Remissionen. Eine AML-typische Induktionstherapie führt üblicherweise nicht zu einer (anhaltenden) Remission.

Der JAK-Inhibitor Ruxolitinib (bei Patienten mit Mutationen in CSF3R; analog zu Patienten mit Myelofibrose, s. Kap. 3.3.1) oder MEK-Inhibitoren (Dabrafenib, Trametinib, bei Patienten mit RAS-Mutationen) können (auch als Überbrückung vor allogener SZT) *off-label* eingesetzt werden [24],[26].

Interimsdaten einer aktuellen Phase-II-Studie von über 20 Patienten mit CNL, behandelt mit dem JAK-Inhibitor Ruxolitinib, wurden kürzlich vorgestellt. Die Gesamtansprechrate lag bei 37 % mit überwiegend partiellen Remissionen. Interessanterweise hatten die Patienten mit einer isolierten CSF3R-Mutation (nachweisbar in 50–80 % der Patienten) ohne weitere Zusatzmutationen am besten auf die Therapie angesprochen mit z. T. signifikanter Reduktion der CSF3R-Mutationslast. Die endgültigen Daten dieser Studie werden Ende 2019 erwartet.

Literatur

[1] Valent P, Akin C, Metcalfe DD. Mastocytosis: 2016 updated WHO classification and novel emerging treatment concepts. Blood. 2017;129(11):1420–1427.

[2] Jawhar M, Schwaab J, Meggendorfer M et al. The clinical and molecular diversity of mast cell leukemia with or without associated hematologic neoplasm. Haematologica. 2017;102(6):1035–1043.

[3] Valent P, Oude Elberink JNG, Gorska A et al. The Data Registry of the European Competence Network on Mastocytosis (ECNM): Set Up, Projects, and Perspectives. J Allergy Clin Immunol Pract. 2019;7(1):81–87.

[4] Sotlar K, Colak S, Bache A et al. Variable presence of KITD816V in clonal haematological non-mast cell lineage diseases associated with systemic mastocytosis (SM-AHNMD). J Pathol. 2010;220(5):586–595.

[5] Jawhar M, Schwaab J, Naumann N et al. Response and progression on midostaurin in advanced systemic mastocytosis: KIT D816V and other molecular markers. Blood. 2017;130(2):137–145.

[6] Jawhar M, Schwaab J, Schnittger S et al. Additional mutations in SRSF2, ASXL1 and/or RUNX1 identify a high-risk group of patients with KIT D816V(+) advanced systemic mastocytosis. Leukemia. 2016;30(1):136–143.

[7] Jawhar M, Schwaab J, Schnittger S et al. Molecular profiling of myeloid progenitor cells in multi-mutated advanced systemic mastocytosis identifies KIT D816V as a distinct and late event. Leukemia. 2015;29(5):1115–1122.

[8] Jawhar M, Schwaab J, Hausmann D et al. Splenomegaly, elevated alkaline phosphatase and mutations in the SRSF2/ASXL1/RUNX1 gene panel are strong adverse prognostic markers in patients with systemic mastocytosis. Leukemia. 2016;30(12):2342–2350.

[9] Gotlib J, Kluin-Nelemans HC, George TI et al. Efficacy and Safety of Midostaurin in Advanced Systemic Mastocytosis. N Engl J Med. 2016;374(26):2530–2541.

[10] Ustun C, Reiter A, Scott BL et al. Hematopoietic stem-cell transplantation for advanced systemic mastocytosis. J Clin Oncol. 2014;32(29):3264–3274.

[11] Naumann N, Jawhar M, Schwaab J et al. Incidence and prognostic impact of cytogenetic aberrations in patients with systemic mastocytosis. Genes Chromosomes Cancer. 2018;57(5):252–259.

[12] Schwaab J, Jawhar M, Naumann N et al. Diagnostic challenges in the work up of hypereosino-philia: pitfalls in bone marrow core biopsy interpretation. Ann Hematol. 2016;95(4):557–562.

[13] Metzgeroth G, Erben P, Martin H et al. Limited clinical activity of nilotinib and sorafenib in FIP1L1-PDGFRA positive chronic eosinophilic leukemia with imatinib-resistant T674I mutation. Leukemia. 2012;26(1):162–164.

[14] Metzgeroth G, Walz C, Score J et al. Recurrent finding of the FIP1L1-PDGFRA fusion gene in eo-sinophilia-associated acute myeloid leukemia and lymphoblastic T-cell lymphoma. Leukemia. 2007;21(6):1183–1188.

[15] Jawhar M, Naumann N, Schwaab J et al. Imatinib in myeloid/lymphoid neoplasms with eosinophilia and rearrangement of PDGFRB in chronic or blast phase. Ann Hematol. 2017;96(9):1463–1470.

[16] Jawhar M, Naumann N, Knut M et al. Cytogenetically cryptic ZMYM2-FLT3 and DIAPH1-PDGFRB gene fusions in myeloid neoplasms with eosinophilia. Leukemia. 2017;31(10):2271–2273.

[17] Naumann N, Schwaab J, Metzgeroth G et al. Fusion of PDGFRB to MPRIP, CPSF6, and GOLGB1 in three patients with eosinophilia-associated myeloproliferative neoplasms. Genes Chromosomes Cancer. 2015;54(12):762–770.

[18] Schwaab J, Knut M, Haferlach C et al. Limited duration of complete remission on ruxolitinib in myeloid neoplasms with PCM1-JAK2 and BCR-JAK2 fusion genes. Ann Hematol. 2015;94(2):233–238.

[19] Metzgeroth G, Schwaab J, Gosenca D et al. Long-term follow-up of treatment with imatinib in eosinophilia-associated myeloid/lymphoid neoplasms with PDGFR rearrangements in blast phase. Leukemia. 2013;27(11):2254–2256.

[20] Reiter A, Gotlib J. Myeloid neoplasms with eosinophilia. Blood. 2017;129(6):704–14.

[21] Meggendorfer M, Haferlach T, Alpermann T et al. Specific molecular mutation patterns delineate chronic neutrophilic leukemia, atypical chronic myeloid leukemia, and chronic myelomonocytic leukemia. Haematologica. 2014;99(12):e244-246.

[22] Gotlib J, Maxson JE, George TI et al. The new genetics of chronic neutrophilic leukemia and atypical CML: implications for diagnosis and treatment. Blood. 2013;122(10):1707–1711.

[23] Meggendorfer M, Bacher U, Alpermann T et al. SETBP1 mutations occur in 9 % of MDS/MPN and in 4 % of MPN cases and are strongly associated with atypical CML, monosomy 7, isochromosome i(17)(q10), ASXL1 and CBL mutations. Leukemia. 2013;27(9):1852–1860.

[24] Gotlib J. How I treat atypical chronic myeloid leukemia. Blood. 2017;129(7):838–45.

[25] Maxson JE, Gotlib J, Pollyea DA et al. Oncogenic CSF3R mutations in chronic neutrophilic leukemia and atypical CML. N Engl J Med. 2013;368(19):1781–1790.

[26] Fleischman AG, Maxson JE, Luty SB et al. The CSF3R T618I mutation causes a lethal neutrophilic neoplasia in mice that is responsive to therapeutic JAK inhibition. Blood. 2013;122(22):3628–2631.

3.5 Tyrosinkinaseinhibitoren in der Behandlung der chronischen myeloischen Leukämie

Susanne Saußele

Die Therapie der chronischen myeloischen Leukämie (CML) wurde durch die Einführung von Tyrosinkinaseinhibitoren (TKI) revolutioniert. Als erster TKI wurde Imatinib in Deutschland seit 1998 im Rahmen von Studien eingesetzt, 2002 wurde er für die Behandlung der CML registriert.

Mittlerweile sind vier weitere TKI zur Behandlung der CML in Erst- oder Zweitlinie zugelassen. Das in der Prä-TKI-Ära als Standardtherapie eingesetzte Interferon und die allogene Stammzelltransplantation haben jedoch weiterhin ihren Stellenwert.

Im Folgenden wird der aktuelle Therapiestandard und Einsatz der für CML optional zur Verfügung stehenden Medikamente erläutert. Ein adäquates Monitoring der Behandlungsfortschritte, unterstützt durch neue Prognosesysteme, ist für die Therapie essenziell.

3.5.1 Pathogenese als Grundlage von Diagnostik und Therapie

Die chronische myeloische Leukämie (CML) ist durch das 1960 entdeckte Philadelphia-Chromosom, ein verkleinertes Chromosom 22, charakterisiert und lässt sich dadurch eindeutig diagnostizieren (s. Kap. 2.1).

Diesem Chromosom liegt die reziproke Translokation t(9;22)(q34;q11) zugrunde, wodurch ein großer Teil des ABL-Onkogens von Chromosom 9 in die direkte Nachbarschaft des BCR-Gens auf Chromosom 22 und im Gegenzug der größere Teil des langen Arms von Chromosom 22 nach Chromosom 9 verlagert wird.

Entsprechend den verschiedenen Bruchpunktregionen innerhalb des ABL- und BCR-Gens (hier unterteilt in „minor", „major" und „µ") entstehen Transkripte unterschiedlicher Länge (Abb. 3.10). Am häufigsten kommen e13a2 (früher b2a2) und e14a2 (b3a2) Transkripte sowie die Kombination von e13a2 und e14a2 vor. Mittels der zum Diagnosezeitpunkt empfohlenen Multiplex Polymerase-Kettenreaktion (PCR) können die Transkript-Längen gut identifiziert und der Transkript-Typ damit zugeordnet werden. Selten kommt es hier zu Fehldiagnosen bei sehr langen Transkripten.

Das ABL-Onkogen besitzt Tyrosinkinaseaktivität und wird durch die Anlagerung an BCR konstitutiv aktiviert. Die BCR-ABL1-Tyrosinkinaseaktivität ist für die vermehrte Proliferation der Hämatopoese mit der typischen gesteigerten und linksverschobenen Granulopoese verantwortlich und führt darüber hinaus zu genetischer Instabilität.

Durch diese Instabilität kommt es bei der unbehandelten CML immer, bei der nach heutigen Therapiestandards behandelten CML nur noch selten zum Fortschreiten in eine akzelerierte Phase (AP) und/oder Blastenkrise (BK).

Mittels Mausmodellen von BCR-ABL1-transgenen Mäusen [1] konnte der Pathomechanismus nachgewiesen werden. Dies war die Grundlage zur Entwicklung einer spezifischen sogenannten *targeted therapy* mit Tyrosinkinaseinhibitoren (TKI). Seit 1998 wird der erste TKI, Imatinib, bei CML-Patienten eingesetzt [2].

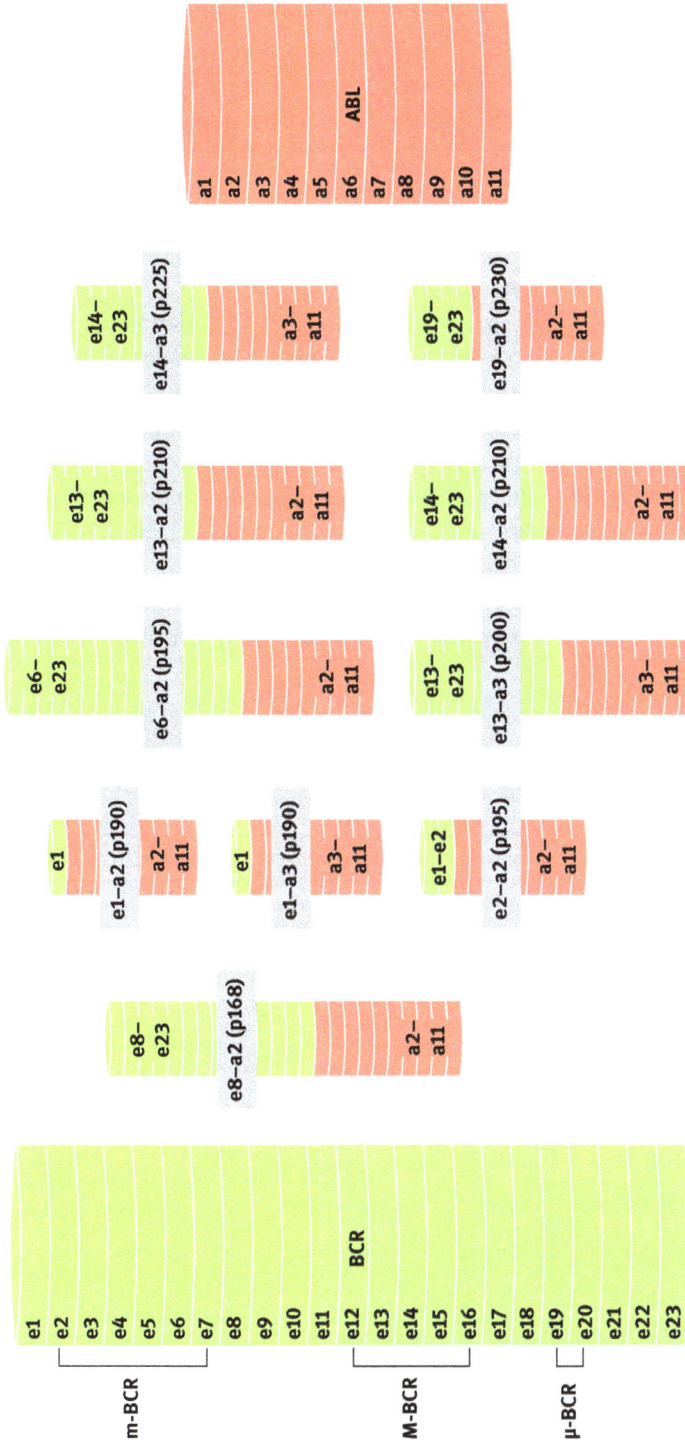

Abb. 3.10: Genetik der CML, BCR-ABL1-Transkripte. Abkürzungen: m-BCR = BCR break point region – minor, m-BCR: BCR break point – major, μ-BCR = BCR break point – micro.

3.5.2 Prognosefaktoren

3.5.2.1 Prognosefaktoren bei Diagnosestellung

Prognosefaktoren sind wichtig für die Auswahl und Entwicklung risikoadaptierter Therapien und zur Erkennung von Patienten mit einem erhöhten Risiko für ein Therapieversagen oder Krankheitsprogress.

Wichtige Faktoren wie Blastenzahl, Milzgröße, Thrombozytenzahl etc. wurden im Rahmen von Scores (s. u. und Tab. 3.18) zusammengefasst. Wichtig dabei ist, dass diese Variablen bei Diagnosestellung erhoben werden.

Ein wichtiger Prognosefaktor sind zusätzliche chromosomale Aberrationen (ACA) [3]. Anhand ihrer prognostischen Bedeutung unter Imatinib Therapie wurden Hochrisiko *(high-risk)*-ACA definiert. Diese definieren eine *Warning*-Situation, wenn sie zum Diagnosezeitpunkt auftreten. Tab. 3.18 gibt einen Überblick über relevante ACA.

Weiterhin sind zum Diagnosezeitpunkt vorhandene Komorbiditäten für die Prognose von Bedeutung. Mittlerweile sind > 50 % der Todesfälle im Rahmen von Studien nicht CML-abhängig. Daher bedarf es eines guten Managements von Begleiterkrankungen [4].

Weitere Faktoren wie OCT1, p53, SIRT1, c-MYc sind zusätzlich mit unterschiedlicher Evidenz in retrospektiven Studien erfasst und haben derzeit keine Bedeutung für die Therapieplanung [5].

Tab. 3.18: High-Risk-ACA bei CML-Patienten.

Kurzform	International gültige zytogenetische Nomenklatur (ISCN)
Trisomie 8	+8
Verdoppelung des Ph-Chromosoms	+der(22)t(9;22)(q34;q11)
	ider(22)(q10)t(9;22)(q34;q11)
Isochromosom 17	i(17)(q10)
Trisomie 19	+19
Trisomie 17	+17
Trisomie 21	+21
Aberration des Chromosom 3	3q26
Aberration des Chromosom 11	11q23
Aberrationen des Chromosom 7	z. B. −7; del(7)

ISCN: International System for Cytogenetic Nomenclature

3.5.2.2 Prognosefaktoren unter Therapie

Wichtigste Indikatoren für den Verlauf der CML sind die zytogenetischen und molekularen Remissionsmarker. Nichterreichen einer kompletten zytogenetischen Remission (CCyR) innerhalb eines Jahres wird als Therapieversagen definiert und erfordert eine Therapieumstellung, ebenso ein Verlust der CCyR. Umgekehrt ist das Erreichen einer CCyR ein Marker für eine meist normale Lebenserwartung. Das Erreichen einer majoren molekularen Remission (MMR) gilt hinsichtlich der Lebenserwartung als gleichwertig. Sehr tiefe molekulare Remissionen (MR^{4,5}) sind der CCyR wahrscheinlich überlegen [6].

Ein weiterer molekularer Meilenstein ist das Erreichen von BCR-ABL1-Transkripten von < 10 % nach 3 Monaten. Patienten, die diesen Meilenstein erreichen, haben ein signifikant besseres Überleben als Patienten mit > 10 % Transkripten [7]. Bislang ist ungeklärt, ob es vorteilhaft ist, die Therapie bei diesen Patienten umzustellen, aktuell laufen hierzu Studien (SUSTRENIM, NCT 02602314). Das European LeukemiaNet (ELN) definiert deshalb ein Therapieversagen mit der Empfehlung des Therapiewechsels erst, wenn auch nach 6 Monaten noch > 10 % BCR-ABL1-Transkripte nachweisbar sind. Diese Empfehlung beruht in Ermangelung klinischer Studien nicht auf Evidenz, sondern auf Konsens [8].

3.5.3 Prognose-Scores

Prognose-Scores werden bei der CML seit der Einführung des Sokal-Scores [9] im Jahr 1984 angewandt und dienen insbesondere für den Ausgleich von Unausgewogenheiten zwischen Behandlungsarmen in klinischen Studien und für die Vergleichbarkeit von Studienergebnissen. 1998 wurde der EURO-Score [10] eingeführt, beide Scores wurden seinerzeit für Patienten entwickelt, die mit Chemotherapie (Hydroxyurea, Cytarabin) bzw. mit Interferon-alpha behandelt wurden.

Die jährliche CML-abhängige-Sterberate liegt seit Einführung der TKI bei nur ungefähr 2 % (vorher ca. 50 %), und nach acht Jahren Therapie leben noch mehr als 80 % der Patienten (früher < 30 %) (Abb. 3.11).

Aufgrund dieser neuen prognostischen Situation wurden anhand europäischer Registerdaten mit > 3500 Patienten aus der *European Treatment and Outcome Study for CML* (EUTOS) [11] neue Prognose-Scores entwickelt, Patienten in diesem Register wurden ausschließlich mit TKI behandelt. Mit Hilfe des EUTOS-Scores kann die Wahrscheinlichkeit, eine CCyR nach 18 Monaten zu erreichen, berechnet werden. Diese ist ein wichtiger Prädiktor für den weiteren Krankheitsverlauf. Für diesen Score sind nur zwei Variablen notwendig, daher kann er einfach angewandt werden.

Der neue *EUTOS long term survival Score* (ELTS) wurde hieraus anhand einer Lern- und Validierungskohorte berechnet [12]. Statistisch signifikante Prädiktoren sind das Alter, die Milzgröße, der Blastenanteil im Blut und die Thrombozyten. Der ELTS-Score unterscheidet drei signifikant verschiedene Risikogruppen, wovon ca. 60 % der Nied-

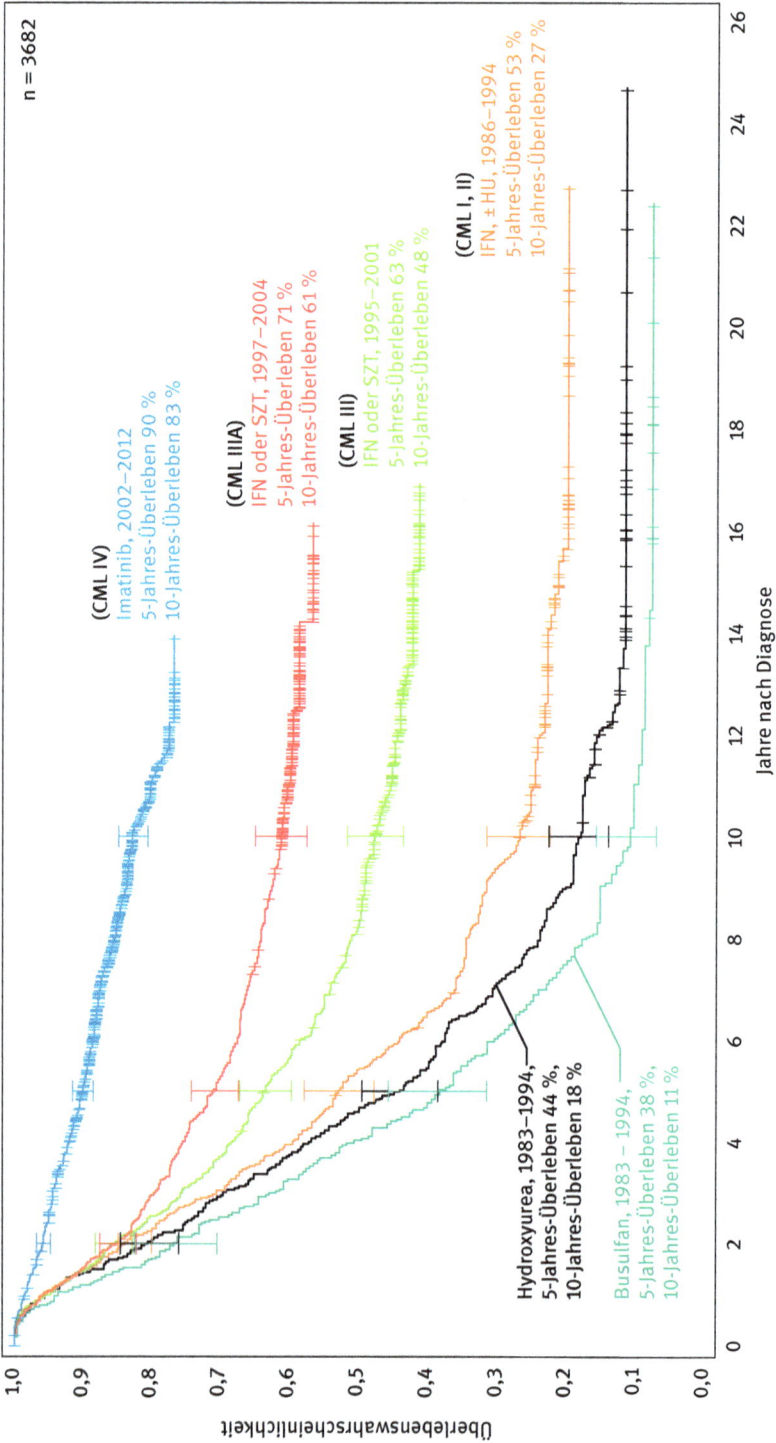

Abb. 3.11: Entwicklung des Überlebens in der CML: Erfahrungen der Deutschen CML-Studiengruppe. Abkürzungen: IFN = Interferon-alpha, SZT = Stammzelltransplantation, HU = Hydroxyurea.

rigrisiko-Gruppe angehören. Im Vergleich zu Sokal-, Euro- oder EUTOS-Score (s. unten) zeigte sich eine bessere prognostische Abgrenzung bezüglich der Wahrscheinlichkeit, an der CML zu versterben, sowie bezüglich des Gesamtüberlebens.

Es ist empfohlen, der besseren Vergleichbarkeit wegen alle Scores zu errechnen. Sicher wird der ELTS-Score zukünftig eine wichtige Rolle spielen. Tab. 3.19 zeigt die verschiedenen Variablen.

Tab. 3.19: Klinische Prognose-Scores [13].

	Sokal	EURO	EUTOS	ELTS
Parameter und Gewichtung				
Alter (Jahre)	$0{,}116\ (\text{Alter} - 43{,}4)$	$0{,}666$ falls Alter > 50	NA	$0{,}0025 \times (\text{Alter}/10)^3$
Milzgröße (cm)	$0{,}345 \times (\text{Milz} - 7{,}51)$	$0{,}042 \times \text{Milz}$	$4 \times \text{Milz}$	$0{,}0615 \times \text{Milz}$
Thrombozyten (/nl)	$0{,}188 \times [(\text{Tz}/700)^2 - 0{,}563]$	$1{,}0956$ wenn Tz ≥ 1500	NA	$0{,}4104 \times (\text{Tz}/1000)^{-0{,}5}$
Blasten im Blut (%)	$0{,}887 \times (\text{Blasten} - 2{,}10)$	$0{,}0584 \times \text{Blasten}$	NA	$0{,}1052 \times \text{Blasten}$
Basophile im Blut (%)	NA	$0{,}20399$ wenn $> 3\,\%$	$7 \times \text{Baso}$	
Eosinophile im Blut (%)	NA	$0{,}0413 \times \text{Eo}$	NA	
Risikoscore				
Relatives Risiko	*Exponent der Summe*	*Summe × 1.000*	*Summe*	*Summe*
Niedrig	$< 0{,}8$	≤ 780	≤ 87	$\leq 1{,}5680$
Intermediär	$0{,}8 - 1{,}2$	$871 - 1480$	NA	$1{,}5680 - 2{,}2185$
Hoch	$> 1{,}2$	> 1480	> 87	$> 2{,}2187$

ELTS: EUTOS-Long Term Survival Score; NA: nicht anwendbar; das Alter sollte in vollendeten Lebensjahren, die Milzgröße in cm unter dem Rippenbogen, Thrombozyten in 10^9/l angegeben und der prozentuelle Anteil der Blasten im peripheren Blut auf ganze Zahlen gerundet werden.

3.5.4 Therapie

3.5.4.1 Allgemein

Neben Imatinib sind in Deutschland zur Erstlinientherapie mittlerweile noch drei weitere TKI zugelassen: Nilotinib [14], Dasatinib [15] und Bosutinib [16], wobei Nilotinib und Dasatinib als Zweitgenerations und Bosutinib als Drittgenerations-TKI bezeichnet werden. Ponatinib, ebenfalls ein Drittgenerations-TKI, ist erst nach Versagen von Nilotinib und/oder Dasatinib bzw. bei Nachweis einer T315I-Mutation zugelassen [17]. Die frühere Standardtherapie mit alleiniger Gabe von Interferon findet nur noch in Sonderfällen Einsatz, z. B. bei schwangeren Patientinnen. Die Stammzelltransplantation wird in der Regel nur noch bei Resistenzen eingesetzt (s. Kap. 3.5.8, „Interferon-alpha").

Durch die Behandlung mit Zweit- und Drittgenerations-TKI in der Erstlinientherapie wurde bisher kein Überlebensvorteil im Vergleich zu Imatinib gezeigt. Unter diesen TKI konnte jedoch früher und von mehr Patienten eine molekulare Remission (MR) erreicht werden, auch hinsichtlich der Tiefe des Ansprechens zeigte sich ein signifikanter Vorteil. Für Nilotinib konnte in der Erstlinientherapie zusätzlich eine statistisch signifikante Reduktion des Risikos einer Progression nachgewiesen werden. Auch bei Dasatinib war ein entsprechender Trend erkennbar, jedoch nicht signifikant.

Mittels Landmarkanalysen konnte gezeigt werden, dass das frühzeitige Erreichen einer MR (BCR-ABL1 < 10 % oder 1 % nach 3 Monaten) mit einer höheren Wahrscheinlichkeit assoziiert ist, im weiteren Verlauf eine tiefe molekulare Remission (*deep molecular remission*, DMR) zu erreichen. In Studien zeigte sich, dass die Dauer einer vorangegangenen DMR für den Erhalt einer therapiefreien Remission (TFR) nach einem kontrollierten TKI-Absetzen eine Rolle spielt (s. Kap. 3.5.5). Ob das schnellere Erreichen einer DMR in diesem Kontext für das Therapiemanagement bedeutsam ist, konnte bislang nicht geklärt werden.

Unter jedem der TKI treten unerwünschte Nebenwirkungen (NW) auf [18]. Zum Teil wurden auch schwere NW beobachtet. Bei Nilotinib und Ponatinib waren dies insbesondere Gefäßverschlüsse der peripheren Arterien, bei Dasatinib Pleuraergüsse und pulmonale Hypertonie, bei Bosutinib Diarrhoe und Leberzellschädigung, bei Imatinib besteht der Verdacht auf Einschränkung der glomerulären Filtrationsrate (GFR). Für Patienten beeinträchtigend, jedoch in Studien weniger gut dokumentiert, sind die ständig vorherrschenden Grad-1/2-NW nach WHO wie Fatigue, GI-Symptome etc., die in unterschiedlicher Ausprägung unter den jeweiligen TKI bestehen. Bei Wahl des TKI sollten daher NW-Profil und Komorbiditäten des Patienten berücksichtigt werden [19].

Die jeweiligen Studienergebnisse und Spezifitäten der TKI werden in den nachfolgenden Abschnitten erläutert.

3.5.4.2 Therapieziele/Monitoring

Um das Ansprechen und somit den Therapieerfolg beurteilen zu können, gibt es verschiedene Parameter.

Hämatologische Remission

Eine komplette hämatologische Remission (CHR = *complete hematologic response*) liegt vor, wenn sich das Blutbild und die Milzgröße normalisiert haben und keine Krankheitszeichen mehr vorhanden sind. Bei einer partiellen hämatologischen Remission wird nur eine teilweise Normalisierung erreicht. Dies ist z. B. der Fall, wenn eine Thrombozytopenie persistiert, was unter TKI-Therapie häufig auftritt.

Eine CHR sollte bei neu diagnostizierten CML-Patienten in chronischer Phase (CP) nach 3 Monaten erreicht sein, ansonsten liegt ein Therapieversagen vor (Tab. 3.21).

Zytogenetische Remission

Zum Diagnosezeitpunkt ist eine zytogenetische Untersuchung indiziert. Zum einen dient die Analyse zum Nachweis der Anzahl der Philadelphia-Chromosomen, aber insbesondere auch, um zusätzliche chromosomale Aberrationen (ACA) zu detektieren, die von erheblicher prognostischer Bedeutung sind.

Bei einer CCyR kann in mindestens 20 ausgewerteten Zellen kein Philadelphia-Chromosom mehr nachgewiesen werden. Eine partielle zytogenetische Remission (PCyR) liegt vor, wenn 35 % oder weniger Philadelphia-Chromosom-positive Zellen vorliegen. PCyR und CCyR werden auch als MCyR *(major cytogenetic remission)* zusammengefasst. Wenn wenigstens eine der untersuchten Zellen kein Philadelphia-Chromosom mehr zeigt, spricht man von einer „minimalen zytogenetischen Remission".

Therapieziel ist zunächst das Erreichen einer CCyR. Patienten, die innerhalb von einem Jahr eine CCyR erreichen, haben eine altersentsprechend normale Lebenserwartung. Bei Auffälligkeiten im Krankheitsverlauf wie suboptimalem Ansprechen und Therapieversagen sollte immer eine zytogenetische Untersuchung erfolgen, um gegebenenfalls neu aufgetretene ACA zu detektieren. Bei Krankheitsprogress können häufig neue ACA nachgewiesen werden, im Fall einer BK in bis zu 70 %.

Im Verlauf ist die zytogenetische Untersuchung zum 12-Monats-Zeitpunkt nach Erstdiagnose in vielen Ländern nach wie vor als Goldstandard angesehen, wird aber zunehmend vom molekularen Monitoring abgelöst, da die Empfindlichkeit der Methode nur 3–5 % beträgt (Nachweis von 3–5 Leukämiezellen unter 100 Zellen). Eine zytogenetische Analyse zur Bestätigung der CCyR sollte jedoch erfolgen, wenn kein standardisiertes molekulares Monitoring verfügbar ist.

Molekulare Remission (MR)

Durch die sensitive Methode der quantitativen PCR ist ein optimales Therapiemanagement möglich. Zu beachten ist, dass Ergebnisse aus verschiedenen Laboren nur nach Standardisierung vergleichbar sind. Die Befunde aus standardisierten Laboren sind mit einem IS (Internationale Skala) gekennzeichnet. Eine aktuelle Liste der in Deutschland zertifizierten Labore kann auf der Website der Deutschen CML-Allianz [20] gefunden werden. Die IS wurde anhand gepoolter cDNA von Patienten aus der IRIS-Studie [21] (s. unten) definiert.

Jeder Patient wird hier virtuell auf 100 % zum Zeitpunkt der Erstdiagnose gesetzt. Jede Reduktion der Tumorlast um eine Log-Stufe ergibt dann den MR-Level (Tab. 3.20).

Ein gutes molekulares Ansprechen (MMR) liegt vor, wenn der Anteil an BCR-ABL1-Genen im Verhältnis zu einem Kontrollgen (üblicherweise ABL, BCR oder GUS) ≤ 0,1 % auf der IS beträgt. Das Erreichen einer MMR ist optimal 12 Monate nach Diagnosezeitpunkt und mit einem günstigen Gesamtüberleben assoziiert.

Tiefere molekulare Remissionslevel werden ab MR^4 als DMR zusammengefasst und gelten als Voraussetzung für Absetzstudien.

Im Rahmen des ELN wurden durch ein Panel von CML-Experten Kriterien für den Therapieerfolg definiert. Werden zu bestimmten Zeitpunkten im Therapieverlauf vorgegebene zytogenetische und molekulare Remissionstiefen erreicht, ist dies laut den ELN-Empfehlungen als „optimales Ansprechen" zu werten (Tab. 3.21). Werden diese Meilensteine nur wenig verfehlt, wird im „Warnbereich" ein besonders engmaschiges Monitoring angeraten, ein Therapiewechsel kann in Betracht gezogen werden, vorzugsweise innerhalb von klinischen Studien. Bei „Therapieversagen" wird ein Therapiewechsel empfohlen. Die ELN-Empfehlungen wurden zuletzt 2013 überarbeitet [8].

Tab. 3.20: Internationale Skala für die BCR-ABL1 qRT-PCR-Messung bei CML. (Nach [21])

Reduktion in log-Stufen	MR-Level	Nachweisbare Transkripte (BCR-ABL1-positiv)	Nicht nachweisbare Transkripte (BCR-ABL1-negativ), minimale Anzahl an geforderten Referenzgenen
Baseline		100 % BCR-ABL1^{IS}	
1 log		≤ 10 % BCR-ABL1^{IS}	
2 log		≤ 1 % BCR-ABL1^{IS}	
3 log	MMR	≤ 0,1 % BCR-ABL1^{IS}	
4 log	MR^4	≤ 0,01 % BCR-ABL1^{IS}	≥ 10.000 ABL, ≥ 24.000 GUS
4,5 log	MR^{4,5}	≤ 0,0032 % BCR-ABL1^{IS}	≥ 32.000 ABL, ≥ 77.000 GUS
5 log	MR^5	≤ 0,001 % BCR-ABL1^{IS}	≥ 100.000 ABL, ≥ 240.000 GUS

MR: molekulare Remission; MMR: majore molekulare Remission; BCR-ABL1^{IS}: BCR-ABL1 auf der Internationalen Skala; GUS: Beta-Glukuronidase

Tab. 3.21: ELN-Therapieempfehlungen: Definition von optimalem Ansprechen, Versagen und Warnsignal unter First-line-Therapie [8].

	Optimal	Warnsignal	Versagen
Diagnose	–	Hochrisiko oder CCA/Ph +, *high risk*	–
3 Monate	BCR-ABL1^{IS} ≤ 10 % und/oder Ph + ≤ 35 %	BCR-ABL1^{IS} > 10 % und/oder Ph + 36–95 %	Keine CHR und/oder Ph + > 95 %
6 Monate	BCR-ABL1^{IS} < 1 % und/oder Ph + 0 %	BCR-ABL1^{IS} 1–10 % und/oder Ph + 1–35 %	BCR-ABL1^{IS} > 10 % und/oder Ph + > 35 %
12 Monate	BCR-ABL1^{IS} ≤ 0,1 %	BCR-ABL1^{IS} 0,1–1 %	BCR-ABL1^{IS} > 1 % und/oder Ph + > 0 %
Jederzeit	BCR-ABL1^{IS} ≤ 0,1 %	CCA/Ph- (–7 oder 7q-)	CHR-Verlust CCyR-Verlust, bestätigter MMR-Verlust*, Auftreten von Mutationen und CCA/Ph +

*In zwei aufeinanderfolgenden Tests, von denen einer einen BCR-ABL1-Transkript-Level von ≥ 1 % aufweist; BCR-ABL1^{IS}: BCR-ABL1 auf der Internationalen Skala; Ph: Phildalephia-Chromosom; MMR: BCR-ABL1^{IS} ≤ 0,1 %; CCA/Ph + : zusätzliche klonale chromosomale Aberrationen in Ph + Zellen; CCA/Ph-: zusätzliche klonale chromosomale Aberrationen in Ph-Zellen

3.5.5 Therapiefreie Remission (TFR)

Unter TFR versteht man die Remission nach geplantem Absetzen bei CML-Patienten, die eine DMR erreicht haben.

Das amerikanische National Comprehensive Cancer Network (NCCN) [22] und ESMO (European Society for Medical Oncology) [23] sowie Onkopedia [13] haben ein TKI-Absetzen unter bestimmten Bedingungen als sicher bewertet (Tab. 3.22). Auch in die Produktbeschreibung von Nilotinib hat TFR Eingang gefunden.

Die Bedingungen wurden anhand klinischer Studien definiert. Wichtig sind hier vor allem die STIM- und EURO-SKI-Studie [25] sowie die Nilotinib/Dasatinib-Absetzstudien. In den Studien wurden Patienten mit mindestens dreijähriger TKI-Therapie und mindestens einjähriger DMR-Dauer (unterschiedlich definiert je nach Studie) eingeschlossen. Als Therapiewiederbeginn wurde meist ein MMR-Verlust, also Anstieg von BCR-ABL1 > 0,1 %, zu einem Zeitpunkt definiert. Ca. 40–55 % der Patienten bleiben unter diesen Voraussetzungen nach Absetzen des TKI weiterhin therapiefrei. Das Follow-up ist aber meist (noch) nicht länger als 3 Jahre, nur die STIM Studie berichtet von median 77 Monaten. Die Indikation zum Wiederbeginn der Therapie wurde in 85–90 % der Patienten innerhalb der ersten 6 Monate gestellt (Abb. 3.12). Dies war konsistent in allen bisher durchgeführten Studien, unabhängig von TKI und Einschlusskriterien. Allerdings werden auch noch MMR-Verluste

Tab. 3.22: Mindestvoraussetzungen zum Absetzen der TKI [13].

Institutionelle Voraussetzungen
1   Verfügbarkeit einer akkuraten, sensitiven und international standardisierten quantitativen PCR
2   Schnelle Verfügbarkeit und unmittelbare Bewertung der PCR-Ergebnisse
3   Durchführung der PCR alle 4–6 Wochen möglich, wenn erforderlich
4   Strukturierte Pläne zur Intervention und Wiederbeginn der Therapie bei Anstieg der BCR-ABL1-Transkripte
Kriterien, welche einen Absetzversuch unterstützen
1   Institutionelle Kriterien sind erfüllt
2   Kein HochRisikoscore zur Diagnose
3   Typische e13a3- oder e14a2-BCR-ABL1-Transkripte oder atypische Transkripte, welche über 4,5 log-Stufen quantifiziert werden können
4   Chronische Phase der CML
5   Optimales Ansprechen auf Erstlinientherapie
6   $MR^{4,5}$ erreicht
7   Dauer der TKI-Therapie insgesamt länger als 5 Jahre
8   Dauer der tiefen molekularen Remission (MR^4 oder $MR^{4,5}$) kontinuierlich anhaltend über mehr als 2 Jahre, in zertifiziertem Labor standardisiert bestimmt (modifiziert nach [24])

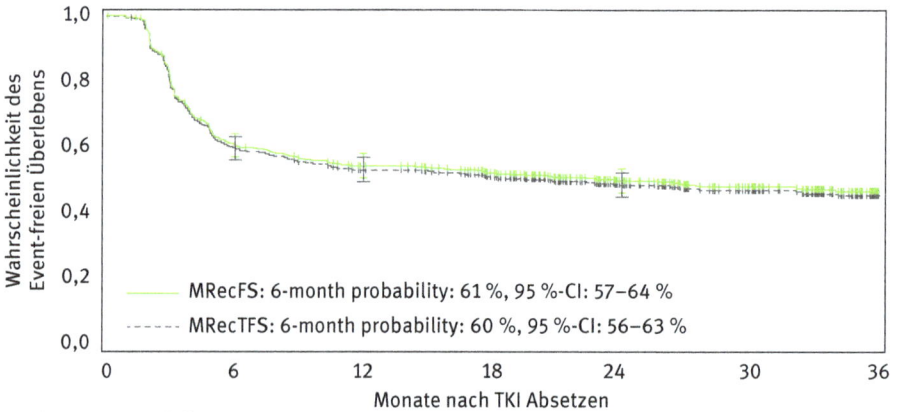

Patienten unter Risiko							
MRecFS	755 (0)	450 (13)	391 (26)	322 (71)	216 (173)	138 (245)	30 (350)
MRecTFS	755 (0)	450 (3)	391 (14)	322 (58)	216 (160)	138 (232)	30 (337)

Abb. 3.12: Euro-SKI Studie: Event-freies Überleben. Die Balken bei 6, 12 und 24 Monaten geben die Ober- und Untergrenze der 95 %-Konfidenz an. Abkürzungen: MRecFS = *molecular relapse-free survival* (Überleben ohne molekularen Rückfall), MRecTFS = *molecular relapse-free and treatment-free survival* (therapiefreies Überleben ohne molekularen Rückfall).

nach > 24 Monaten beobachtet, daher ist ein langfristiges Monitoring empfohlen. Die meisten Patienten, die eine Therapie wiederbeginnen müssen, erreichen ihr MR-Ausgangslevel wieder.

Prädiktive Faktoren konnten in der EURO-SKI-Studie in multifaktoriellen Analysen gefunden werden. Es wurde ermittelt, dass vor allem eine lang andauernde DMR (MR^4 oder besser) vor dem TKI-Absetzen signifikanten Einfluss auf den Erfolg hat. Bei den mit Imatinib behandelten Patienten zeigte sich pro zusätzlichem Jahr in MR^4 ein linearer Anstieg der Wahrscheinlichkeit (absolut 3 %/Jahr), die TFR aufrecht zu erhalten. In einer Validierungskohorte konnte dieser Anstieg bestätigt werden (Tab. 3.23). Ebenfalls signifikant, jedoch von geringerer Bedeutung, war die Dauer der TKI-Therapie; auch hier zeigte sich ein linearer Anstieg.

Noch nicht abschließend geklärt sind die biologischen Mechanismen, die zum Verlust oder Erhalt der TFR beitragen. Ein erhöhter Anteil reifer NK-Zellen war mit einem erfolgreichen Absetzen von Imatinib assoziiert [26]. Die CTLA-4-ligand-CD86-Expression auf plasmazytoiden dendritischen Zellen (pDC) wird als ein prognostischer

Tab. 3.23: Errechnete und tatsächlich beobachtete Wahrscheinlichkeit, eine TFR nach 6 Monaten aufrechtzuerhalten in Abhängigkeit von der Dauer der DMR [25].

Dem TKI-Absetzen voran-gegangene DMR Dauer (Jahre)	Learning Sample			Validation Sample	
	Mittlerer geschätzter Anteil ohne molekularen Rückfall (%)*	Beobachteter Anteil ohne molekularen Rückfall (%)	95 % Konfidenz-intervall des beobachteten Anteils	Beobachteter Anteil ohne molekularen Rückfall (%)	95 % Konfidenz-intervall des beobachteten Anteils
1–2	45	32	19–48	46	28–66
> 2–3	49	54	42–66	55	36–73
> 3–4	51	51	37–65	59	42–75
> 4–5	55	58	45–71	65	38–86
> 5–6	58	67	50–80	70	46–88
> 6–7	61	52	37–67	60	32–84
> 7–8	64	79	62–91	65	43–84
> 8–9	66	48	26–70		
> 9	70	66	46–82		

DMR = *deep molecular response* (tiefe molekulare Remission). DMR ist definiert als molekularer Remissionsstatus von mindestens MR^4. MR^4 ist definiert als nachweisbare BCR-ABL1IS ≤ 0·01 % oder nicht nachweisbare BCR-ABL1 in Proben mit ≥ 10,000. *Mittlerer geschätzter Anteil für jede individuelle DM-Dauer anhand des *logistic regression model* innerhalb des darauf bezogenen jährlichen Intervalls

Marker für das molekulare Rezidivrisiko nach TKI-Absetzen eingeschätzt [27]. Andere Mechanismen wie Aspekte der Stammzellbiologie können ebenfalls die Rezidivneigung beeinflussen.

Absetzstrategien sind nicht neu, schon in der Prä-TKI-Ära wurde vereinzelt der Erhalt der kompletten zytogenetischen Remission auch nach Absetzen von Interferon-alpha beschrieben [28]. Auch unter TKI-Therapie wurde in Einzelfällen ein Erhalt der molekularen Remission nach Absetzen des TKI berichtet. Allerdings war seinerzeit ein sensitiver Nachweis der minimalen Resterkrankung mittels der quantitativen RT-PCR-Analyse nicht verfügbar.

Als Absetz-assoziierte NW ist das sogenannte „TKI-Absetzsyndrom" beschrieben. Bei ca. 30 % der Patienten kam es zu Muskel-, Sehnen- und Gelenkschmerzen und Auftreten von Akne. In den meisten Fällen waren diese Beschwerden jedoch nur vorübergehend und durch Gabe von leichten schmerz- oder entzündungshemmenden Mitteln bzw. in schwereren Fällen von Kortison gut behandelbar [29]. Bisher gibt es noch wenig Daten zum Effekt auf die Lebensqualität der Patienten in TFR. Insgesamt ist TFR ein neues Therapieziel, das in Zukunft eine wichtige Rolle im Therapiemanagement bei CML-Patienten spielen wird.

3.5.6 Resistenzentwicklung

Resistenz gegenüber der TKI-Therapie ist definiert als Versagen nach ELN (Tab. 3.21).

Resistenzen können primär oder sekundär auftreten. Primär bedeutet, dass unter Erstlinientherapie mit TKI kein adäquates Ansprechen vorliegt, sekundär, dass eine unter TKI-Therapie erreichte Remission auf hämatologischer, zytogenetischer oder molekularer Ebene verloren geht. Wie oben beschrieben ist dann ein TKI-Wechsel indiziert (in Abhängigkeit der Ursache der Resistenz), je nach Situation sollte die Indikation zur allogenen Stammzelltransplantation überprüft werden.

In jedem Fall ist eine ausführliche Diagnostik mittels KMP, Zytogenetik und Mutationsanalyse indiziert, da die Ursachen vielfältig sein können. In ca. 25–40 % kann eine Mutation der BCR-ABL1-Kinasedomäne vorliegen, die zur Inaktivität der aktuellen TKI-Therapie führt. Hierbei sind unter Imatinib > 50 Hotspots, unter Nilotinib und Dasatinib je 3–5 Hotspots und unter Bosutinib 2 Hotspots bekannt. Unter Ponatinib können bisher keine Hotspots definiert werden, allerdings kann hier eine Resistenz bei Vorliegen von Compound-Mutationen (Vorkommen mehrerer Mutationen in einem Klon) vorliegen.

Die Wahl des TKI ist abhängig von der Art der nachgewiesenen Mutationen; bei den Mutationen Y253H, E255K/V und F359C/V kann Dasatinib zum Einsatz kommen, bei Q252H, V299L und F317L Nilotinib. Weitere Optionen bestehen in der Gabe von Bosutinib (außer bei V299L- und T315I-Mutation); bei der T315I-Mutation ist Ponatinib die Therapie der Wahl. Hier ist ein weiterer TKI, ABL001 (Asciminib), in klinischer

Prüfung, ein allosterischer TKI, der die Myristoylierung des BCR-ABL1 hemmt und damit auch Aktivität bei Mutationen der ATP-Bindungsstelle besitzt [30].

Weitere Resistenzursachen können das Auftreten von klonaler Evolution sein, also ACA. Dies definiert eine AP. Hier muss immer eine SZT diskutiert werden. Weiterhin können BCR-ABL1-unabhängige Mechanismen zur Resistenz führen. Hier laufen einige klinische Studien, um die beste Alternative zu überprüfen.

Das ELN hat Ansprechkriterien für Zweitlinientherapie insbesondere nach Resistenz definiert (Tab. 3.24).

Erfahrungsgemäß erreichen nur noch weniger als die Hälfte der Patienten unter Zweitlinien-TKI bei Resistenz eine CCyR. Hier werden weitere Studiendaten, z. B. bezüglich der Wirksamkeit von Ponatinib, zu erwarten sein.

Spätestens bei Resistenz gegen einen zweiten TKI ist die Indikation zur Transplantation gegeben, sofern ein Spender gefunden wurde und der Patient die Transplantation voraussichtlich tolerieren wird.

Tab. 3.24: ELN-Therapieempfehlungen: Ansprechkriterien in Zweitlinientherapie nach Imatinibversagen (nicht für Ansprechen auf Drittlinientherapie) [8].

	Optimal	Warnsignal	Versagen
Baseline	–	Keine CHR CHR-Verlust unter Imatinib Fehlen von CyR auf Erst- linien-TKI Hochrisiko	–
3 Monate	BCR-ABL1^{IS} ≤ 10 % und/ oder Ph + ≤ 65 %	BCR-ABL1^{IS} > 10 % und/oder Ph + 65–95 %	Keine CHR und/oder Ph + > 95 % Neue Mutationen
6 Monate	BCR-ABL1^{IS} ≤ 10 % und/ oder Ph + < 35 %	BCR-ABL1^{IS} 1–10 % und/ oder Ph + 35–65 %	BCR-ABL1^{IS} > 10 % und/ oder Ph + > 65 % Neue Mutationen
12 Monate	BCR-ABL1^{IS} < 1 %% und/ oder Ph + < 0 %	BCR-ABL1^{IS} 1–10 % Ph + 1–35 %	BCR-ABL1^{IS} > 10 % und/ oder Ph + > 36 % Neue Mutationen
Jederzeit	BCR-ABL1^{IS} ≤ 0,1 %	CCA/Ph- (−7 oder 7q-) BCR- ABL1^{IS} > 0,1 %	CHR-Verlust CCyR- oder PCYR-Verlust Auftreten von neuen Mutationen Bestätigter MMR-Verlust* CCA/Ph +

*In zwei aufeinanderfolgenden Tests, von denen einer einen BCR-ABL1-Transkript-Level von ≥ 1 % aufweist. BCR-ABL1^{IS}: BCR-ABL1 auf der Internationalen Skala; MMR: BCR-ABL1^{IS} ≤ 0,1 %; CCA/ Ph + : zusätzliche klonale chromosomale Aberrationen in Ph + Zellen; CCA/Ph-: zusätzliche klonale chromosomale Aberrationen in negativen Ph-Zellen

Eine Progression zur AP oder BK wird unter der Therapie mit TKI nur noch selten beobachtet (ca. 5 % Inzidenz nach 8 Jahren unter Imatinibtherapie). Die meisten BK entwickeln sich frühzeitig im Verlauf während der ersten 2 Jahre nach Diagnose und können hier spontan auch aus z. B. MMR auftreten. Die besten Therapieergebnisse bietet eine intensive Chemotherapie wie bei akuten Leukämien, möglichst in Kombination mit einem TKI mit dem Ziel, eine zweite CP (oder zumindest eine Teilremission) mit nachfolgender Transplantation zu erreichen [31] (s. Kap. 3.6).

3.5.7 Tyrosinkinaseinhibitoren

3.5.7.1 Imatinib

Zulassungsstudien

Mit der IRIS-Studie wurden Imatinib und die TKI-Therapie als neuer Standard definiert. In der Studie wurde bei neu diagnostizierten CML-Patienten in CP die damalige Standardtherapie Interferon-alpha in Kombination mit Ara-C mit Imatinib verglichen. Dabei zeigte sich Imatinib bezüglich der hämatologischen, zytogenetischen und molekulargenetischen Ansprechraten überlegen. Unter Imatinib traten zudem deutlich weniger NW auf. Eine Aktualisierung dieser Studiendaten nach 10 Jahren zeigte, dass die Patienten unter Imatinib ein sehr gutes Langzeitüberleben haben [32].

In mehreren nachfolgenden Studien und Registerdaten mit langer Beobachtung konnten die Effektivität und das günstige Langzeitüberleben mit Imatinib-basierter Therapie weiter bestätigt werden [32].

Seit Dezember 2016 ist Imatinib in Deutschland generisch. Aus Registerdaten ist ersichtlich, dass Wirksamkeit und NW-Rate vergleichbar sind, allerdings sind Wechsel der generischen Präparate aufgrund unterschiedlicher NW und evtl. auch Effizienz zu vermeiden [33].

Dosierung

Die Standarddosis von Imatinib ist 400 mg pro Tag. Bei dauerhaften NW sollte eine vorübergehende Unterbrechung der Behandlung erfolgen. Eine langfristige Dosisreduktion sollte generell nicht unter 300 mg pro Tag betragen, um die Gefahr einer Resistenzentwicklung zu vermeiden.

Bei fehlendem Ansprechen kann die Dosierung bis auf 800 mg pro Tag gesteigert werden, diese Dosis ist aber mit erheblicher Zunahme an NW assoziiert. Die Ergebnisse zu einer möglicherweise besseren Wirksamkeit von 800 mg bei Diagnosestellung sind kontrovers [34].

Nebenwirkungen

Neben hämatologischen NW, die v. a. direkt nach Behandlungsbeginn nach Erstdiagnose (ED) auftreten, sind typische NW Ödeme (v. a. Lidödeme), Hautexantheme, Gastrointestinale NWs (v. a. Diarrhoe), Muskelkrämpfe mit Anstieg der Kreatininkinase, Knochenschmerzen und Leberfunktionsstörungen.

Eine symptomatische Behandlung (z. B. Gabe von Magnesium bei Muskelkrämpfen) kann Symptome lindern [19]. Durch die Einnahme mit einer Mahlzeit können v. a. gastrointestinale NW reduziert werden.

3.5.7.2 Dasatinib

Zulassungsstudien

Dasatinib ist seit 2007 für die Behandlung in der CP oder AP oder in der BK mit Resistenz oder Intoleranz gegenüber einer vorherigen Behandlung einschließlich Imatinib und seit 2010 auch für die Erstlinientherapie zugelassen. 2018 erfolgte die Zulassung für pädiatrische Patienten in Erstlinie oder nach Resistenz oder Intoleranz gegenüber einer vorherigen Therapie einschließlich Imatinib.

In der DASISION-Studie bei Patienten mit CML mit Erstdiagnose zeigte Dasatinib im Vergleich zu Imatinib eine erhöhte CCyR- und MMR-Rate nach 12 Monaten, die rascher eintrat und nach 5 Jahren fortbesteht (s. Tab. 3.25). Im Vergleich zu Imatinib zeigte sich eine geringere Progressionsrate, der Unterschied war allerdings nicht statistisch signifikant [15].

In mehreren Studien zeigte sich ein gutes Ansprechen bei Patienten in CP nach Imatinib-Versagen oder -Unverträglichkeit [35].

Dosierung

Das Medikament wird in einer Dosis von 100 mg pro Tag – unabhängig von der Mahlzeit – eingenommen. Bei Therapieversagen oder bei Auftreten einer Blastenkrise kann die Dosis bis auf 140 mg pro Tag gesteigert werden. Bei Auftreten von NW kann die Dosis angepasst werden. Da Dasatinib trotz einer für TKI einzigartig kurzen Plasmahalbwertszeit auch bei Änderung der Dosierung von 50 mg zweimal täglich auf 100 mg/Tag die gleiche Wirksamkeit bei reduzierter Toxizität zeigte, wird hier aktuell prospektiv der Einsatz von 5 Tage/Woche vs. 7 Tage/Woche untersucht, mit dem Ziel, die NW-Rate zu senken. Retrospektive Analysen zeigen, dass dies effektiv ist, insbesondere in Bezug auf das Auftreten von Pleuraergüssen [36].

Nebenwirkungen

Imatinib-typische NW sind unter Dasatinib reduziert, häufiger treten Pleuraergüsse und Thrombozytopenien auf. Daneben wurde von Durchfall, Hautausschlag, Kopfschmerzen, Blutungen, Erschöpfung, Übelkeit und Luftnot berichtet.

Es gibt Berichte, dass Dasatinib eine pulmonalarterielle Hypertonie verstärken bzw. auslösen kann. Patienten leiden dann häufig unter Dyspnoe (Atemnot). Nach Absetzen des Präparates scheinen die Symptome reversibel zu sein. Bei entsprechender Symptomatik unter Dasatinib-Therapie sollte eine Echokardiografie erfolgen.

Gegenüber der Therapie mit Imatinib scheint das Auftreten von kardialen Ereignissen, insbesondere KHK, Infarkt etc. etwas vermehrt zu sein, so dass ein regelmäßiges kardiales Monitoring empfohlen wird.

3.5.7.3 Nilotinib

Zulassungsstudien

Nilotinib ist seit 2007 für die Behandlung nach Imatinib-Versagen/-Intoleranz und seit 2010 für die Erstlinientherapie für die Behandlung von Erwachsenen mit CML zugelassen.

In der ENESTnd-Studie war Nilotinib in beiden Dosierungen bezüglich des zytogenetischen und molekularen Ansprechens sowie der Verträglichkeit Imatinib überlegen. Nach 5-jähriger Verlaufsbeobachtung zeigten sich eine signifikante Reduktion der Progressionsraten und ein verringertes Auftreten von resistenzverursachenden Mutationen innerhalb der BCR-ABL1-Tyrosinkinase-Domäne. Tiefe molekulare Remissionen wurden unter Nilotinib signifikant häufiger beobachtet als unter Imatinib (s. Tab. 3.25) [37].

Dosierung

Das Medikament wird zweimal täglich eingenommen, 2×400 mg pro Tag für Patienten mit Imatinib-Resistenz oder -Intoleranz und 2×300 mg pro Tag für Patienten in Erstlinientherapie. Der Patient darf zwei Stunden vor und eine Stunde nach Einnahme nichts essen.

Nilotinib sollte bei Patienten mit QT-Verlängerung nicht eingesetzt werden. Eine entsprechende EKG-Kontrolle ist vor Therapieeinleitung und einmalig unter Therapie empfohlen.

Nebenwirkungen

Die Imatinib-typischen NW Flüssigkeitsretention und Muskelkrämpfe traten unter Nilotinib seltener auf. Häufiger sind Erhöhung von Leber- und BZ-Werten sowie Anstieg von Blutfetten, insbesondere von Cholesterin.

Es zeigte sich ein leicht vermehrtes Auftreten von arteriellen Gefäßverschlüssen unter Nilotinib. Die Ursache und das Ausmaß hierfür sind noch nicht geklärt. Es wird daher empfohlen, bei Patienten unter Nilotinib-Therapie engmaschig kardiale Risikofaktoren zu kontrollieren und ggf. streng medikamentös einzustellen. Das Rauchen sollte komplett aufgegeben werden. Zur Risikoermittlung eignet sich der von der European Society of Cardiology entwickelte ESC-Score. Bei Patienten mit einem Score > 10 sollte Nilotinib nur nach sorgfältiger Abwägung gegeben werden [38].

3.5.7.4 Bosutinib

Zulassungsstudien

Bosutinib ist angezeigt bei neu diagnostizierter CML in CP (Zulassung 2018) sowie für Patienten, die mit mindestens einem TKI vorbehandelt wurden und bei denen Imatinib, Nilotinib und Dasatinib nicht als geeignete Behandlungsoption angesehen werden (Zulassung 2013).

Zur Zulassung in Erstlinie führte die Bfore Studie, die Bosutnib 400 mg vs. Imatinib verglich. Bosutinib war hinsichtlich des Erreichens einer molekularen Remission nach 12 Monaten Imatinib überlegen (Tab. 3.25). Die Remission trat rascher ein, und dieser Effekt hielt über die Dauer der Beobachtung an [16]. Die Endergebnisse dieser Studie sind noch nicht verfügbar.

Dosierung

Die empfohlene Dosis beträgt 400 mg Bosutinib einmal täglich für neudiagnostizierte Patienten und 500 mg in der Zweitlinientherapie. In den vorangegangenen Studien wurde die Dosierung unter bestimmten Bedingungen auf bis zu 600 mg gesteigert. Dosen über 600 mg/Tag wurden nicht untersucht und sollten daher nicht gegeben werden. Bei NW kann die Dosis auf 300 mg/d abgesenkt werden, für weitere Dosisreduktionen liegen keine Daten vor. Aktuell wird in Studien das Einschleichen der Dosis überprüft (z. B. BODO-Studie), wodurch die NW-Rate bzgl. Diarrhoe und Lebertoxizität, die insbesondere zu Beginn der Behandlung zu Therapieunterbrechungen oder -abbrüchen führt, reduziert werden soll.

Tab. 3.25: Überlebenswahrscheinlichkeit in Abhängigkeit von der Erstlinientherapie [13].

Studie	Kontrolle	Neue Therapie	MMR (%)*	ÜLR (%)*
Cortes et al., 2016 [15]	*Imatinib 400 mg/Tag*	**Dasatinib 100 mg/Tag**	*64* vs. **76**	*90* vs. **91** n. s.
Hochhaus et al., 2016 [14]		**Nilotinib 2 × 300 mg/Tag**	*60* vs. **77**	*91,7* vs. **93,7** n. s.
Cortes et al., 2018 [16]		**Bosutinib 400 mg/Tag**	*37* vs. **47**	*97,9* vs. **99,6** n. s.

*kursiv für Kontrolle, **fett** für neue Therapie. MMR: majore (gute) molekulare Remission nach fünf Jahren (Dasatinib, Nilotinib) bzw. nach einem Jahr (Bosutinib) in %; ÜLR: Überlebensrate nach fünf Jahren (Dasatinib, Nilotinib) bzw. nach einem Jahr (Bosutinib) in %; n. s.: nicht signifikant

Nebenwirkungen

Die Sicherheitsprofile von Bosutinib und Imatinib waren unterschiedlich; gastrointestinale und leberbezogene Ereignisse traten häufiger in der Bosutinibtherapie auf, wohingegen unter Imatinib häufiger Neutropenie, Erkrankungen des Bewegungsapparates und Ödeme beobachtet wurden.

Problematisch ist insbesondere das Management von Diarrhoe in der Anfangsphase der Behandlung. Häufig führt die fehlende Aufklärung zum Therapieabbruch. Bei adäquater supportiver Therapie sistiert die Diarrhoe häufig nach 3–4 Wochen spontan, der häufigere Absetzgrund ist die Lebertoxizität.

3.5.7.5 Ponatinib

Zulassungsstudien

Ponatinib ist seit Juli 2013 zugelassen und indiziert bei erwachsenen CML-Patienten in CP, die behandlungsresistent gegenüber Dasatinib bzw. Nilotinib sind, die Dasatinib oder Nilotinib nicht vertragen und bei denen eine anschließende Behandlung mit Imatinib klinisch nicht geeignet ist oder bei denen eine T315I-Mutation vorliegt sowie in AP und BK.

In der zulassungsrelevanten PACE-Studie wurde Ponatinib (Anfangsdosis 45 mg/d) bei Patienten mit CML oder Ph + ALL eingesetzt, die gegen Dasatinib oder Nilotinib resistent/intolerant sind oder eine T315I-Mutation aufweisen. Im Oktober 2013 wurden Dosisreduktionen aufgrund beobachteter arterieller Verschlussereignisse (AOE) empfohlen. Bei einem 5-jährigen Follow-up konnten in den sehr intensiv vorbehandelten Patienten gute Ansprechraten erzielt werden, die bei Patienten mit T315I-Mutation höher waren.

Dosierung

Die empfohlene Startdosis beträgt 45 mg Ponatinib einmal täglich. Wenn nach 3 Monaten (90 Tagen) kein komplettes hämatologisches Ansprechen eingetreten ist, sollte das Absetzen von Ponatinib erwogen werden. Das Risiko für Arterienverschlüsse ist wahrscheinlich dosisabhängig. Eine Verringerung der Dosis von Ponatinib auf 30 oder 15 mg sollte für CP-CML-Patienten mit einem guten zytogenetischen und/oder molekularen Ansprechen erwogen werden.

Nebenwirkungen

Häufigste NW waren bei ≥ 45 % der CP-CML-Patienten Hautausschlag (47 %,) Bauchschmerzen (46 %) und Thrombozytopenie (46 %). Die meisten neu aufgetretenen NW wurden innerhalb des ersten Jahres beobachtet. Die Inzidenz aller AOE/schwerwiegenden AOE für CP-CML-Patienten betrug 29 %/23 %.

Unter Ponatinib sollten regelmäßig kardiale Risikofaktoren überprüft und ggf. gut eingestellt werden, insbesondere eine arterielle Hypertonie muss adäquat behandelt sein.

3.5.8 Weitere Therapien

3.5.8.1 Interferon-alpha

Vor Einführung von Imatinib war Interferon-alpha die Standardtherapie bei CML, wenn eine allogene Stammzelltransplantation nicht möglich war. Eine dauerhafte CCyR konnte nur bei 5–15 % der Patienten erreicht werden. Bei weiblichen Patienten mit Kinderwunsch kann während der Schwangerschaft eine Therapie mit rekombinanten Interferonen angezeigt sein. Aktuell werden pegylierte Interferone im Rahmen von Studien eingesetzt, entweder in Kombination mit TKI oder in der TFR-Phase. Die zukünftige Rolle dieser Interferone im Therapiemanagement bleibt abzuwarten. Interferon sollte drei Monate vor einer allogenen Stammzelltransplantation abgesetzt werden.

3.5.8.2 Hydroxyurea

Hydroxyurea ist heute nur noch zu Beginn der CML-Behandlung vor dem Vorliegen aller Untersuchungsbefunde indiziert, insbesondere bei ausgeprägter Leukozytose.

3.5.8.3 Weitere Substanzen

Busulfan, Cytarabin (ARA-C) wurden historisch bei der CML eingesetzt und sind heute nicht mehr Bestandteil der Therapie. Sie können Einsatz finden bei Krankheitsprogress und bei Indikation zur allogenen Stammzelltransplantation.

Literatur

[1] Heisterkamp N, Jenster G, ten Hoeve J et al. Acute leukaemia in bcr/abl transgenic mice. Nature. 1990;344:251–253.
[2] Hochhaus A, O'Brien SG, Guilhot F et al. Six-year follow-up of patients receiving imatinib for the first-line treatment of chronic myeloid leukemia. Leukemia. 2009;23(6):1054–1061.
[3] Fabarius A, Leitner A, Hochhaus A et al. Impact of additional cytogenetic aberrations at diagnosis on prognosis of CML: long-term observation of 1151 patients from the randomized CML Study IV. Blood. 2011;118(26):6760–6768.
[4] Saussele S, Krauss MP, Hehlmann R et al. Impact of comorbidities on overall survival in patients with chronic myeloid leukemia: results of the randomized CML Study IV. Blood. 2015;126(1):42–49.
[5] Clarke CJ, Holyoake TL. Preclinical approaches in chronic myeloid leukemia: from cells to systems. Exp Hematol. 2017;47:13–23.
[6] Hehlmann R, Müller MC, Lauseker M et al. Deep molecular response is reached by the majority of patients treated with imatinib, predicts survival, and is achieved more quickly

by optimized high-dose imatinib: results from the randomized CML-study IV. J Clin Oncol. 2014;32(5):415–423.

[7] Hanfstein B, Müller MC, Hehlmann R et al. Early molecular and cytogenetic response is predictive for long-term progression-free and overall survival in chronic myeloid leukemia (CML). Leukemia. 2012;26(9):2096–2102.

[8] Baccarani M, Deininger MW, Rosti G et al. European LeukemiaNet recommendations for the management of chronic myeloid leukemia: 2013. Blood. 2013;122(6):872–884.

[9] Sokal JE, Cox EB, Baccarani M et al. Prognostic discrimination in "good-risk" chronic granulocytic leukemia. Blood. 1984;63(4):789–799.

[10] Hasford J, Pfirrmann M, Hehlmann R et al. A new prognostic score for survival of patients with chronic myeloid leukemia treated with interferon alfa. Writing Committee for the Collaborative CML Prognostic Factors Project Group. J Natl Cancer Inst. 1998;90(11):850–858.

[11] Hoffmann VS, Baccarani M, Hasford J et al. The EUTOS population-based registry: incidence and clinical characteristics of 2904 CML patients in 20 European Countries. Leukemia. 2015;29(6):1336–1343.

[12] Pfirrmann M, Baccarani M, Saussele S et al. Prognosis of long-term survival considering disease-specific death in patients with chronic myeloid leukemia. Leukemia. 2016;30(1):48–56.

[13] Deutsche Gesellschaft für Hämatologie und Medizinische Onkologie e. V. Onkopedia Leitlinien: Chronische Myeloische Leukämie (CML) [document on the internet]. 2018 [cited 2018 Nov 14]. Available from: https://www.onkopedia.com/de/onkopedia/guidelines/chronische-myeloische-leukaemie-cml

[14] Hochhaus A, Saglio G, Hughes TP et al. Long-term benefits and risks of frontline nilotinib vs imatinib for chronic myeloid leukemia in chronic phase: 5-year update of the randomized ENESTnd trial. Leukemia. 2016;30(5):1044–1054.

[15] Cortes JE, Saglio G, Kantarjian HM et al. Final 5-Year Study Results of DASISION: The Dasatinib Versus Imatinib Study in Treatment-Naïve Chronic Myeloid Leukemia Patients Trial. J Clin Oncol. 2016;34(20):2333–2340.

[16] Cortes JE, Gambacorti-Passerini C, Deininger MW et al. Bosutinib Versus Imatinib for Newly Diagnosed Chronic Myeloid Leukemia: Results From the Randomized BFORE Trial. J Clin Oncol. 2018;36(3):231–237.

[17] Cortes JE, Kim DW, Pinilla-Ibarz J et al. Ponatinib efficacy and safety in Philadelphia chromosome-positive leukemia: final 5-year results of the phase 2 PACE trial. Blood. 2018;132(4):393–404.

[18] National Institutes of Health, National Cancer Institute. Common Terminology Criteria for Adverse Events (CTCAE) [document on the internet] [cited 2018 Nov 14]. Available from https://ctep.cancer.gov/protocolDevelopment/electronic_applications/ctc.htm#ctc_40

[19] Steegmann JL, Baccarani M, Breccia M et al. European LeukemiaNet recommendations for the management and avoidance of adverse events of treatment in chronic myeloid leukaemia. Leukemia. 2016;30(8):1648–1671.

[20] Deutsche CML-Allianz. MR^{4,5}-zertifizierte Labore in Deutschland [document on the internet] [cited 2018 Nov 14]. Available from https://www.uniklinikum-jena.de/cml_media/Studien/Liste_Labore_2019_06_27_online-p-1464.pdf

[21] Cross NC, White HE, Colomer D et al. Laboratory recommendations for scoring deep molecular responses following treatment for chronic myeloid leukemia. Leukemia. 2015;29(5):999–1003.

[22] National Comprehensive Cancer Network. NCCN Clinical Practice Guidelines in Oncology. Chronic Myeloid Leukemia. 2017:Version 1.2018.

[23] Hochhaus A, Saussele S, Rosti G et al. Chronic myeloid leukaemia: ESMO Clinical Practice Guidelines for diagnosis, treatment and follow-up. Ann Oncol. 2017;28(suppl_4):iv41-iv51.

[24] Hughes A, Clarson J, Tang C et al. CML patients with deep molecular responses to TKI have restored immune effectors, decreased PD-1 and immune suppressors. Blood. 2017; doi: 10.1182/blood-2016-10-745992.

[25] Saussele S, Richter J, Guilhot J et al. Discontinuation of tyrosine kinase inhibitor therapy in chronic myeloid leukaemia (EURO-SKI): a prespecified interim analysis of a prospective, multicentre, non-randomised, trial. Lancet Oncol. 2018;19(6):747–757.

[26] Ilander M, Olsson-Stromberg U, Schlums H et al. Increased proportion of mature NK cells is associated with successful imatinib discontinuation in chronic myeloid leukemia. Leukemia. 2016;31(5):1108–1116.

[27] Schütz C, Inselmann S, Sausslele S et al. Expression of the CTLA-4 ligand CD86 on plasmacytoid dendritic cells (pDC) predicts risk of disease recurrence after treatment discontinuation in CML. Leukemia. 2017;31(4):829–836.

[28] Mahon FX, Delbrel X, Cony-Makhoul P et al. Follow-up of complete cytogenetic remission in patients with chronic myeloid leukemia after cessation of interferon alfa. JClinOncol. 2002;20(1):214–220.

[29] Saussele S, Richter J, Hochhaus A. The concept of treatment-free remission in chronic myeloid leukemia. Leukemia. 2016;30(8):1638–1647.

[30] Schoepfer J, Jahnke W, Berellini G et al. Discovery of Asciminib (ABL001), an Allosteric Inhibitor of the Tyrosine Kinase Activity of BCR-ABL1. J Med Chem. 2018;61(18):8120–8135.

[31] Hehlmann R, Saußele S, Voskanyan A et al. Management of CML-blast crisis. Best Practice & Research Clinical Haematology. 2016;29(3):295–307.

[32] Hochhaus A, Larson RA, Guilhot F et al. Long-Term Outcomes of Imatinib Treatment for Chronic Myeloid Leukemia. N Engl J Med. 2017;376(10):917–927.

[33] Sacha T. Imatinib Generics in Treatment of Chronic Myeloid Leukemia; A Prospective Observation in Large Cohort of Patients from Polish (PALG) Imatinib Generics Registry. ASH-Abstract # 629. 2016.

[34] Hoffmann VS, Hasford J, Deiniger M et al. Systematic review and meta-analysis of standard-dose imatinib and second generation tyrosine kinase inhibitors for chronic myeolid leukemia. J Cancer Res Clin Oncol. 2o17;143(7):1311–1318.

[35] Shah NP, Rousselot P, Schiffer C et al. Dasatinib in imatinib-resistant or -intolerant chronic-phase, chronic myeloid leukemia patients: 7-year follow-up of study CA180-034. Am J Hematol. 2016;91(9):869–874.

[36] La Rosee P, Martiat P, Leitner A et al. Improved tolerability by a modified intermittent treatment schedule of dasatinib for patients with chronic myeloid leukemia resistant or intolerant to imatinib. Ann Hematol. 2013;92(10):1345–1350.

[37] Saglio G, Kim DW, Issaragrisil S et al. Nilotinib versus imatinib for newly diagnosed chronic myeloid leukemia. N Engl J Med. 2010;362(24):2251–2259.

[38] Kiani A, Kuhlencordt P, Hochhaus A et al. Prävention und Management kardiovaskulärer Erkrankungen mit Nilotinib. Onkologe. 2015;21:724–731.

3.6 Allogene Stammzelltransplantation bei akuter myeloischer Leukämie

Susanne Hofmann, Peter Dreger

3.6.1 Einleitung

Die allogene Stammzelltransplantation (aSZT) ist eine adoptive Immuntherapie, deren anti-leukämische Wirkung neben den direkten zytotoxischen Effekten der Konditionierungstherapie auf den mit dem Transplantat übertragenen Spender-T-Zellen beruht (Graft-versus-Leukämie-Effekt, GvL). Das Ziel der aSZT ist es, durch komplette Eradikation der Leukämiezellpopulation eine Heilung zu erzielen. Allerdings birgt die aSZT gleichzeitig Risiken der Nicht-Rezidiv-Mortalität (*non-relapse mortality*, NRM) und der Morbidität, zu denen vor allem die Graft-versus-Host-Erkrankung (GvHD) und Infekte sowie die Toxizität der Konditionierung beitragen.

Zwar sind mit der Einführung zielgerichteter Substanzen in jüngster Zeit teils substanzielle Fortschritte in der AML-Therapie erreicht worden, dennoch bleibt die aSZT bis heute die wirksamste Behandlungsoption bei der Standard- und Hochrisiko-AML sowie bei der rezidivierten oder chemotherapierefraktären AML. Entsprechend repräsentiert die AML weltweit mit 35 % aller durchgeführten allogenen Transplantationen die häufigste Indikation zur aSZT In den letzten Jahren haben sich die Überlebensraten nach aSZT deutlich verbessert [1],[2]. Hierzu haben u. a. Verbesserungen bei der Spenderauswahl und der supportiven Therapie sowie der Einsatz dosisreduzierter Konditionierungsregime (RIC) beigetragen.

3.6.2 Indikation

Bei der Entscheidung, ob eine aSZT durchgeführt werden kann und soll, müssen sowohl krankheits- als auch transplantationsassoziierte Risiken berücksichtigt werden. Erstere werden im Wesentlichen durch das Rezidiv- bzw. Progressionsrisiko unter konventioneller bzw. pharmakologischer Konsolidierung determiniert, welches in der Mehrzahl der klinischen Szenarien das mit aSZT verbundene Risiko deutlich übersteigt: Hierzu gehören die Standardrisiko-AML sowie die Hochrisiko-AML in erster Remission, die chemotherapierefraktäre AML und rezidivierte AML (Tab. 3.26). Jedoch müssen weitere Faktoren wie das Risiko der NRM, die Verfügbarkeit eines Spenders, Komorbiditäten und auch das Alter des Patienten ebenfalls in die Entscheidung zur aSZT herangezogen werden. Bei sehr hohem erwartetem Rezidivrisiko wird ein höheres NRM-Risiko in Kauf genommen.

Tab. 3.26: Indikationen zur aSZT bei der AML. (Adaptiert nach [34])

Indikation	MRD	MUD	Haplo/CB/MMUD
CR1 (Intermediärrisiko)	+ + +	+ + +	+
CR1 (Hochrisiko)	+ + +	+ + +	+ +
CR > 1	+ + +	+ + +	+ +
Refraktär	+ +	+ +	+ +
M3, CR2, molekulare Persistenz	+ +	+ +	–
M3, CR2, molekulare Remission	+ +	+ +	–

MRD: HLA-identer Familienspender, MUD: HLA-identer Fremdspender, Haplo: haploidenter Spender, CB: Nabelschnurblut, MMUD: HLA-kompatibler Fremdspender, CR: komplette Remission, CR1: erste komplette Remission, CR2: zweite komplette Remission, M3: akute Promyelozytenleukämie. + + +: Standardindikation, + +: klinische Option, +: in Studien, –: nicht empfohlen.

3.6.2.1 AML-spezifische Faktoren

Zytogenetik und Molekulargenetik

Die stetigen Fortschritte in der Charakterisierung der AML auf zyto- und molekulargenetischer Ebene führten zur Einteilung der AML in drei prognostische Risikogruppen – prognostisch günstig, intermediär und ungünstig (Tab. 3.27) [3].

Möglicherweise sind Veränderungen wie inv(16), t(8;21) und t(15;17), welche bei jüngeren AML-Patienten als prognostisch günstig gewertet werden, bei Patienten > 60 Jahre von geringerem prognostischem Vorteil: In einer Analyse von 1.065 Patienten mit einem medianen Alter von 66 Jahren, die im Rahmen der MRC-AML11-Studie behandelt worden waren, wurde ein hohes 2-Jahres-Rezidivrisiko in der prognostisch günstigen Risikogruppe von 56 % beobachtet, bei Patienten mit normalem Karyotyp von 78 % und bei Patienten mit anderen nicht-komplexen Veränderungen von 85 %, bei Patienten mit komplexem Karyotyp von 91 % [4]. Generell sind niedrigere Rezidivraten in der prognostisch günstigen Gruppe ohne aSZT von 30–40 % gezeigt, in der Intermediärrisiko-Gruppe und in der prognostisch ungünstigen Gruppe vergleichbare Raten von > 50–80 % respektive > 90 % beschrieben [5].

Nach den ELN-Empfehlungen werden jüngere AML-Patienten (< 65 Jahre) mit prognostisch günstiger AML in erster Remission mit Hochdosis-Cytarabin und nicht mittels aSZT konsolidiert. Patienten mit AML in erster CR mit intermediärem oder ungünstigem Risiko nach ELN sollten allogen transplantiert werden, wenn ein HLA-identer verwandter oder unverwandter Spender verfügbar ist [3].

Eine Metaanalyse von 24 prospektiven Studien mit insgesamt 6.007 Patienten ging der Frage der aSZT bei AML in erster CR nach [6]. Alle ausgewerteten Studien waren auf einer *intent-to-treat*-Basis nach dem „Spender" versus „kein Spender"-Prinzip konzipiert, wobei hier ganz überwiegend die Verfügbarkeit eines HLA-identen Ge-

Tab. 3.27: ELN-Risikostratifikation 2017, basierend auf der Molekular- und Zytogenetik [3].

Risikogruppe	Genetische Aberration
Günstig	t(8;21)(q22;q22.1); RUNX1-RUNX1T1 inv(16)(p13.1q22) oder t(16;16)(p13.1;q22); CBFB-MYH11 NPM1-Mutation ohne FLT3-ITD oder mit niedriger FLT3-ITD-Ratio[1] Biallelische CEBPA-Mutation
Intermediär	NPM1-Mutation und hohe FLT3-ITD Ratio[2] NPM1-Wildtyp ohne FLT3-ITD oder mit niedriger FLT3-ITD Ratio[1] (ohne ungünstige Genetik) t(9;11)(p21.3;q23.3); MLLT3-KMT2A Zytogenetische Aberrationen, die weder günstig noch ungünstig klassifizieren
Ungünstig	t(6;9)(p23;q34.1); DEK-NUP214 t(v;11q23.3); rearrangiertes KMT2A t(9;22)(q34.1;q11.2); BCR-ABL1 inv(3)(q21.3q26.2) or t(3;3)(q21.3;q26.2); GATA2,MECOM(EVI1) −5 oder del(5q); −7; −17/abn(17p) Komplexer Karyotyp[3], monosomaler Karyotyp[4] NPM1-Wildtyp und hohe FLT3-ITD-Ratio[2] RUNX1-Mutation[5] ASXL1-Mutation[5] TP53-Mutation

[1] Niedrige FLT3-ITD Ratio: Mutant-Wildtyp-Allel-Quotient < 0,5
[2] Hohe FLT3-ITD-Ratio: Mutant-Wildtyp-Allel-Quotient > 0,5. Semiquantitativ über DNA-Fragmentanalyse gemessene FLT3-ITD-Allelratio, definiert als AUC für „FLT3-ITD" dividiert durch AUC für „FLT3-Wildtyp"
[3] ≥ 3 chromosomale Veränderungen in Abwesenheit von einer der WHO-definierten AML-typischen genetischen Veränderungen wie t(8;21), inv(16) oder t(16;16), t(9;11), t(v;11)(v;q23.3), t(6;9), inv(3) oder t(3;3); AML mit BCR-ABL1
[4] Eine Monosomie (außer Verlust von X- oder Y-Chromosom) in Assoziation mit mindestens einer weiteren Monosomie oder strukturellen chromosomalen Veränderung (außer bei der *Core Binding Factor* AML)
[5] Diese molekularen Veränderungen sollten nicht als ungünstige prognostische Marker herangezogen werden, wenn sie bei einer sonst prognostisch günstigen AML auftreten.

schwisterspenders ausschlaggebend war. Aufgrund der Rekrutierungsintervalle der einbezogenen Studien (Mitte der 1990er bis Anfang der 2000er Jahre) war das mediane Patientenalter relativ niedrig (30 Jahre), und eine myeloablative Konditionierung war die Regel. Insgesamt resultierte aus der Spenderverfügbarkeit ein signifikant besseres rezidivfreies und 5-Jahres-Gesamtüberleben für Patienten mit intermediärem (54 % vs. 45 %) und prognostisch ungünstigem Risiko (42 % vs. 20 %). Für Patienten mit prognostisch günstiger AML war kein Vorteil für die aSZT nachweisbar (*Hazard Ratio* für Rezidiv oder Tod mit Spender 1,06). Zusammenfassend zeigte diese Metaanalyse, dass Patienten mit intermediärem und ungünstigem Risikoprofil von der aSZT profitieren, während dies bei Patienten mit prognostisch günstiger AML nicht der Fall ist.

Auf der anderen Seite gibt es ungünstige genetische Signaturen, bei deren Vorhandensein auch die aSZT regelhaft versagt. Hierzu gehören vor allem Aberrationen des TP53-Gens. Patienten, bei denen derartige Veränderungen nachgewiesen werden können, haben auch nach aSZT nur eine geringe Chance auf ein Langzeitüberleben [7].

aSZT in zweiter CR
Jenseits der ersten CR hat die aSZT eine ungünstigere Prognose aufgrund einer höheren NRM und eines höheren Rezidivrisikos [8–10]. Bei Patienten im ersten Rezidiv wurden von Breems et al. vier Variablen zur Einteilung der Patienten in eine günstige, intermediäre und ungünstige Risikogruppe beschrieben: Dauer des rezidivfreien Intervalls nach CR1, zytogenetisches Risiko, Alter und vorangegangene Hochdosis-HCT [11]. Die 5-Jahres-Überlebensraten in den drei Risikogruppen betrugen 46 %, 18 %, 4 %. Die aSZT, sofern durchgeführt, schien allerdings in allen drei Gruppen das 5-Jahres-Gesamtüberleben zu verbessern.

aSZT bei primär refraktärer Erkrankung und Frührezidiv
Das fehlende Erreichen einer morphologischen CR nach zwei Induktionszyklen ist definiert als primär refraktäre AML. Das frühe Rezidiv innerhalb von 6 Monaten nach dokumentierter CR ist definiert als Frührezidiv. Für diese Patienten liegt die Wahrscheinlichkeit, eine CR mit konventioneller Chemotherapie wie Hochdosis-Cytarabin zu erreichen, bei 10–30 % [12]. Das Gesamtüberleben nach einem Jahr beträgt weniger als 10 % mit einem medianen Überleben von 4 Monaten [13]. Mit geeigneten Konditionierungsstrategien lässt sich bei einem Teil der Patienten die Therapierefraktärität durch eine aSZT durchbrechen [12].

Eine Studie mit 103 Patienten mit refraktärer Erkrankung zeigte, dass nach allogener Transplantation das 1-, 2- und 4-Jahres-Überleben bei 54 %, 40 % und 32 % und das leukämiefreie Überleben (LFS) bei 47 %, 37 % und 30 % lag. Die Patienten erhielten in dieser Studie FLAMSA-RIC, entsprechend der sequenziellen Gabe einer AML-typischen Rezidivtherapie mit Fludarabin, Cytarabin und Amsacrin, der 4 Tage später eine intensitätsreduzierte Konditionierung (RIC) mit 4 Gy-Ganzkörperbestrahlung, Cyclophosphamid und Antithymozytenglobulin (ATG) folgte. Patienten, die am Tag 120 keine GvHD-Zeichen hatten, erhielten eine prophylaktische Spenderlymphozytengabe (DLI) in steigender Dosierung [14].

Ein Beweis, dass zweistufige Konditionierungsverfahren wie FLAMSA-RIC konventionellen intensiven Konditionierungen bei refraktärer AML überlegen sind, steht allerdings noch aus.

Minimale Resterkrankung (MRD) – Remissionstiefe bei aSZT

Außer durch das genetische Risikoprofil der AML ist das Rezidivrisiko nach aSZT vor allem durch den Remissionsstatus zum Zeitpunkt der Transplantation determiniert. So unterschied sich in einer Studie mit 113 Patienten, die Fludarabin plus dosisreduziertes Busulfan (n = 93) oder TBI mit 4–8 Gy (n = 20) als Konditionierung erhielten, das 2-Jahres-LFS deutlich in Abhängigkeit von der morphologischen Remission im Knochenmark zum Zeitpunkt der Transplantation [15]: Bei < 5 % Blasten betrug das 2-Jahres-LFS 49 %, im Vergleich zu 24 % bei einem Blastenanteil von 5–20 % und 14 % bei einem Blastenanteil von > 20 %.

Auch die Remissionstiefe, gemessen anhand der minimalen Resterkrankung (*minimal residual disease*, MRD) entweder auf molekularer oder durchflusszytometrischer Ebene, beeinflusst das Überleben. Eine Studie untersuchte 241 AML-Patienten, die myeloablativ oder nicht-myeloablativ konditioniert wurden und eine morphologische CR im Knochenmark mit < 5 % Blasten erreicht hatten [16]. Bei einem Teil der Patienten war trotz morphologischer CR allerdings MRD in der Durchflusszytometrie nachweisbar (CR^{MRD+}), was mit einem 4,5-fach erhöhten Rezidivrisiko im Vergleich zur MRD-negativen (CR^{MRD-}) Kohorte assoziiert war. Eine weitere retrospektive Auswertung von 359 myeloablativ transplantierten AML-Patienten zeigte, dass Patienten mit MRD-positiver (durchflusszytometrisch gemessen) CR (CR^{MRD+}) und solche mit refraktärer Erkrankung (≥ 5 % Blasten im Knochenmark) in 3-Jahres-Rezidivrisiko und 3-Jahres-Gesamtüberleben vergleichbar waren und eine deutlich ungünstigere Prognose als Patienten mit MRD-negativer CR zum Transplantationszeitpunkt aufwiesen [17]. Ähnliche Ergebnisse wurden bei Studien mit molekulargenetischer (NPM1- oder WT1-basierter) MRD-Messung gefunden [18],[19]. Obwohl die Raten der Konversion von CR^{MRD+} zu CR^{MRD-} nach myeloablativer aSZT mit ca. 78 % hoch sind, konnte die aSZT auch bei erreichter MRD-Negativität die Rezidivrate und das Gesamtüberleben im Vergleich zu Patienten, die sowohl vor als auch nach aSZT MRD positiv waren, nicht verbessern [20].

Damit übereinstimmend wurde in einer prospektiven Studie mit 229 NPM1-mutierten AML-Patienten gezeigt, dass Patienten, die nach der Induktionstherapie keine 4-log-Reduktion der NPM1-Muationslast im peripheren Blut erreichten, eine höhere kumulative Rezidivinzidenz und ein kürzeres Gesamtüberleben nach aSZT aufwiesen [21].

Zusammenfassend zeigen diese Daten, dass dem MRD-Status vor aSZT eine große prognostische Bedeutung zukommt. Es ist allerdings unklar, ob der Versuch der MRD-Eradikation durch weitere vorgeschaltete Salvagetherapien die Erfolgsaussichten einer konsolidierenden aSZT verbessert oder ob das Nicht-Erreichen der MRD-Negativität lediglich einen Surrogatparameter für eine ungünstige Biologie der Erkrankung darstellt.

3.6.2.2 Patienten- und transplantationsspezifische Faktoren

Konditionierungsintensität

Das mediane Alter bei Diagnosestellung einer AML beträgt 68 Jahre (seer.cancer.gov). Die Prognose von Patienten > 60 Jahre ist ungünstig, eine retrospektive Analyse an 538 AML-Patienten > 60 Jahren zeigte ein 5-Jahres-Gesamtüberleben von 6,5 % [22]. Durch die Einführung von intensitätsreduzierten Konditionierungsstrategien (RIC) und den reduzierten Einsatz von Steroiden zur Behandlung der GvHD und die damit sinkende NRM [3] sowie durch den routinierten Einsatz von HLA-identen Fremdspendern wurde die aSZT auch für ältere Patienten möglich.

Formal lassen sich die zahlreichen derzeit gebräuchlichen Konditionierungsregimes drei Gruppen unterschiedlicher Intensität zuordnen: myleoablative Konditionierung (MAC), definiert durch eine irreversible Zerstörung der patienteneigenen Hämatopoese; nicht-myeloablative Konditionierung (NMA), bei der es in der Regel auch ohne Stammzellsupport zur (autologen) Rekonstution kommen würde; und intensitätsreduzierte Konditionierungen (RIC), die weder die Kriterien von MAC noch die von NMA erfüllen [23]. Mit abnehmender Intensität der Konditionierung rückt der direkte zytotoxische Effekt der Chemo- und Radiotherapie zugunsten des GvL-Effekts in den Hintergrund. Mit der Einführung von RIC/NMA wurde es möglich, auch ältere Patienten bis 75 Jahre und Patienten mit signifikanten Komorbiditäten allogen zu transplantieren.

In einer prospektiven randomisierten Phase-III-Studie mit 195 AML-Patienten in erster CR, die entweder RIC mit 8 Gy TBI/150 mg/m² Fludarabin oder MAC mit 12 Gy/120 mg/kg Cyclophosphamid erhielten, konnte kein signifikanter Nachteil hinsichtlich des Rezidivrisikos oder des Gesamtüberlebens für RIC gegenüber MAC gezeigt werden [24]. Die 10-Jahres-NRM war in der RIC-Kohorte mit 16 % geringer als in der MAC-Kohorte mit 26 %. Dieser Vorteil war bei älteren Patienten (41–60 Jahre) mit 13 % vs. 32 % statistisch signifikant [24]. Ähnliche Vorteile von RIC bei älteren Patienten mit AML wurden in retrospektiven Analysen gefunden.

Demgegenüber zeigte eine prospektive, randomisierte Phase-III-Studie der BMT-CTN-Gruppe mit 228 AML- und 54 MDS-Patienten einen Trend für ein besseres Überleben nach 18 Monaten (p = 0,07) für MAC [25]. Im Vergleich zur MAC resultierte RIC in dieser Studie in einer höheren Rezidivrate und niedrigerer NRM, während Patienten aus der MAC-Kohorte einen statistisch signifikanten Vorteil im rezidivfreien Überleben aufwiesen. RIC-Regime in der Studie waren Fludarabin (120–180 mg/m²)/Busulfan (≤ 8 mg/kg oral oder IV äquivalent) (Flu/Bu, N = 89) *oder* Melphalan (< 150 mg/m²) (N = 21). MAC Protokolle Busulfan (16 mg/kg oral *oder* 12,8 mg/kg IV)/Cyclophosphamid (120 mg/kg) (N = 40) *oder* Fludarabin (120–180 mg/m²) (N = 87) oder Cyclophosphamid (120 mg/kg) und TBI (12–14 Gy) (N = 8).

Welche Konditionierungsintensität letztlich gewählt wird, ist eine patientenbezogene Entscheidung, und Faktoren wie Komorbidität, Alter, Remissionsstatus vor

Transplantation und das genetische Risiko der AML müssen betrachtet werden, um das Risiko der therapiebedingten Mortalität gegenüber dem Rezidivrisiko abzuwägen.

Patientenalter

Obwohl steigendes Lebensalter auch bei Patienten mit AML grundsätzlich einen ungünstigen prognostischen Faktor für das Outcome nach aSZT darstellt [26], sind bei geeigneter Selektion von Patienten, Konditionierung und Spender die Ergebnisse auch bei Patienten zwischen 60 und 75 Jahren so gut, dass ihnen bei entsprechendem krankheitsbedingtem Risiko eine aSZT nicht vorenthalten werden sollte [27].

Komorbidität

Zur prognostischen Einordnung der Komorbidität bei aSZT wurden eine Reihe von Scores entwickelt, von denen der HCT-Komorbiditätsindex (HCT-CI) der gebräuchlichste ist und auch bei Patienten mit AML funktioniert, auch wenn seine Wertigkeit nicht in allen Serien reproduziert werden konnte [28],[29]. Der in Europa viel verwendete EBMT-Score beinhaltet Alter, Krankheitsstadium, Spenderquelle, Geschlecht und Dauer von der Diagnose bis zur aSZT und bezieht somit auch Variablen jenseits der Komorbidität mit ein [30]. Beide Scores sind eine Orientierungshilfe, um das Mortalitätsrisiko und das Gesamtüberleben abzuschätzen.

Spenderauswahl

Während in jüngeren Registerstudien bei Patienten mit AML die Ergebnisse von Transplantationen von HLA-identen Familienspendern denen mit gut gematchten Fremdspendern zunehmend vergleichbar werden [31], führt die Verwendung von HLA-differenten (9/10) Spendern weiterhin zu einem höheren Transplantationsrisiko [31],[32]. Entsprechendes gilt für die Heranziehung haplo-identer Familienspender, auch unter Berücksichtigung moderner post-Transplantations-Cyclophosphamid-basierter GvHD-Prophylaxe [33]. Folgerichtig wird HLA-identen Familienspendern und gut passenden Fremdspendern in nationalen und internationalen Leitlinien der Vorzug vor alternativen Spenderquellen gegeben [34]. Außerdem zu berücksichtigen bei der Spenderauswahl sind Spenderalter, Spendergeschlecht und CMV-Status [31].

Rezidiv nach aSZT

Insbesondere molekulare und zytogenetische Faktoren sind Risikofaktoren für ein Rezidiv nach aSZT. Zu den prognostisch sehr ungünstigen Risikofaktoren gehören nach der ELN-Klassifikation der komplexe und der monosomale Karyotyp, hohe EVI1-Expression, inv(3), t(3,3), TP53-, RUNX1-, ASXL1-Mutation, hohe FLT3-lTD-Ratio ohne NPM1-Mutation [3].

Im Falle eines Rezidivs nach aSZT stehen grundsätzlich zytotoxische, zielgerichtete und immunmodulierende Interventionen einschließlich der Modulation der

Immunsupression, DLI und der allogenen Zweittransplantation allein oder in Kombination zur Verfügung. Prognose und Auswahl der geeigneten Therapieelemente werden durch Faktoren wie Zeitintervall zwischen Transplantation und Rezidiv, Vorhandensein von GvHD, Patientenalter- und komorbidität, genetischem Profil des Rezidivklons, Vorhandensein von Targets für zielgerichtete Interventionen und Krankheitsverlauf vor der aSZT determiniert. Insbesondere das Vorhandensein von *druggable targets* wie der FLT3-ITD kann durch die Kombination spezifischer Kinaseinhibitoren mit Immunmodulation bei einem kleineren Teil der Patienten langfristige Remissionen ermöglichen [35]. In Abwesenheit von molekularen Targets kann die präemptive oder therapeutische Gabe von demethylierenden Substanzen allein oder in Kombination mit DLI teils auch längerfristige Krankheitskontrolle nach sich ziehen [36].

Zur Erreichung eines Langzeitüberlebens nach AML-Rezidiv nach aSZT scheint der GvL-Induktion durch DLI oder Zweittransplantation eine entscheidende Rolle zuzukommen [37]. Die Erfolgsaussichten einer Zweittransplantation sind insbesondere dann günstig, wenn das Rezidiv später als 6 Monate nach der primären aSZT auftrat. Weitere vorteilhafte Faktoren für den Erfolg einer Zweittransplantation sind chemosensitive Erkrankung, jüngeres Alter und Abwesenheit akuter und chronischer GvHD nach der primären aSZT [37–40]. Demgegenüber lässt sich der Nutzen eines Spenderwechsels bisher nicht belegen [39].

Ob die prophylaktische Gabe zielgerichteter Medikamente nach aSZT Rezidive verhindern kann, ist Gegenstand laufender Studien [41].

Literatur

[1] Gooley T A, Chien JW, Pergam SA et al. Reduced mortality after allogeneic hematopoietic-cell transplantation. N Engl J Med. 2010;363(22):2091–2101.

[2] Hahn T, McCarthy PL, Jr., Hassebroek A et al. Significant improvement in survival after allogeneic hematopoietic cell transplantation during a period of significantly increased use, older recipient age, and use of unrelated donors. J Clin Oncol. 2013;31(19):2437–2449.

[3] Döhner H, Estey E, Grimwade D et al. Diagnosis and management of AML in adults: 2017 ELN recommendations from an international expert panel. Blood. 2017;129(4):424–447.

[4] Grimwade D, Walker H, Harrison G et al. The predictive value of hierarchical cytogenetic classification in older adults with acute myeloid leukemia (AML): analysis of 1065 patients entered into the United Kingdom Medical Research Council AML11 trial. Blood. 2001;98(5):1312.

[5] Cornelissen JJ, Gratwohl A, Schlenk RF et al. The European LeukemiaNet AML Working Party consensus statement on allogeneic HSCT for patients with AML in remission: an integrated-risk adapted approach. Nat Rev Clin Oncol. 2012;9(10):579–590.

[6] Koreth J, Schlenk R, Kopecky KJ et al. Allogeneic stem cell transplantation for acute myeloid leukemia in first complete remission: systematic review and meta-analysis of prospective clinical trials. JAMA. 2009;301(22):2349–2361.

[7] Rücker FG, Schlenk RF, Bullinger L et al. TP53 alterations in acute myeloid leukemia with complex karyotype correlate with specific copy number alterations, monosomal karyotype, and dismal outcome. Blood. 2012;119(9):2114.

[8]   Michelis FV, Atenafu EG, Gupta V et al. Duration of first remission, hematopoietic cell transplantation-specific comorbidity index and patient age predict survival of patients with AML transplanted in second CR. Bone Marrow Transplant. 2013;48(11):1450–1455.

[9]   Bazarbachi A, Labopin M, Kharfan-Dabaja MA et al. Allogeneic hematopoietic cell transplantation in acute myeloid leukemia with normal karyotype and isolated Nucleophosmin-1 (NPM1) mutation: outcome strongly correlates with disease status. Haematologica. 2016;101(1):e34-e7.

[10] Lu Y, Wu T, Zhao Y-L, Cao X-Y et al. Impact of NCCN Risk Stratification and Minimal Residual Disease on Allogeneic Hematopoietic Stem Cell Transplantation in Acute Myeloid Leukemia. Blood. 2016;128(22):2296.

[11] Breems DA, Van Putten WL, Huijgens PC et al. Prognostic index for adult patients with acute myeloid leukemia in first relapse. J Clin Oncol. 2005;23(9):1969–1978.

[12] Wattad M, Weber D, Döhner K et al. Impact of salvage regimens on response and overall survival in acute myeloid leukemia with induction failure. Leukemia. 2017;31:1306.

[13] EBMT. EBMT Handbook 2017 [document on the internet] 2017 [cited 2018 Nov 14]. Available from https://www.ebmt.org/education/ebmt-handbook

[14] Schmid C, Schleuning M, Schwerdtfeger R et al. Long-term survival in refractory acute myeloid leukemia after sequential treatment with chemotherapy and reduced-intensity conditioning for allogeneic stem cell transplantation. Blood. 2006;108(3):1092.

[15] Sayer HG, Kroger M, Beyer J et al. Reduced intensity conditioning for allogeneic hematopoietic stem cell transplantation in patients with acute myeloid leukemia: disease status by marrow blasts is the strongest prognostic factor. Bone Marrow Transplant. 2003;31(12):1089–1095.

[16] Walter RB, Gyurkocza B, Storer BE et al. Comparison of minimal residual disease as outcome predictor for AML patients in first complete remission undergoing myeloablative or nonmyeloablative allogeneic hematopoietic cell transplantation. Leukemia. 2015;29(1):137–144.

[17] Araki D, Wood BL, Othus M et al. Allogeneic Hematopoietic Cell Transplantation for Acute Myeloid Leukemia: Time to Move Toward a Minimal Residual Disease-Based Definition of Complete Remission? J Clin Oncol. 2016;34(4):329–336.

[18] Buckley SA, Wood BL, Othus M et al. Minimal residual disease prior to allogeneic hematopoietic cell transplantation in acute myeloid leukemia: a meta-analysis. Haematologica. 2017;102(5):865–873.

[19] Kayser S, Benner A, Thiede C et al. Pretransplant NPM1 MRD levels predict outcome after allogeneic hematopoietic stem cell transplantation in patients with acute myeloid leukemia. Blood Cancer J. 2016;6(7):e449.

[20] Zhou Y, Othus M, Araki D et al. Pre- and post-transplant quantification of measurable ('minimal') residual disease via multiparameter flow cytometry in adult acute myeloid leukemia. Leukemia. 2016;30(7):1456–1564.

[21] Balsat M, Renneville A, Thomas X et al. Postinduction Minimal Residual Disease Predicts Outcome and Benefit From Allogeneic Stem Cell Transplantation in Acute Myeloid Leukemia With NPM1 Mutation: A Study by the Acute Leukemia French Association Group. J Clin Oncol. 2017;35(2):185–193.

[22] Walter RB, Kantarjian HM, Huang X et al. Effect of complete remission and responses less than complete remission on survival in acute myeloid leukemia: a combined Eastern Cooperative Oncology Group, Southwest Oncology Group, and M. D. Anderson Cancer Center Study. J Clin Oncol. 2010;28(10):1766–1771.

[23] Bacigalupo A, Ballen K, Rizzo D et al. Defining the intensity of conditioning regimens: working definitions. Biol Blood Marrow Transplant. 2009;15(12):1628–1633.

[24] Fasslrinner F, Schetelig J, Burchert A et al. Long-term efficacy of reduced-intensity versus myeloablative conditioning before allogeneic haemopoietic cell transplantation in patients

with acute myeloid leukaemia in first complete remission: retrospective follow-up of an open-label, randomised phase 3 trial. Lancet Haematol. 2018;5(4):e161-e9.

[25] Scott BL, Pasquini MC, Logan BR et al. Myeloablative Versus Reduced-Intensity Hematopoietic Cell Transplantation for Acute Myeloid Leukemia and Myelodysplastic Syndromes. J Clin Oncol. 2017;35(11):1154–1161.

[26] A. M. A. Archives of Industrial HealthDietrich S, Radujkovic A, Stolzel F, Falk CS, Benner A, Schaich M et al. Pretransplant metabolic distress predicts relapse of acute myeloid leukemia after allogeneic stem cell transplantation. Transplantation. 2015;99(5):1065–1071.

[27] Poiré X, Labopin M, Polge E et al. Allogeneic stem cell transplantation benefits for patients ≥ 60 years with acute myeloid leukemia and FLT3 internal tandem duplication: a study from the Acute Leukemia Working Party of the European Society for Blood and Marrow Transplantation. Haematologica. 2018;103(2):256–265.

[28] Sorror ML, Maris MB, Storer B et al. Comparing morbidity and mortality of HLA-matched unrelated donor hematopoietic cell transplantation after nonmyeloablative and myeloablative conditioning: influence of pretransplantation comorbidities. Blood. 2004;104(4):961–968.

[29] Birninger N, Bornhauser M, Schaich M et al. The hematopoietic cell transplantation-specific comorbidity index fails to predict outcomes in high-risk AML patients undergoing allogeneic transplantation--investigation of potential limitations of the index. Biol Blood Marrow Transplant. 2011;17(12):1822–1832.

[30] Gratwohl A, Stern M, Brand R et al. Risk score for outcome after allogeneic hematopoietic stem cell transplantation: a retrospective analysis. Cancer. 2009;115(20):4715–4726.

[31] Ayuk F, Beelen DW, Bornhauser M et al. Relative Impact of HLA Matching and Non-HLA Donor Characteristics on Outcomes of Allogeneic Stem Cell Transplantation for Acute Myeloid Leukemia and Myelodysplastic Syndrome. Biol Blood Marrow Transplant. 2018;24(12):2558–2567.

[32] Weisdorf D, Spellman S, Haagenson M et al. Classification of HLA-matching for retrospective analysis of unrelated donor transplantation: revised definitions to predict survival. Biol Blood Marrow Transplant. 2008;14(7):748–758.

[33] Salvatore D, Labopin M, Ruggeri A et al. Outcomes of hematopoietic stem cell transplantation from unmanipulated haploidentical versus matched sibling donor in patients with acute myeloid leukemia in first complete remission with intermediate or high-risk cytogenetics: a study from the Acute Leukemia Working Party of the European Society for Blood and Marrow Transplantation. Haematologica. 2018;103(8):1317.

[34] Sureda A, Bader P, Cesaro S et al. Indications for allo- and auto-SCT for haematological diseases, solid tumours and immune disorders: current practice in Europe, 2015. Bone Marrow Transplant. 2015;50(8):1037–1056.

[35] Metzelder SK, Schroeder T, Lübbert M et al. Long-term survival of sorafenib-treated FLT3-ITD–positive acute myeloid leukaemia patients relapsing after allogeneic stem cell transplantation. EJC. 2017;86:233–239.

[36] Schroeder T, Czibere A, Platzbecker U et al. Azacitidine and donor lymphocyte infusions as first salvage therapy for relapse of AML or MDS after allogeneic stem cell transplantation. Leukemia. 2013;27:1229.

[37] Schmid C, Labopin M, Nagler A et al. Treatment, risk factors, and outcome of adults with relapsed AML after reduced intensity conditioning for allogeneic stem cell transplantation. Blood. 2012;119(6):1599.

[38] Christopeit M, Kuss O, Finke J et al. Second allograft for hematologic relapse of acute leukemia after first allogeneic stem-cell transplantation from related and unrelated donors: the role of donor change. J Clin Oncol. 2013;31(26):3259–3271.

[39] Ruutu T, de Wreede LC, van Biezen A et al. Second allogeneic transplantation for relapse of malignant disease: retrospective analysis of outcome and predictive factors by the EBMT. Bone Marrow Transplant. 2015;50(12):1542–1550.
[40] Bejanyan N, Weisdorf DJ, Logan BR et al. Survival of patients with acute myeloid leukemia relapsing after allogeneic hematopoietic cell transplantation: a center for international blood and marrow transplant research study. Biol Blood Marrow Transplant. 2015;21(3):454–459.
[41] Bug G, Burchert A, Wagner EM et al. Phase I/II study of the deacetylase inhibitor panobinostat after allogeneic stem cell transplantation in patients with high-risk MDS or AML (PANOBEST trial). Leukemia. 2017;31:2523.

3.7 Allogene Stammzelltransplantation bei myelodysplastischen Syndromen und myeloproliferativen Erkrankungen

Daniela Heidenreich, Stefan A. Klein, Sebastian Kreil

3.7.1 Einführung

Sowohl myelodysplastische Syndrome (MDS) wie auch myeloproliferative Neoplasien (MPN) sind heterogene Erkrankungen mit sehr unterschiedlicher Prognose. Je nach Entität, molekular- bzw. zytogenetischem Befund, klinischer Präsentation und Erkrankungsphase variiert die Prognose zwischen sehr schlecht und Überlebenswahrscheinlichkeiten, die nahezu denen der Gesamtbevölkerung entsprechen. In den meisten Fällen liegen chronische Erkrankungsverläufe vor. Eine kurative medikamentöse Therapie ist nicht verfügbar. Allogene Stammzelltransplantationen (aSZT oder auch aSZT) stellen somit die einzige Behandlung mit kurativer Intention dar. Vor dem Hintergrund der chronischen Verläufe der Erkrankungen auf der einen Seite und dem nicht geringen Risiko, therapieassoziiert an einer aSZT zu versterben, auf der anderen Seite ist es im Rahmen der Indikationsstellung entscheidend, das Risiko von Erkrankung und Transplantation gegeneinander abzuwägen und gemeinsam mit dem Patienten eine individuelle Therapieentscheidung zu treffen. Neben erkrankungsspezifischen Risikoscores kommen dabei insbesondere auch diagnoseunabhängige Scores zur Evaluation des Outcomes nach allogener Stammzelltransplantation wie der EBMT-Score [1] und der HCT-CI-Score [2] zum Einsatz. Im Folgenden werden die Indikationsstellung und die Durchführung von aSZT bei MPN, MPN/MDS sowie MDS beschrieben. Diskutiert werden die BCR-ABL1-positive chronische myeloische Leukämie (CML), die primäre und post-PV/-ET-Myelofibrose, die chronische Neutrophilenleukämie (CNL), die Mastozytose, die chronische myelomonozytäre Leukämie (CMML), die atypische BCR-ABL1-negative chronische myeloische Leukämie (aCML) sowie myelodysplastische Syndrome unterschiedlichen Risikos.

3.7.2 Myeloproliferative Neoplasien

3.7.2.1 Chronische myeloische Leukämie (CML)

Die aSZT war die erste Behandlungsmethode, die es ermöglichte, eine klinische, zytogenetische und molekulare Remission sowie eine Kuration der CML zu erreichen. Bereits in den 1980er und 1990er Jahren wurden gute Behandlungserfolge zunächst mit HLA-identen Familien- (MRD), später auch mit Fremdspendern (MUD) erzielt. Hierbei profitierten mit hohen zytogenetischen Remissions- und niedrigen Rezidivraten in erster Linie Patienten in chronischer Phase (CP) von der aSZT. Patienten in fortgeschrittenen Stadien wiesen dagegen deutlich schlechtere Ergebnisse auf [3]. Bis zur Einführung der Tyrosinkinasinhibitoren (TKI) nach der Jahrtausendwende stellte die CML die häufigste Indikation für aSZT dar. Seitdem kam es zu einem deutlichen Rückgang der Transplantationen bei CML. Dennoch bleibt die aSZT auch weiterhin eine bedeutende Therapieoption mit kurativer Intention für ausgewählte Risikopatienten.

Indikation und Zeitpunkt der Transplantation

Gemäß Empfehlungen des European LeukemiaNet (ELN) [4] ist eine aSZT in erster Linie bei Patienten in akzelerierter Phase oder Blastenkrise indiziert.

Indikationen für eine allogene Stammzelltransplantation bei CML sind [4]:

- Vorliegen einer T315I-Mutation
- Versagen nach Erst- und Zweitlinien-TKI-Therapie
- Unverträglichkeit auf Erst- und Zweitgenerations-TKI
- Fortgesetzte refraktäre Grad-IV-Neutropenie oder Thrombozytopenie unter verschiedenen TKI
- Versagen auf die Erstlinien-TKI-Therapie und Frühzeichen auf insuffizientes Ansprechen auf Zweitlinien-TKI
- Akzelerierte Phase (wenn möglich nach Erreichen einer zweiten CP)
- Blastenkrise (wenn möglich nach Erreichen einer zweiten CP)

Ebenfalls indiziert ist eine aSZT in CP bei nicht ausreichendem Ansprechen auf eine TKI-Therapie oder im Rezidiv. EBMT-Daten zeigen, dass vor allem Patienten in CP von einer aSZT profitieren, wohingegen jene in fortgeschrittenen Stadien eine deutlich schlechtere Überlebenswahrscheinlichkeit aufweisen. In erster CP soll die aSZT in der Erstlinientherapie bei Baseline-Warnungen nach Definition des ELN (Hochrisiko-EUTOS-Score, Major-Route klonale chromosomale Aberrationen) erwogen werden. In der Zweitlinientherapie kann die aSZT bereits in Erwägung gezogen werden, sollte ein Therapieversagen auf eine Erstlinientherapie mit Imatinib, Nilotinib oder Dasatinib aufgetreten sein. Ein Therapieversagen kann frühzeitig anhand einer zu geringen Dynamik im Abfall der BCR-ABL1-Last an den Zeitpunkten Monat 3 bzw. Monat 6 erkannt werden [5]. Spätestens in der Drittlinientherapie wird die aSZT für alle Patienten empfohlen, die auf vorangegangene TKI-Therapien intolerant waren oder die Ansprechkriterien des ELN nicht erfüllten [6]. Der Nachweis einer T315I-Mutation stellt ebenfalls eine Indikation zur aSZT dar [4]. Da für Patienten in CP mit T315I-Mutation gezeigt wurde, dass diese von einer Therapie mit Ponatinib in Form eines verlängerten Gesamtüberlebens profitieren, sollte vor der aSZT versucht werden, eine Remission der Erkrankung zu erreichen. Patienten in refraktärer CP, Akzeleration oder Blastenkrise sollten rasch einer aSZT zugeführt werden [7]. Bei diesen Patienten sollte der Versuch unternommen werden, eine erneute CP zu erreichen – entweder mit geeigneten TKI oder alternativ bei TKI-Refraktärität mittels konventioneller Chemotherapieregime. Eine Analyse der EBMT zeigte, dass die Anzahl der vorangegangenen Therapien mit TKI keinen Einfluss auf das Ergebnis der aSZT hat. Die aSZT sollte jedoch so rasch wie möglich bei Zeichen eines Therapieansprechens erfolgen, um einer Resistenzentwicklung zuvorzukommen.

Stammzellquelle

Der optimale Spender für die aSZT bei CML in erster CP ist der HLA-idente Familienspender. Inzwischen werden auch mit HLA-gematchten Fremdspendern vergleichbare Transplantationsergebnisse mit 3-Jahres-Überlebensraten zwischen 70 und 90 % erreicht [8]. Als Transplantat kommen sowohl periphere Blutstammzellen (PBSZ) wie auch Knochenmark (KM) in Betracht. Die meisten CML-Patienten befinden sich heutzutage bei Transplantation in einem fortgeschrittenen Erkrankungsstadium. Bei diesen Patienten finden größtenteils PBSZ Anwendung. Während bei Knochenmarkspenden eine geringere Inzidenz und Schwere chronischer GvHD beobachtet wird, ist bei peripheren Blutstammzellen das Risiko eines Rezidivs reduziert. Vor diesem Hintergrund sollte bei Patienten in erster CP, bei denen keine Refraktärität gegenüber allen TKI vorliegt, weiterhin auch eine KMT in Erwägung gezogen werden. Bei Patienten mit TKI-refraktärer CML ohne HLA-gematchte Fremdspender kommen alternative Stammzellenquellen wie Nabelschnurblut oder haploidente Familienspender in Betracht. Ermutigende Langzeitergebnisse mit Überlebensraten zwischen 40 und 60 % wurden nach Transplantation mit Nabelschnurblut und haploidenten Transplantaten mit und ohne Posttransplantations-Cyclophosphamid (PTCy) beschrieben [9].

Konditionierung

Die Auswahl des geeigneten Konditionierungsregimens wie auch der optimalen GvHD-Prophylaxe für CML-Patienten ist nicht standardisiert. Als eine häufig angewandte Form einer myeloablativen Konditionierung (MAC) hatte sich Busulfan p. o. (16 mg/kg KG) in Kombination mit Cyclophosphamid (BuCy) in den 1990er Jahren als ein Therapiestandard herausgebildet. In zwei prospektiven Studien erwies sich BuCy im Vergleich zur Ganzkörperbestrahlung mit einer geringeren Rate akuter GvHD und mit weniger Rezidiven als überlegen. Nach 2002 wurde vielfach die orale Applikation durch eine i. v.-Zubereitung abgelöst. In einer großen retrospektiven CIBMTR-Analyse konnte gezeigt werden, dass mit i. v. BuCy signifikant bessere leukämiefreie Überlebensraten erreicht werden. Durch die Einführung von Konditionierungsschemata in reduzierter Intensität (RIC) konnten auch ältere Patienten oder solche mit signifikanten Komorbiditäten allogen transplantiert werden. Typische RIC-Konditionierungen bei CML sind Kombinationen aus Fludarabin mit Busulfan (FluBu mit 6,4 mg/kg KG Busulfan i. v.) oder mit Melphalan (FluMel). Ergebnisse einer Studie mit einem prospektiven Kopf-an-Kopf-Vergleich MAC versus RIC liegen nicht vor. Bei RIC-Regimen sind höhere Rezidivraten in Kauf zu nehmen. Für ältere, komorbide Patienten sollten RIC-Regime ausgewählt werden. Für Patienten mit wenig Komorbidität in fortgeschrittener Erkrankungsphase sollte MAC der Vorzug gegeben werden. Je nach Erkrankungsphase, Alter und Komorbidität können individuell i. v. Busulfandosen zwischen 6,4 und 12,8 mg/kg KG angewandt werden.

Vorgehen nach allogener Stammzelltransplantation

Das BCR-ABL1-Monitoring stellt die sensitivste Methode zur Erfassung eines drohenden Rezidivs nach aSZT dar. In den ersten drei Monaten nach aSZT ist der Nachweis von BCR-ABL1 im Blut nicht ungewöhnlich. Niedrige oder nicht messbare Werte der BCR-ABL1-PCR sind mit einer dauerhaften Remission assoziiert. Ein frühzeitiger Anstieg des MRD-Niveaus weist jedoch auf ein drohendes Rezidiv hin. Ab Monat 4 nach aSZT können folgende Faktoren zur Definition eines molekularen Rezidivs dienen: (1) BCR-ABL1/ABL1-Ratio > 0,02 % in drei aufeinanderfolgenden Proben im Abstand von mindestens vier Wochen, (2) Anstieg der BCR-ABL1/ABL1-Ratio in drei aufeinanderfolgenden Proben im Abstand von mindestens vier Wochen, wobei die Ratio der letzten zwei Proben > 0,02 % ist, (3) BCR-ABL1/ABL1-Ratio > 0,05 % in zwei aufeinanderfolgenden Proben im Abstand von mindestens vier Wochen.

Durch die Applikation von Donorlymphozyten (DLI) kann eine molekulargenetische Remission für 60–90 % der Patienten erreicht werden [10]. Die Strategie der eskalierenden Dosierung der DLI führt zu einer Reduzierung des Risikos einer GvHD. Hierdurch kann ein 5-Jahres-Überleben von 69 % erreicht werden. Zusätzlich bieten sich TKI zur Behandlung eines Rezidivs an. Diese können mit der DLI kombiniert werden, was in der klinischen Praxis gut durchführbar ist und hohe Ansprechraten zeitigt. Zur optimalen Abfolge der Behandlungsoptionen, TKI vor DLI, DLI vor TKI oder simultane Behandlung, liegen bislang keine Daten vor.

3.7.2.2   PV und ET

Polycythaemia vera (PV) und essenzielle Thrombozythämie (ET) sind Erkrankungen mit einer guten Prognose. Bei beiden Erkrankungen besteht in keiner Risikosituation die Indikation zur aSZT. Ausnahmen bilden die Progression in eine sekundäre Myelofibrose (post-PV-MF bzw. post-ET-MF) oder in eine sekundäre akute myeloische Leukämie.

3.7.2.3 Primäre Myelofibrose und post PV/ET-Myelofibrose

Die Myelofibrose (MF) ist die Erkrankung aus der Gruppe der klassischen MPN mit der schlechtesten Prognose mit einem Überleben von im Median sechs Jahren. Es wird zwischen primärer Myelofibrose (PMF) und sekundärer, post-PV/ET-Myelofibrose unterschieden. Die Risikostratifizierung der MF erfolgt nach IPSS, DIPSS oder DIPSS-plus auf der Basis hämatologischer und klinischer Parameter. Basierend auf deutlich gebesserten Therapieergebnissen hat sich die aSZT in den zurückliegenden Jahren als eine Standardtherapie für transplantierbare Patienten mit Hochrisiko-MF entwickelt. In einer 2009 publizierten prospektiven EBMT-Studie zur aSZT von 103 größtenteils Hochrisiko-Patienten zeigte sich ein 5-Jahres-Überleben von 67 % bei einer 1-Jahres-*Non Relapse Mortality* (NRM) von lediglich 16 % [11].

Indikation und Management vor der Transplantation

EBMT und ELN empfehlen in ihrem Konsensus die aSZT für Patienten unter 70 Jahren mit einer mittleren Überlebenswahrscheinlichkeit von unter fünf Jahren. Sowohl für Patienten mit Niedrigrisiko als auch mit Intermediär-1-Risiko nach IPSS bzw. DIPSS besteht somit primär keine Transplantationsindikation. Kürzlich wurden für Patienten mit MF zusätzlich Prognosescores basierend auf molekularen Markern (MIPSS70) und zytogenetischen Markern (MIPSS70 plus) eingeführt. Ergänzend kann die aSZT für Patienten unter 65 Jahren mit Intermediär-1-Risiko in Erwägung gezogen werden, wenn weitere Hochrisikomerkmale wie Anämie mit hoher Transfusionsfrequenz, mehr als 2 % Blasten im peripheren Blut, Nachweis einer ASXL1-Mutation oder ein ungünstiger Karyotyp nach DIPPS-plus-Klassifikation vorliegen [12].

Neben den genannten erkrankungsspezifischen Risikoscores wurde kürzlich ein transplantationsspezifischer Risikoscore vorgestellt. Das neue MF-Transplantations-Scoring-System (MTSS) verbindet klinische, molekulare und transplantationsassoziierte Faktoren unabhängig von der Intensität der Konditionierung und der Vortherapie und ist sowohl für Patienten mit primärer als auch mit sekundärer MF prädiktiv (Tab. 3.28). Abb. 3.13 zeigt schematisch die Überlebenskurven je nach MTSS-Risiko. Das erwartete Gesamtüberleben nach 5 Jahren unterscheidet sich je nach Risikoscore erheblich: 83 % (niedrig), 64 % (intermediär), 37 % (hoch) bzw. 22 % (sehr hoch) [13]. Die Kombination aus MTSS, MIPSS70 plus und DIPPS ermöglicht es, anhand der Risiken der Transplantation in Relation zur Überlebenswahrscheinlichkeit bei konservativer Therapie individuell für jeden Patienten eine möglichst objektive Therapieentscheidung zu treffen.

Konstitutionelle Symptome und Splenomegalie sind charakteristisch für die MF. Ein Einfluss von Splenomegalie auf das Engraftment und die Transfusionsbedürftigkeit nach aSZT wird kontrovers diskutiert. Ein eindeutiger Zusammenhang zwischen Splenomegalie und schlechterem Engraftment konnte bis heute nicht nachgewiesen werden. Das optimale Management von Patienten mit besonders ausgeprägter Splenomegalie vor aSZT ist unklar. Eine Option ist die Splenektomie, die allerdings bei MF

Tab. 3.28: EBMT Transplantations-Scoring-System (MTSS) für Myelofibrose [13].

Variable	Punkte
Leukozytose > 25 × 10⁹/l	1
Thrombozytopenie < 150 × 10⁹/l	1
Karnofsky-Performance-Status < 90	1
Alter > 57 Jahre	1
CMV-Serostatus Empfänger pos./Spender neg.	1
ASXL1-Mutation pos.	1
JAK2 mutiert oder triple-negativ	2
Unverwandter HLA-mismatch-Spender	2
Risikoscore	**Punkte**
Niedrig	0–2
Intermediär	3–4
Hoch	5–6
Sehr hoch	7–9

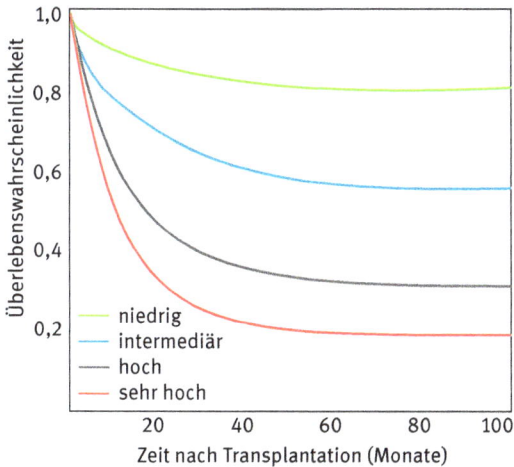

Abb. 3.13: Schematische Darstellung des Gesamtüberlebens der Validierungskohorte entsprechend dem MTSS (Myelofibrosis Transplant Scoring System)-Risiko. Das 5-Jahres-Überleben beträgt je nach Risikoscore 83 % (niedrig), 64 % (intermediär), 37 % (hoch) bzw. 22 % (sehr hoch) (n = 156; p < 0,001).

mit erheblichen Komplikationsraten behaftet ist. So sind Daten mit 30 % schwerwiegenden und zu 9 % tödlichen Komplikationen publiziert. Eine Empfehlung zur Splenektomie kann vor diesem Hintergrund nicht ausgesprochen werden. Eine Alternative zur Splenektomie könnte die Bestrahlung der Milz darstellen, eventuell auch als Teil der Konditionierung. Ruxolitinib bietet die Möglichkeit, konstitutionelle Symptome sowie die Splenomegalie medikamentös zurückzudrängen. Gemäß ELN- und EBMT-Empfehlungen sollte Ruxolitinib für mindestens zwei Monate vor einer aSZT gegeben werden. Bei gutem Ansprechen auf Ruxolitinib sollte die aSZT ohne Verzögerung zügig erfolgen [14]. Vorsicht ist an der Schnittstelle zwischen Ruxolitinibtherapie und aSZT geboten. Ein Absetzen von Ruxolitinib vor Beginn der Konditionierung sollte unterbleiben, um kein Reboundphänomen nach dem Absetzen zu provozieren.

Stammzellquelle

In den meisten pro- und retrospektiven Studien der letzten Jahre wurden PBSZ als Stammzellquelle eingesetzt. Die Rate des Non-Engraftments lag in der bereits erwähnten prospektiven EBMT-Studie bei lediglich 2 von 103. Daher sollten PBSZ gegenüber KM bevorzugt werden. Ein Unterschied im Überleben oder in der NRM besteht zwischen der Transplantation HLA-identer Familien- versus Fremdspender nicht. Es konnte allerdings für die aSZT mit Mismatch-Fremdspendern eine signifikant geringere Überlebenswahrscheinlichkeit aufgezeigt werden. Daher stellt sich die Frage, ob die Transplantation von Nabelschnurblut oder von haploidenten Transplantaten Alternativen darstellen. In einer retrospektiven EBMT-Analyse bei 35 Nabelschnurblut-transplantierten Patienten konnte prinzipiell die Durchführbarkeit demonstriert werden. Allerdings lag das Gesamtüberleben nach 5 Jahren nur bei etwa 40 %. Das Hauptproblem stellte das Ausbleiben des Neutrophilenengraftments bei 20 % der Patienten dar [15]. Outcome-Daten auf ähnlichem Niveau wurden in einer EBMT-Analyse zur haploidenten Transplantation bei Myelofibrose nachgewiesen. In einer italienischen Arbeit konnte hingegen mit einem haploidenten Transplantationskonzept mit einer myeloablativen Konditionierung mit Thiotepa/Busulfan/Fludarabin und PTCy als GvHD-Prophylaxe ein Langzeitüberleben von 70 % demonstriert werden [16]. Zusammenfassend bleiben periphere Blutstammzellen von HLA-identen Spendern die präferierte Stammzellquelle. Die haploidente Transplantation stellt potenziell eine gute Alternative dar.

Konditionierung

Die Intensität der Konditionierung wurde nicht in prospektiven Studien vergleichend untersucht. In retrospektiven Studien zur aSZT mit MAC wurden hohe NRM-Raten verzeichnet. Dem gegenüber stehen die exzellenten Outcome-Daten der prospektiven EBMT-Studie mit RIC [11]. Vor dem Hintergrund des höheren medianen Lebensalters der Patienten mit MF sollten, junge Patienten ohne Komorbidität ausgenommen, ausschließlich dosisreduzierte Konditionierungen wie Fludarabin/Busulfan Anwendung finden.

Vorgehen nach allogener Stammzelltransplantation

Nahezu 90 % der MF-Patienten weisen bei Diagnosestellung eine genetische Aberration in JAK2, CALR oder MPL auf. Diese können im Verlauf nach aSZT als molekulare Marker zur Bestimmung der minimalen Resterkrankung herangezogen werden. Das Nicht-Erreichen einer molekularen Remission zum Tag 180 nach aSZT ist mit einem erhöhten Rückfallrisiko verbunden. Um dieses Ziel zu erreichen, können frühzeitig DLI erwogen werden. Als weiterer prognostischer Marker gilt die Reduzierung des Grades der Knochenmarkfibrosierung. Nahezu 90 % der Patienten weisen 180 Tage nach aSZT keine Fibrosierung mehr auf. Patienten mit raschem Rückgang des Fibrosegrades haben langfristig einen günstigeren Verlauf.

3.7.2.4 Chronische Neutrophilenleukämie (CNL)

Die CNL ist eine seltene, durch die CSF3R-Mutation charakterisierte MPN. Für die Erkrankung sind eine schwer kontrollierbare Leukozytose und das Risiko des Übergangs in eine Blastenkrise charakteristisch. Die Prognose der Erkrankung ist mit einem mittleren Überleben von unter zwei Jahren ungünstig [17]. Die einzige potenziell kurative Behandlung besteht in der aSZT, was in einer kleinen (n = 5) retrospektiven Analyse gezeigt werden konnte [18]. Kürzlich konnte für eine Therapie mit Ruxolitinib in 37 % der Patienten mit CSF3R-mutierter CNL ein Ansprechen erzielt werden – bei zwei Patienten wurde sogar eine CR erreicht [19]. Vor diesem Hintergrund sollte eine Therapie mit Ruxolitinib vor einer aSZT erwogen werden.

3.7.2.5 Systemische Mastozytose (SM)

Die systemische Mastozytose ist eine seltene Erkrankung mit zwei ganz unterschiedlichen klinischen Verlaufsformen: indolente SM und fortgeschrittene SM. Die fortgeschrittene SM beinhaltet die aggressive SM (ASM), SM mit assoziierter hämatologischer Neoplasie (SM-AHN) und die Mastzellleukämie. Das Ausmaß der Mastzellinfiltration und die hiermit verbundene Organschädigung bestimmen den klinischen Verlauf. Während Patienten mit indolenter SM eine nahezu normale Lebenserwartung aufweisen, ist diese bei fortgeschrittener SM deutlich reduziert [20]. Die einzige kurative therapeutische Option stellt die aSZT dar [21]. Dabei ist allerdings kritisch anzumerken, dass sämtliche Daten zur aSZT bei SM einer einzigen retrospektiven Analyse entspringen.

Indikation

SM ohne Hochrisikomerkmale stellen keine Indikation zur aSZT dar. Im Falle einer SM-AHN können Entität und Prognose der AHN bestimmend für die Erwägung einer aSZT sein. So stellt zum Beispiel die Diagnose ASM vom Typ eines MDS mit Niedrig- bzw. Intermediär-1-Risiko nach IPSS oder einer asymptomatischen CLL keine Indikation zur aSZT dar. Auf der anderen Seite führt eine Hochrisiko-ASM, z. B. ein

HR-MDS, zur Indikation für die aSZT. Wird allerdings bei einer eher indolenten AHN im Verlauf ein Progress der SM in ein fortgeschrittenes Stadium beobachtet, wird die SM für die Transplantationsindikation der bestimmende Faktor. Für Patienten mit chronischer Mastzellleukämie ist keine klare Empfehlung zu geben, da der klinische Verlauf oftmals indolent und ein Langzeitüberleben möglich ist. Patienten mit fortgeschrittener ASM und akuter Mastzellleukämie weisen einen aggressiven Krankheitsverlauf mit deutlich reduzierter Lebenserwartung auf. Für diese Patienten sollte rasch nach Diagnosestellung die Spendersuche erfolgen. Im Intervall wird eine intensive Chemotherapie zur Reduzierung der Tumorlast empfohlen [22]. Da die Ansprechwahrscheinlichkeit auf eine intensive AML-artige Induktionstherapie eher als gering einzuschätzen ist, muss diese Empfehlung kritisch hinterfragt werden. Inwieweit die Ergänzung der Therapie um Midostaurin einen zusätzlichen Nutzen erweist, ist zum aktuellen Zeitpunkt unklar. Aufgrund der häufig zu beobachtenden frühen Rezidive sollte die aSZT so rasch wie möglich erfolgen. Bei ASM-Patienten mit weniger aggressiven Erkrankungsverläufen sollte eine Therapie mit Midostaurin oder Cladribin zur Reduzierung der Mastzellinfiltration angeboten werden. Eine Indikation zur aSZT sollte bei diesen Patienten zurückhaltend gestellt werden.

Stammzellquelle

Die Spenderauswahl erfolgt nach lokalen Maßgaben, wobei postuliert wird, dass Patienten mit aggressiven Verlaufsformen eher von PBSZ profitieren. In einer retrospektiven Analyse konnte kein Unterschied in Inzidenz und Ausprägung akuter bzw. chronischer GvHD nach verwandter oder unverwandter SZT eruiert werden [21]. Erfahrungen mit haploidenten Spendern bzw. Nabelschnurblut-Transplantationen bestehen nur exemplarisch [21].

Konditionierung

Nach Möglichkeit sollte eine MAC erfolgen, da hierdurch eine signifikante Verbesserung der Überlebenswahrscheinlichkeit gegenüber einem dosisreduzierten Regime erreicht werden konnte. Ein Unterschied zwischen chemotherapiebasierten Protokollen und einer Ganzkörperbestrahlung wurde in einer retrospektiven Analyse nicht beobachtet [21].

Vorgehen nach allogener Stammzelltransplantation

Chemotherapieassoziierte Mastzelllyse bzw. allergische Reaktionen können unter der Konditionierung vor aSZT auftreten. Antihistaminika und Prednison bei Hochrisikopatienten sollten in der Prophylaxe eingesetzt werden. Zudem wird für die Akutsituation empfohlen, Epinephrin bereitzuhalten. Eine Therapie mit Antileukotrienen kann für Patienten mit schweren oder therapieresistenten Mediator-assoziierten Symptomen erwogen werden. Zudem stellen die Osteopenie und Osteoporose eine häufig zu beobachtende Komplikation nach aSZT dar. Eine frühzeitige konventionelle Osteoporosetherapie zeigte hierbei Vorteile [21].

Primäres Transplantatversagen sowie Rezidive treten vor allem in fortgeschrittenen Erkrankungsstadien auf. Die höchsten Rezidivraten wurden bei der akuten Mastzellleukämie beobachtet. Zur frühzeitigen Erkennung von Rezidiven wird ein engmaschiges Monitoring des Chimärismus, der Serum-Tryptase, der KIT D816V-Mutationslast sowie des Fibrosegrades empfohlen. DLI sind nur bei geringer Erkrankungsaktivität effektiv. Midostaurin wird nach aSZT bereits in der AML eingesetzt. Für Patienten mit SM bestehen nur Fallreporte, die jedoch nachhaltig eine Verbesserung der Mastzelllast nach aSZT aufzeigen konnten. Vor dem Hintergrund der hohen Rezidivwahrscheinlichkeit nach aSZT sollte ein frühzeitiger prophylaktischer oder präemptiver Einsatz von Midostaurin erwogen werden [22].

3.7.3 Myelodysplastische Syndrome/myeloproliferative Neoplasien (MDS/MPN)

Myelodysplastische Syndrome/myeloproliferative Neoplasien (MDS/MPN) sind eine heterogene Gruppe von Erkrankungen, die sowohl durch Dysplasie als auch durch Myeloproliferation charakterisiert sind. Unter den gemäß WHO 2016 zu MDS/MPN gehörenden Diagnosen haben im Erwachsenenbereich die Erkrankungen CMML, atypische CML und unklassifizierbare MDS/MPN potenziell eine Indikation zur aSZT. In der Mehrzahl der Fälle haben diese Erkrankungen eine Hochrisikokonstellation mit rascher Progression, schlechter Prognose und häufiger Transformation in eine sekundäre AML. In diesen Fällen stellt die aSZT den einzigen therapeutischen Ansatz dar, der eine Krankheitskontrolle über einen längeren Zeitraum oder sogar die Kuration der Erkrankung erreichen kann.

3.7.3.1 Chronische myelomonozytäre Leukämie (CMML)

CMML-Patienten mit Hochrisikomerkmalen wie Blasten > 5 % im Knochenmark, Leukozytose > 15/nl, Abhängigkeit von Erythrozytentransfusionen, Thrombozyten < 100.000/µl oder ASXL1-Mutation weisen eine schlechte Prognose auf. In den letzten Jahren konnten unter Verwendung der genannten Hochrisikomerkmale Risikoscores wie der CPSS oder CPSS-molekular etabliert werden. Die aSZT sollte in erster Linie Patienten mit Int-2 oder Hochrisiko-CPSS vorbehalten sein [23]. Eine spezifische oder etablierte Vor- oder Induktionstherapie vor aSZT existiert bislang nicht. Bei Patienten mit hoher Leukozytenzahl oder Splenomegalie und niedrigem Blastenanteil bietet sich der Einsatz von Hydroxyurea zur Zellzahlkontrolle an. Bei Patienten mit erhöhtem Blastenanteil werden Konzepte wie eine hypomethylierende Therapie (HMT) oder eine klassische Induktionschemotherapie verfolgt. Für mit HMT vorbehandelte CMML-Patienten konnte gezeigt werden, dass die Rückfallrate *post transplationem* reduziert wird. Die Outcome-Daten nach aSZT sind insgesamt unbefriedigend.

In großen Registeranalysen liegen die Rezidivraten nach 3–5 Jahren zwischen 32 und 52 % und die Daten für die NRM zwischen 28 und 41 %. Daraus resultieren für das Gesamtüberleben Raten um 30 % nach 5 Jahren [24].

Stammzellquelle

In einer retrospektiven EBMT-Analyse konnte kein Einfluss der Stammzellquelle (PB vs. KM sowie MRD vs. MUD) auf das Überleben nach aSZT nachgewiesen werden [24]. Im Gegensatz dazu zeigte sich in einer CIBMTR-Analyse von 2017 ein signifikant besseres Überleben nach PBSZT gegenüber KMT. Vor dem Hintergrund der hohen Rezidivraten nach aSZT und dem nicht geringen Risiko eines Transplantatversagens sollte peripheren Blutstammzellen der Vorzug gegeben werden.

Konditionierung

Anhand der retrospektiven Analysen von EBMT und CIBMTR können keine Empfehlungen hinsichtlich der Intensität des Konditionierungsregimes ausgesprochen werden. MAC- und RIC-Regime wurden etwa genauso häufig angewandt. Relevante Unterschiede im Gesamtüberleben zeigten sich nicht [24]. Vor kurzem wurden Daten einer unizentrischen retrospektiven Analyse zu allogen transplantierten CMML-Patienten präsentiert [25]. Die Autoren berichteten von einer signifikant höheren Überlebenswahrscheinlichkeit nach TBI-basierter (6–8 Gy) im Vergleich zu chemotherapiebasierter Konditionierung (81 vs. 34 %). Dabei war das gute Therapieergebnis insbesondere auf die geringe Rezidivrate nach TBI zurückzuführen.

Management nach allogener Stammzelltransplantation

Die in der Vergangenheit berichteten inakzeptabel hohen Rezidivraten nach aSZT verdeutlichen die Notwendigkeit für innovative Ansätze zur Erhaltungs-, präemptiven und Rezidivtherapie. Daten über geringere Rezidivraten bei Patienten mit GvHD zeigen, dass prinzipiell auch bei CMML ein GvL-Effekt existiert. Vergleichbar mit der Situation bei MDS kommen Ansätze mit HMT und DLI in Betracht.

3.7.3.2 Atypische CML (aCML)

Die aCML ist eine seltene Erkrankung mit schlechter Prognose. Es existieren nur wenige Daten zu Therapieergebnissen nach aSZT. In einer retrospektiven EBMT-Analyse wurde über 42 zwischen 1997 und 2006 allogen transplantierte Patienten mit einem medianen Alter von 46 Jahren berichtet [26]. Die Mehrzahl der Patienten wurde in erster CP nach myeloablativer Konditionierung transplantiert. 87 % der Patienten erreichten eine komplette Remission der Erkrankung. Die 5-Jahres-Outcome-Daten betrugen in dieser Kohorte 51 % Gesamtüberleben, 40 % Rezidive und 24 % NRM. Dabei zeigten sich deutlich bessere Ergebnisse für jüngere Patienten mit niedrigem EBMT-Risikoscore. Interessanterweise wiesen MUD-transplantierte Patienten ein besseres Überleben auf. Dieses Ergebnis spricht für einen relevanten GvL-Effekt. Die in Relation zum Verlauf unter konservativer Therapie durchaus ermutigenden Daten rechtfertigen die frühe Indikationsstellung zur aSZT.

3.7.4 Myelodysplastische Syndrome

Myelodysplastische Syndrome (MDS) sind eine heterogene Gruppe klonaler Stamm-zellerkrankungen mit sehr unterschiedlicher Prognose. Allen Formen des MDS ist gemeinsam, dass sie mit medikamentösen Therapien alleine nicht heilbar sind. Die aSZT ist die einzige Therapie mit kurativer Intention. Relativiert wird diese Aussage durch den Umstand, dass MDS Erkrankungen des höheren Lebensalters darstellen und bei vielen Patienten bei Diagnosestellung bereits relevante Komorbiditäten vor-liegen. Neben akuten Leukämien stellen MDS die zweithäufigste Indikation für aSZT dar. Da zunehmend auch Patienten über 65 Jahren transplantiert werden können und haploidente aSZT besser durchführbar geworden sind, hat sich die Zahl der bei der EBMT registrierten MDS-Patienten, die allogen stammzelltransplantiert wurden, mehr als verdoppelt, von 731 im Jahr 2004 auf 1.874 in 2015. Trotz der Steigerung der Transplantationsaktivität und der damit einhergehenden zunehmenden Erfahrung sind die Transplantationsergebnisse noch immer nicht zufriedenstellend. In einer EBMT-Analyse über transplantierte MDS-Patienten ab 55 Jahren lag die 5-Jahres-Über-lebensrate bei 31 % und die NRM bei 36 % [27]. Die Daten in einer kürzlich publizier-ten Kohorte von über 70-Jährigen betrugen 34 % im 3-Jahres-Überleben bei einer NRM von 42 % [27],[28]. Die Rezidivraten in den beiden retrospektiven Analysen lagen bei 36 bzw. 28 %. Diese Daten verdeutlichen, dass sowohl die NRM als auch die Rezidivra-ten verbessert werden müssen. Obwohl die aSZT inzwischen einen Therapiestandard darstellt, existieren noch viele offene Fragen. Neben den exakten Modalitäten zur Durchführung der aSZT an sich ist zu diskutieren, welche medikamentöse Therapie vor der aSZT gegeben werden sollte und welches Regime *post transplantationem* am ehesten geeignet ist, Rezidive zu verhindern oder sie erfolgreich zu behandeln.

3.7.4.1 Indikation

Vor dem Hintergrund der hohen NRM nach aSZT spielen die Patientenselektion und die Identifikation des optimalen Transplantationszeitpunktes eine entscheidende Rolle. Auf der einen Seite muss das Risiko der Erkrankung und auf der anderen Sei-te das der Transplantation realistisch eingeschätzt werden. Zur Beurteilung des Er-krankungsrisikos stehen die krankheitsspezifischen Prognosescores IPSS, IPSS-R und WPSS zur Verfügung. Zur Einschätzung des Risikos der aSZT wurde kürzlich der EBMT-transplantationsspezifische Risikoscore für MDS entwickelt (Tab. 3.29) [29]. In diesen fließen die Krankheits-, Patienten- und Transplantations-spezifischen Para-meter Alter, Blastenanteil im Blut, Zytogenetik, CMV-Serostatus, Allgemeinzustand,

Tab. 3.29: EBMT transplantationsspezifisches Scoring-System (TSSS) für MDS [29].

Variable	Punkte
Alter ≥ 50 Jahre	2
Blasten im Blut > 1 %	1
Thrombozyten ≤ 50/nl	1
Unverwandter Spender	1
Hochrisiko-Zytogenetik (komplexer Karyotyp mit > 3 Aberrationen) oder monosomaler Karyotyp	2
CMV-seropositiver Empfänger	1
Karnofsky-Performance-Status < 90	1
Risikoscore	**Punkte**
Niedrig	0–1
Intermediär	2–3
Hoch	4–5
Sehr hoch	> 5

Thrombozytenzahl und die Art des Stammzellspenders ein. Der Score definiert vier Risikogruppen mit den folgenden 5-Jahres-Überlebensraten: 69 % (niedrig), 43 % (intermediär), 27 % (hoch) bzw. 10 % (sehr hoch). Dank der Kombination von Krankheits- und Transplantations-spezifischen Scoring-Systemen ist es möglich, eine individuell auf den jeweiligen Patienten zugeschnittene Transplantationsempfehlung auszusprechen.

Ungeachtet des neuen Transplantations-spezifischen Scoring-Systems und der Bewertung der Komorbidität eines Patienten, richtet sich die Therapie des MDS nach dem Risikoprofil, stratifiziert nach IPSS oder IPSS-R [30]. Gemäß internationaler Expertenmeinung ist die Indikation zur aSZT sowohl beim Hochrisiko-MDS, als auch beim Niedrig-Risiko-MDS mit prognostisch ungünstigen Mutationen, Hochrisiko-Karyotyp, schweren Zytopenien oder hoher Transfusionsfrequenz gegeben [23]. Als prognostisch ungünstig werden vor allem die somatischen Mutationen TP53, ASXL1, RUNX1, EZH2, ETV6 und Mutationen im RAS-Pathway eingestuft.

In den letzten Jahren haben sich HMT zur medikamentösen Standardbehandlung bei Hochrisiko-MDS entwickelt. Es stellt sich vor diesem Hintergrund die Frage, ob der Einsatz der HMT die Indikation zur aSZT relativiert bzw. ob die aSZT tatsächlich gegenüber der alleinigen HMT eine verbesserte Überlebenswahrscheinlichkeit bewirkt. In retrospektiven wie auch in zwei prospektiven Analysen konnte klar gezeigt werden, dass die aSZT im Vergleich zur alleinigen HMT auf lange Sicht (> 24 Monate) zu einem signifikanten Überlebensvorteil führt [31],[32].

Neben der Indikationsstellung ist auch die optimale Terminierung der Transplantation von Bedeutung. So konnte gezeigt werden, dass beim Hochrisiko-MDS die frühzeitige, beim Niedrig-Risiko-MDS hingegen die „hinausgeschobene" aSZT einen Überlebensvorteil vermittelt [33]. Bei allen Hochrisiko-Patienten sollte daher bereits bei Diagnosestellung die Frage der Eignung des Patienten für eine aSZT diskutiert werden. Sollte prinzipiell die Eignung eines Patienten bejaht werden, ist rasch die Suche nach einem geeigneten Stammzellspender einzuleiten (s. u. bei Spenderauswahl). Für die Frage der Eignung zur aSZT stehen weniger das Alter, als vielmehr die Komorbidität (HCT-CI-Score) und der Allgemeinzustand im Mittelpunkt. Es konnte gezeigt werden, dass bei Patienten mit MDS hinsichtlich der wesentlichen Outcome-Parameter zwischen unterschiedlichen Alterskohorten kein Unterschied besteht. Dies gilt gemäß einer aktuellen EBMT-Analyse auch für Patienten über 70 Jahre [27],[28].

3.7.4.2 Management vor der allogenen Stammzelltransplantation

Die Frage nach einer zytoreduktiven oder remissionsinduzierenden Therapie vor der aSZT bei HR-MDS wird kontrovers diskutiert. Ergebnisse aus prospektiv randomisierten Studien liegen hierzu nicht vor. Weit verbreitet sind HMT in der Primärtherapie des Hochrisiko-MDS vor aSZT. In einer retrospektiven Analyse wurde gezeigt, dass die mit Azacitidin vorbehandelten Patienten im Trend ein besseres Überleben nach aSZT aufweisen [34]. In zwei weiteren retrospektiven Auswertungen wurde eine Vortherapie vor aSZT mit Azacitidin mit einer klassischen Induktionschemotherapie verglichen. Beide Analysen zeigten weitgehend identische Therapieergebnisse für die beiden Therapieansätze [35],[36]. Die Ergebnisse dieser retrospektiven Studien sind mit Zurückhaltung zu bewerten, da die Selektionskriterien für die verschiedenen Therapieansätze nicht nachvollzogen werden können. Auf der Basis der vorhandenen Daten empfehlen die Leitlinien von ELN und EBMT eine zytoreduktive Therapie, HMT oder Induktionschemotherapie bei MDS Patienten mit > 10 % Blasten [23]. Den oben genannten Studien gegenüber stehen weitere retrospektive Auswertungen, in denen kein Überlebensvorteil nach einer Induktionstherapie herausgearbeitet werden konnte. In den Subgruppen mit ungünstiger Zytogenetik, höherem IPSS oder mit RIC-Konditionierung fand sich für Patienten mit Induktionschemotherapie gar eine erhöhte Rückfallrate. Nach myeloablativer Konditionierung waren hingegen keine Unterschiede für Gesamtüberleben und Rückfallrate zwischen Patienten mit Upfront-aSZT oder aSZT nach Induktionschemotherapie nachweisbar [37],[38]. Kürzlich vorgestellt wurde mit der VidazaAllo-Studie eine prospektive Untersuchung zur HMT vor aSZT. In dieser Studie konnten mehr als ein Drittel der Azacitidin-behandelten Patienten nicht mehr transplantiert werden; wesentliche Gründe hierfür waren Progress, Tod oder Therapietoxizität [31]. Dieses Ergebnis verdeutlicht die inhärenten Schwächen der HMT vor einer aSZT.

Im Licht der angeführten Studien kann die Frage der Vortherapie weiterhin nicht beantwortet werden. Eine Alternative zur Induktion oder HMT stellt die Upfront-aSZT mit sequenziellen Konditionierungsprotokollen wie FLAMSA-RIC oder Melphalan/TBI dar (s. unten, „Konditionierung") [39]. Möglicherweise können innovative Medikamente mit ersten erfolgversprechenden Ergebnissen, wie CPX-351 oder Venetoclax (s. Kap. 3.1.3), zu einer Neubewertung des Stellenwertes der zytoreduktiven Therapie vor aSZT führen.

Viele Patienten mit MDS weisen vor aSZT eine erhebliche Eisenüberladung auf. In mehreren Studien konnte der negative Einfluss einer Eisenüberladung auf das Outcome nach myeloablativer aSZT nachgewiesen werden. Die prospektive Untersuchung zur Frage der Eisenüberladung (ALLIVE-Studie) konnte nachweisen, dass erhöhte Spiegel des labilen Eisens im Plasma (LPI) vor der Transplantation mit einer höheren Rate infektionsbedingter NRM und einem niedrigen Gesamtüberleben vergesellschaftet sind [40]. Daraus ist die Empfehlung abzuleiten, wenn möglich vor der aSZT eine Eisenchelation durchzuführen.

3.7.4.3 Konditionierung

Die Mehrzahl der Patienten mit MDS ist zum Zeitpunkt der aSZT bereits deutlich älter als 60 Jahre. Aufgrund von Alter und Komorbidität können daher die meisten Patienten nicht mehr einer MAC unterzogen werden. Aus diesem Grund wurden in den zurückliegenden zwei Jahrzehnten RIC oder non-myeloablative Konditionierungen (non-MAC, z. B. Fludarabin/2 Gy TBI) etabliert. Erst diese dosisreduzierten Konzepte eröffneten Patienten im höheren Lebensalter die Möglichkeit einer kurativen Therapie. Mehrere retrospektive Studien widmeten sich der Frage des Einflusses der Konditionierungsintensität auf das Outcome nach aSZT bei MDS mit weniger als 10 % Blasten im Knochenmark. Zusammenfassend zeigten diese Analysen keinen signifikanten Unterschied im Gesamtüberleben zwischen Patienten mit MAC oder RIC. Unterschiedlich waren lediglich die NRM mit Vorteil für RIC und eine niedrige Rezidivrate nach MAC. Einzig bei aSZT nach non-MAC zeigte sich eine deutlich geringere Überlebenswahrscheinlichkeit. In einer prospektiven Studie der EBMT (RIC-MAC-Trial) zu Patienten mit MDS und sekundärer AML wurde MAC (BuCy) mit RIC (FluBu) verglichen [41]. Die Mehrzahl der eingeschlossenen Patienten hatten ein Niedrigrisiko-MDS, eine niedrige Blastenzahl im Knochenmark und keine Hochrisikozytogenetik. Die Studie zeigte keinen signifikanten Unterschied in Bezug auf das 2-Jahres-Überleben, die NRM und die Rezidivrate. Für Patienten mit geringer Erkrankungslast und günstigerer Zytogenetik kann auf dem Boden dieser Studie eine dosisreduzierte Konditionierung mit 150 mg/kg KG Fludarabin und 6,4 mg/kg KG i. v. Busulfan empfohlen werden.

Die Intensität des Konditionierungsregimes sollte sich an der Erkrankungslast vor der aSZT orientieren. Patienten mit MRD-Nachweis oder erhöhter Blastenzahl erleiden nach Transplantation signifikant häufiger Rezidive und haben ein schlechteres Gesamtüberleben. Bei diesen Patienten haben sequenzielle Therapieansätze aus Induktionstherapie, gefolgt von einer Konditionierung nach drei oder vier Tagen Therapiepause, wie z. B. mit FLAMSA-RIC (Fludarabin 30 mg/m², AraC 2 g/m², Amsacrin 100 mg/m², gefolgt von einer RIC-Konditionierung mit 4 Gy TBI und Cyclophosphamid oder von FluBu) oder Melphalan- Flu/TBI, erfolgversprechende Therapieergebnisse mit geringeren Rezidivraten bei zugleich kaum erhöhter NRM erbracht.

Zusammenfassend sollte die Auswahl des Konditionierungsregimes sowohl in Abhängigkeit von Allgemeinzustand und Komorbidität wie auch orientiert an der zum Transplantationszeitpunkt vorhandenen Erkrankungslast erfolgen. Komorbide Patienten mit niedriger Erkrankungslast und günstigerer Zytogenetik profitieren dabei eher von RIC, Patienten mit Hochrisikoerkrankung eher von MAC oder einer sequenziellen Konditionierung.

3.7.4.4 Spenderauswahl

Bei Patienten ohne HLA-identische Familienspender wird in der Regel eine Fremdspendersuche eingeleitet. In großen EBMT- und CIBMTR-Analysen konnte hinsichtlich des Gesamtüberlebens kein Unterschied zwischen HLA-identischen Familien- oder Fremdspendern identifiziert werden. Die geringere NRM bei verwandten Spendern übersetzte sich dabei nicht in eine höhere Überlebenswahrscheinlichkeit. Das Outcome nach aSZT mit HLA-Mismatch-Fremdspendern war hingegen signifikant schlechter. Potenzielle Familienspender von Patienten mit MDS weisen so wie ihre Geschwister meist ein höheres Lebensalter auf. Da für Fremdspendertransplantationen ein klarer Zusammenhang zwischen dem Alter des Spenders und dem Outcome nachgewiesen werden konnte, stellt sich die Frage, ob einem jungen Fremdspender gegenüber einem älteren Familienspender der Vorzug zu geben ist. Tatsächlich konnte in einer EBMT-Auswertung gezeigt werden, dass die Überlebenswahrscheinlichkeit nach aSZT mit einem gematchten Fremdspender mit einem Lebensalter unter 30 besser ist als nach Familienspendertransplantation [42].

Alternativen zu nicht voll HLA-gematchten Fremdspendern sind Nabelschnurblut und haploidente Familienspenden. Wie eine retrospektive EBMT-Analyse zeigen konnte, sind Nabelschnurbluttransplantationen bei MDS durchführbar [43]. Das Outcome ist aber signifikant schlechter als nach der Transplantation mit HLA-gematchten Fremdspendern. Ein signifikanter Unterschied zu Mismatch Fremdspendertransplantationen besteht nicht. In den letzten Jahren hat sich die haploidente KMT oder BSZT mit PTCy zu einer Routinetherapie bei Patienten ohne HLA-gematchten Spender entwickelt. Über viele Entitäten hinweg zeigen mehrere retrospektive Analysen vergleichbare Transplantationsergebnisse nach haploidenter Transplantation im Vergleich zu Transplantationen mit MUD [44]. Eine EBMT-Analyse zur haploidenten Transplantation bei MDS-Patienten erbrachte ebenfalls nach PTCy sehr ermutigende Ergebnisse [45]. Um den Stellenwert der haploidenten aSZT prospektiv zu untersuchen, wurde kürzlich für Patienten mit AML oder MDS eine randomisierte Studie mit dem Vergleich Mismatch-Fremdspender vs. haploidente aSZT aufgelegt (HAMLET-Studie).

3.7.4.5 Vorgehen nach allogener Stammzelltransplantation

Das Rezidivrisiko nach aSZT bei MDS liegt bei durchschnittlich 20–30 %. Patienten mit hoher Erkrankungslast, ungünstigem Karyotyp oder TP53-Mutation weisen deutlich höhere Rezidivraten auf. Die Ansprechwahrscheinlichkeit auf eine Therapie bei Rezidiven nach aSZT ist gering. Aktuelle Therapieansätze sind HMT mit oder ohne DLI oder eine zweite aSZT. In den zurückliegenden Jahren wurden mehrere pro- und retrospektive Studien zu HMT bei molekularen oder hämatologischen Rezidiven durchgeführt. Ermutigend waren dabei die Therapieergebnisse nach Azacitidin in Kombination mit DLI bei Patienten mit molekularem Rezidiv oder geringer Blastenzahl im Knochenmark (< 13 %). Diese Patienten wiesen ein Gesamtüberleben von über 60 % auf [46]. In einer weiteren Studie mit Azacitidin als Rezidivtherapie waren Frührezidive (< 6 Monate) und > 20 % Blasten im Knochenmark mit einer geringen Ansprechwahrscheinlichkeit vergesellschaftet. Die Erfolgswahrscheinlichkeit einer HMT bei Patienten mit hoher Erkrankungslast und rascher Progression ist als gering einzuschätzen. Ein langfristiges Überleben ist bei diesen Patienten nahezu ausschließlich nach einer zweiten aSZT möglich. Die unbefriedigenden Ansprechraten von meist unter 20 % in der Rezidivtherapie verdeutlichen die Notwendigkeit für prophylaktische oder präemptive Therapieansätze. Ein engmaschiges Monitoring des Chimärismus sowie von molekulargenetischen Veränderungen im Sinne einer MRD-Diagnostik ermöglicht frühzeitige therapeutische Interventionen bei geringer Erkrankungslast. Ein entsprechendes Vorgehen wurde beispielhaft von Platzbecker und Kollegen mit der RELAZA-Studie vorgestellt [47].

Der Stellenwert prophylaktischer DLI bei Hochrisikokonstellation nach aSZT konnte für Patienten mit AML verdeutlicht werden [48]. Entsprechende Analysen fehlen bislang für Patienten mit MDS. Immer wieder vorgeschlagen wird die prophylaktische HMT nach aSZT. In kleinen Fallserien wurde über HMT zur Rezidivprophylaxe berichtet. Kürzlich wurde über eine prospektive randomisierte Studie zur prophylaktischen Gabe von Azacitidin bei Hochrisiko-AML oder -MDS berichtet [49]. Allerdings konnten in dieser Studie weder für das Überleben noch für andere wichtige Outcome-Parameter Unterschiede zwischen Azacitidin und dem Kontrollarm identifiziert werden.

Zusammenfassend kann für das Management nach aSZT bei Patienten mit MDS empfohlen werden, MRD und Chimärismus engmaschig zu monitorieren, um drohende Rezidive frühzeitig zu erkennen und präemptive Therapien einzuleiten. HMT in Kombination mit DLI können, frühzeitig im Rezidiv eingesetzt, zu einer kompletten Remission führen. Für prophylaktische Therapieansätze nach aSZT sind DLI vielfach erprobt und inzwischen bei Hochrisikoerkrankungen vielerorts Standard. Für den Nutzen medikamentöser Rezidivprophylaxen fehlen Belege. Aktuell werden in Studien innovative Ansätze wie z. B. in der AZALENA-Studie die Kombination aus Azacitidin, Lenalidomid und DLI in der Rezidivsituation oder in der ETAL-4-Studie die prophylaktische Gabe von Panobinostat in Kombination mit DLI geprüft. Es ist zu hoffen, dass mit Fortschritten in der Rezidivprophylaxe oder -therapie das langfristige Überleben von Patienten nach aSZT gesteigert werden kann.

Literatur

[1]   Gratwohl A, Stern M, Brand R et al. Risk score for outcome after allogeneic hematopoietic stem cell transplantation: a retrospective analysis. Cancer. 2009;115(20):4715–4726.

[2]   Sorror ML, Maris MB, Storb R et al. Hematopoietic cell transplantation (HCT)-specific comorbidity index: a new tool for risk assessment before allogeneic HCT. Blood. 2005;106(8):2912–2919.

[3]   Gratwohl A, Hermans J, Goldman JM et al. Risk assessment for patients with chronic myeloid leukaemia before allogeneic blood or marrow transplantation. Chronic Leukemia Working Party of the European Group for Blood and Marrow Transplantation. Lancet. 1998;352(9134):1087–1092.

[4]   Baccarani M, Deininger MW, Rosti G et al. European LeukemiaNet recommendations for the management of chronic myeloid leukemia: 2013. Blood. 2013;122(6):872–884.

[5]   Hanfstein B, Shlyakhto V, Lauseker M et al. Velocity of early BCR-ABL transcript elimination as an optimized predictor of outcome in chronic myeloid leukemia (CML) patients in chronic phase on treatment with imatinib. Leukemia. 2014;28(10):1988–1992.

[6]   Baccarani M, Castagnetti F, Gugliotta G et al. A review of the European LeukemiaNet recommendations for the management of CML. Ann Hematol. 2015;94 Suppl 2:S141-147.

[7]   Nicolini FE, Basak GW, Kim DW et al. Overall survival with ponatinib versus allogeneic stem cell transplantation in Philadelphia chromosome-positive leukemias with the T315I mutation. Cancer. 2017;123(15):2875–2880.

[8]   Saussele S, Lauseker M, Gratwohl A et al. Allogeneic hematopoietic stem cell transplantation (allo SCT) for chronic myeloid leukemia in the imatinib era: evaluation of its impact within a subgroup of the randomized German CML Study IV. Blood. 2010;115(10):1880–1885.

[9]   Ma YR, Huang XJ, Xu ZL et al. Transplantation from haploidentical donor is not inferior to that from identical sibling donor for patients with chronic myeloid leukemia in blast crisis or chronic phase from blast crisis. Clin Transplant. 2016;30(9):994–1001.

[10] Mackinnon S, Papadopoulos EB, Carabasi MH et al. Adoptive immunotherapy evaluating escalating doses of donor leukocytes for relapse of chronic myeloid leukemia after bone marrow transplantation: separation of graft-versus-leukemia responses from graft-versus-host disease. Blood. 1995;86(4):1261–1268.

[11] Kroger N, Holler E, Kobbe G et al. Allogeneic stem cell transplantation after reduced-intensity conditioning in patients with myelofibrosis: a prospective, multicenter study of the Chronic Leukemia Working Party of the European Group for Blood and Marrow Transplantation. Blood. 2009;114(26):5264–5270.

[12] Barbui T, Tefferi A, Vannucchi AM et al. Philadelphia chromosome-negative classical myeloproliferative neoplasms: revised management recommendations from European LeukemiaNet. Leukemia. 2018;32(5):1057–1069.

[13] Gagelmann N, Ditschkowski M, Bogdanov R et al. Comprehensive clinical-molecular transplant scoring system for myelofibrosis undergoing stem cell transplantation. Blood. 2019: blood-2018-12-890889. doi: https://doi.org/10.1182/blood-2018-12-890889.

[14] Shanavas M, Popat U, Michaelis LC et al. Outcomes of Allogeneic Hematopoietic Cell Transplantation in Patients with Myelofibrosis with Prior Exposure to Janus Kinase ½ Inhibitors. Biol Blood Marrow Transplant. 2016;22(3):432–440.

[15] Robin M, Giannotti F, Deconinck E et al. Unrelated cord blood transplantation for patients with primary or secondary myelofibrosis. Biol Blood Marrow Transplant. 2014;20(11):1841–1846.

[16] Bregante S, Dominietto A, Ghiso A et al. Improved Outcome of Alternative Donor Transplantations in Patients with Myelofibrosis: From Unrelated to Haploidentical Family Donors. Biol Blood Marrow Transplant. 2016;22(2):324–329.

[17] Pardanani A, Lasho TL, Laborde RR et al. CSF3R T618I is a highly prevalent and specific mutation in chronic neutrophilic leukemia. Leukemia. 2013;27(9):1870–1873.

[18] Itonaga H, Ota S, Ikeda T et al. Allogeneic hematopoietic stem cell transplantation for the treatment of BCR-ABL1-negative atypical chronic myeloid leukemia and chronic neutrophil leukemia: A retrospective nationwide study in Japan. Leuk Res. 2018;75:50–57.

[19] Dao K-H, Collins RH, Cortes JE et al. Phase 2 Study of Ruxolitinib in Patients with Chronic Neutrophilic Leukemia or Atypical Chronic Myeloid Leukemia. 2018;132(Suppl 1):350.

[20] Arock M, Akin C, Hermine O et al. Current treatment options in patients with mastocytosis: status in 2015 and future perspectives. Eur J Haematol. 2015;94(6):474–490.

[21] Ustun C, Reiter A, Scott BL et al. Hematopoietic stem-cell transplantation for advanced systemic mastocytosis. J Clin Oncol. 2014;32(29):3264–3274.

[22] Sperr WR, Drach J, Hauswirth AW et al. Myelomastocytic leukemia: evidence for the origin of mast cells from the leukemic clone and eradication by allogeneic stem cell transplantation. Clin Cancer Res. 2005;11(19 Pt 1):6787–6792.

[23] de Witte T, Bowen D, Robin M et al. Allogeneic hematopoietic stem cell transplantation for MDS and CMML: recommendations from an international expert panel. Blood. 2017;129(13):1753–1762.

[24] Symeonidis A, van Biezen A, de Wreede L et al. Achievement of complete remission predicts outcome of allogeneic haematopoietic stem cell transplantation in patients with chronic myelomonocytic leukaemia. A study of the Chronic Malignancies Working Party of the European Group for Blood and Marrow Transplantation. Br J Haematol. 2015;171(2):239–246.

[25] Radujkovic A, Hegenbart U, Müller-Tidow C et al. High Progression-Free Survival after Reduced Intensity Total Body Irradiation-Based Conditioning in Patients Allografted for Chronic Myelomonocytic Leukemia (CMML). Blood. 2017;vol. 130 (Suppl 1):4571.

[26] Onida F, de Wreede LC, van Biezen A et al. Allogeneic stem cell transplantation in patients with atypical chronic myeloid leukaemia: a retrospective study from the Chronic Malignancies Working Party of the European Society for Blood and Marrow Transplantation. Br J Haematol. 2017;177(5):759–765.

[27] Lim Z, Brand R, Martino R et al. Allogeneic hematopoietic stem-cell transplantation for patients 50 years or older with myelodysplastic syndromes or secondary acute myeloid leukemia. J Clin Oncol. 2010;28(3):405–411.

[28] Heidenreich S, Ziagkos D, de Wreede LC et al. Allogeneic Stem Cell Transplantation for Patients Age >/= 70 Years with Myelodysplastic Syndrome: A Retrospective Study of the MDS Subcommittee of the Chronic Malignancies Working Party of the EBMT. Biol Blood Marrow Transplant. 2017;23(1):44–52.

[29] Gagelmann N, Eikema DJ, Stelljes M et al. Optimized EBMT transplant-specific risk score in myelodysplastic syndromes after allogeneic stem-cell transplantation. Haematologica. 2019;104:929–936.

[30] Steensma DP. Myelodysplastic syndromes current treatment algorithm 2018. Blood Cancer J. 2018;8(5):47.

[31] Kroger N. Prospective Multicenter Phase 3 Study Comparing 5-Azacytidine (5-Aza) Induction Followed By Allogeneic Stem Cell Transplantation Versus Continuous 5-Aza According to Donor Availability in Elderly MDS Patients (55–70 years) (VidazaAllo Study) ASH-Abstract 208. 2018.

[32] Robin M, Porcher R, Ades L et al. HLA-matched allogeneic stem cell transplantation improves outcome of higher risk myelodysplastic syndrome A prospective study on behalf of SFGM-TC and GFM. Leukemia. 2015;29(7):1496–1501.

[33] Koreth J, Pidala J, Perez WS et al. Role of reduced-intensity conditioning allogeneic hemato-poietic stem-cell transplantation in older patients with de novo myelodysplastic syndromes: an international collaborative decision analysis. J Clin Oncol. 2013;31(21):2662–2670.

[34] Field T, Perkins J, Huang Y et al. 5-Azacitidine for myelodysplasia before allogeneic hemato-poietic cell transplantation. Bone Marrow Transplant. 2010;45(2):255–260.

[35] Gerds AT, Gooley TA, Estey EH et al. Pretransplantation therapy with azacitidine vs induction chemotherapy and posttransplantation outcome in patients with MDS. Biol Blood Marrow Transplant. 2012;18(8):1211–1218.

[36] Damaj G, Duhamel A, Robin M et al. Impact of azacitidine before allogeneic stem-cell transplan-tation for myelodysplastic syndromes: a study by the Societe Francaise de Greffe de Moelle et de Therapie-Cellulaire and the Groupe-Francophone des Myelodysplasies. J Clin Oncol. 2012;30(36):4533–4540.

[37] Konuma T, Shimomura Y, Ozawa Y et al. Induction chemotherapy followed by allogeneic HCT versus upfront allogeneic HCT for advanced myelodysplastic syndrome: A propensity score matched analysis. Hematol Oncol. 2019;37(1):85–95.

[38] Alessandrino EP, Della Porta MG, Pascutto C et al. Should cytoreductive treatment be performed before transplantation in patients with high-risk myelodysplastic syndrome? J Clin Oncol. 2013;31(21):2761–2762.

[39] Steckel NK, Groth C, Mikesch JH et al. High-dose melphalan-based sequential conditioning che-motherapy followed by allogeneic haematopoietic stem cell transplantation in adult patients with relapsed or refractory acute myeloid leukaemia. Br J Haematol. 2018;180(6):840–853.

[40] Wermke M, Eckoldt J, Gotze KS et al. Enhanced labile plasma iron and outcome in acute myeloid leukaemia and myelodysplastic syndrome after allogeneic haemopoietic cell transplantation (ALLIVE): a prospective, multicentre, observational trial. Lancet Haematol. 2018;5(5):e201–e10.

[41] Kroger N, Iacobelli S, Franke GN et al. Dose-Reduced Versus Standard Conditioning Followed by Allogeneic Stem-Cell Transplantation for Patients With Myelodysplastic Syn-drome: A Prospective Randomized Phase III Study of the EBMT (RICMAC Trial). J Clin Oncol. 2017;35(19):2157–2164.

[42] Kroger N, Zabelina T, de Wreede L et al. Allogeneic stem cell transplantation for older advanced MDS patients: improved survival with young unrelated donor in comparison with HLA-identical siblings. Leukemia. 2013;27(3):604–609.

[43] Gerds AT, Woo Ahn K, Hu ZH et al. Outcomes after Umbilical Cord Blood Transplantation for Myelodysplastic Syndromes. Biol Blood Marrow Transplant. 2017;23(6):971–979.

[44] Bashey A, Zhang X, Sizemore CA et al. T-cell-replete HLA-haploidentical hematopoietic trans-plantation for hematologic malignancies using post-transplantation cyclophosphamide results in outcomes equivalent to those of contemporaneous HLA-matched related and unrelated donor transplantation. J Clin Oncol. 2013;31(10):1310–1316.

[45] Robin M, Porcher R, Ciceri F et al. Haploidentical transplant in patients with myelodysplastic syndrome. Blood Adv. 2017;1(22):1876–1883.

[46] Schroeder T, Rachlis E, Bug G et al. Treatment of acute myeloid leukemia or myelodys-plastic syndrome relapse after allogeneic stem cell transplantation with azacitidine and donor lymphocyte infusions--a retrospective multicenter analysis from the German Cooperative Trans-plant Study Group. Biol Blood Marrow Transplant. 2015;21(4):653–660.

[47] Platzbecker U, Wermke M, Radke J et al. Azacitidine for treatment of imminent relapse in MDS or AML patients after allogeneic HSCT: results of the RELAZA trial. Leukemia. 2012;26(3):381–389.

[48] Jedlickova Z, Schmid C, Koenecke C et al. Long-term results of adjuvant donor lymphocyte transfusion in AML after allogeneic stem cell transplantation. Bone Marrow Transplant. 2016;51(5):663–667.

[49] Oran B. Maintenance with 5-Azacytidine for Acute Myeloid Leukemia and Myelodysplastic Syndrome Patients. ASH-Abstract 971. 2018.

4 Zukünftige Aspekte der Diagnostik und Therapie myeloischer Neoplasien

Wolf-Karsten Hofmann, Carsten Müller-Tidow

Die Entwicklung von diagnostischen Möglichkeiten und innovativen Therapieverfahren hat in der modernen Medizin – insbesondere auf dem Gebiet der Hämatologie – in den letzten Jahrzehnten ein fast atemberaubendes Tempo angenommen. Wenn man bedenkt, dass vor ca. 25 Jahren (die Autoren dieses Beitrages und gleichzeitig Herausgeber des Buches standen damals gerade in der Prüfungsphase zum 3. Staatsexamen Medizin) die Behandlung eines Patienten mit chronisch myeloischer Leukämie (CML) auf der Verabreichung von vornehmlich alkylierenden Substanzen basierte und in einigen Fällen die Option der antiproliferativen (das war zumindest damals das Konzept) Therapie mit Interferonen in Betracht zog, um eine durchschnittliche Gesamtüberlebenszeit von ca. 3–5 Jahren nach Diagnosestellung (es sei denn, der Patient war jung und fit genug, um sich einer allogenen Stammzelltransplantation zu unterziehen) zu erreichen, erscheint es fast unglaublich, dass wir aktuell eine ganze Reihe potenter BCR-ABL1-spezifischer Tyrosinkinaseinhibitoren zur Verfügung haben, die bei mehr als 90 % der Patienten die Erkrankung lebenslang exzellent kontrollieren können. Die Tatsache, dass im Fokus der aktuellen klinischen Forschungsprojekte bei der CML nicht die Verbesserung und Optimierung der pharmakologischen Behandlung steht, sondern die beste Strategie, nach einer definierten Zeit die Behandlung „abzusetzen" in der Hoffnung, eine dauerhafte Eradikation des malignen CML-Klones erreicht und damit die Voraussetzung für eine Heilung des Patienten geschaffen zu haben, zeigt, welche enorme Entwicklung die personalisierte Behandlung von Patienten mit hämatologischen – aber auch besonders von myeloischen – Neoplasien genommen hat.

Als weiteres Beispiel kann man erwähnen, dass die Behandlungserfolge für Patienten mit akuter myeloischer Leukämie (AML) sich im oben genannten Zeitraum gleichfalls deutlich verbessert haben. Durch die konsequente Verfolgung einer klinischen (Alter) und molekulargenetischen (Zytogenetik, Mutationsanalyse) Risikostratifizierung in Verbindung mit dem Konzept der raschen allogenen Stammzelltransplantation bereits in der ersten kompletten Remission ist es möglich, bei ca. 40–50 % der Patienten im Alter bis zu 60 Jahren eine Heilung zu erreichen. Für Patienten im Alter über 60 Jahre sind die Ergebnisse mit einem krankheitsfreien Überleben nach fünf Jahren von 15–25 % noch deutlich zu verbessern.

Molekulargenetische Veränderungen mit prognostischer Relevanz, die mit dem Therapieansprechen wie auch dem Langzeitüberleben der Patienten assoziiert werden können, ermöglichen die Zuordnung zu spezifischen Risikogruppen und erlauben so eine Therapieoptimierung durch den Einsatz von risikostratifizierten Behandlungsprotokollen. Im Bereich der AML hat insbesondere die rasch verfügbare und exakte molekulargenetische Diagnostik dazu beigetragen, dass es heute für viele de-

https://doi.org/10.1515/9783110599794-004

finierte Subgruppen wirksame und mit molekularen Defekten assoziierte verbesserte und für einzelne Patienten sehr unterschiedliche Therapieoptionen gibt. In Kapitel 3.2 wird dies besonders drastisch deutlich. Nicht mehr die klassische Therapiereihenfolge „7 + 3" und Konsolidierung mit ARA-C in verschiedenen Dosierungen bis hin zu 36 g/m² pro Zyklus, sondern ein auf die initialen molekularen Veränderungen abgestimmtes Therapiekonzept einschließlich der allogenen Stammzelltransplantation unter Berücksichtigung mutationsspezifischer Tyrosinkinaseinhibitoren bzw. von Substanzen, welche die zelluläre Differenzierung beeinflussen, sowie moderne Antikörper bestimmen die Behandlung des Patienten.

Trotz aller positiven Entwicklungen der vergangenen Jahrzehnte – von einer erfolgreichen Lösung der Behandlungsprobleme bei myeloischen Neoplasien kann bisher keine Rede sein. Noch immer ist es bei einigen Patienten ohne die Option des sicher intensivsten und aufwändigsten Therapieverfahrens, der allogenen Stammzelltransplantation, nicht möglich, eine dauerhafte Heilung zu erzielen. Auf der anderen Seite spielt die Entstehung eines Rezidivs und damit eine Resistenz der hämatopoetischen Tumorzellen gegen eine initial erfolgreiche Behandlung weiterhin bei mehr als 50 % der Patienten mit myeloischen Neoplasien die bestimmende Rolle im Krankheitsverlauf. Nach wie vor ist die resistente Erkrankung die Ursache für eine deutlich eingeschränkte Lebenserwartung, dabei sei dahingestellt, ob es sich um ein Überleben des Patienten mit kontrollierter Erkrankung oder um ein Überleben des Patienten ohne Nachweis von Krankheitszeichen (Heilung?) handelt.

Die zukünftige Diagnostik und Therapie myeloischer Neoplasien wird von zwei wesentlichen Entwicklungen und Veränderungen bestimmt werden. Diese betreffen zum einen die eigentliche Diagnostik der Erkrankungen, zum anderen aber die komplexe und aufeinander abgestimmte Therapie jedes einzelnen Patienten mit einer myeloischen Neoplasie. Dabei wird es mehr und mehr zu einer Vermischung diagnostischer Kriterien mit therapeutischen Ansätzen kommen, als bestes Beispiel ist hier die an den Nachweis von minimaler Resterkrankung (MRD) gekoppelte stratifizierte Behandlung derzeitiger myeloproliferativer Erkrankungen, aber auch der AML zu nennen.

Die zukünftige Diagnostik hämatopoetischer Erkrankungen wird mehr und mehr und mit großer Wahrscheinlichkeit in absehbarer Zeit (wenige Jahre) von der molekulargenetischen und molekular-funktionellen Analyse der hämatopoetischen Zellen abhängen. Die seit Rudolf Virchow praktizierte morphologische Beurteilung der verschiedenen Zellarten, wie sie seit Jahrzehnten die Domäne der Hämato-Zytologie war und auch heute noch die Grundlage jeder Diagnose, Einteilung (WHO-Klassifikation [1]) und Risikoabschätzung (z. B. IPSS-R beim myelodysplastischen Syndrom [2]) der einzelnen Erkrankungen darstellt, wird zunehmend durch die integrative Hochdurchsatz-Analyse somatischer genetischer Veränderungen bei Patienten mit Blutbildungsstörungen ersetzt werden. Zum einen werden wir in wenigen Jahren anerkennen müssen, dass die bisher so vertraute Einteilung der hämatopoetischen Neoplasien z. B. in myeloproliferative oder myelodysplastische Syndrome bzw. in akute bzw. chronische

Leukämien keinen Bestand mehr haben wird. Stattdessen werden unter wenigen Krankheitsoberbegriffen (z. B. „Leukämie" oder „myeloische Neoplasie") auch über die Grenzen des jetzigen Verständnisses der linienspezifischen Differenzierung der hämatopoetischen Stammzelle hinweg Entitäten definiert sein, die ihre Zuordnung durch reproduzierbare und sensitiv nachweisbare molekulare Veränderungen erhalten werden [3]. Als ein wichtiges Beispiel kann dafür die gemeinsame Betrachtung der Gruppe der myelodysplastischen Syndrome (MDS) und myeloproliferativen Neoplasien (MPN) herangezogen werden. Die konsequente molekulare Charakterisierung dieser Erkrankungen hat in den letzten Jahren gezeigt, dass es – unabhängig vom morphologischen Bild – sehr viele ähnliche oder identische molekulare Veränderungen/Muster gibt, die sogar analoge Krankheitsverläufe (Krankheitsrisiko, Transformation zur akuten Leukämie) widerspiegeln und darüber hinaus den Ansatz für Mechanismus-spezifische Behandlungen (z. B. mit demethylierenden Substanzen, BCL2-Inhibitoren, Tyrosinkinaseinhibitoren, Immunmodulatoren etc.) bieten. Abb. 4.1 zeigt die vielfältigen molekulargenetischen Überlappungen bei MDS und MPN mit der Zuordnung zu möglicherweise verschiedenen krankheitsbestimmenden Zellklonen. Diese molekulare Charakterisierung wird zukünftig die Klassifikation, aber auch die Risikoabschätzung hämatopoetischer Erkrankungen – auch der myeloischen Neoplasien – bestimmen.

Die Definition krankheitsspezifischer molekularer Profile wird noch viel mehr als bisher Einfluss auf die kombinierte Behandlung bei Patienten mit malignen hämatologischen Erkrankungen haben. Es ist unbenommen, dass sowohl die alleinige Behandlung mit kombinierten Zytostatikaelementen, als auch die Therapie mit einer zielgerichteten Substanz, welche effektiv eine molekular definierte Veränderung angreift (z. B. BCR-ABL1-Tyrosinkinaseinhibitoren bei der CML) und zur kompletten Kontrolle der Krankheitsaktivität führen kann, in Zukunft nur in seltenen Krankheitsfällen zur Anwendung kommen werden. Vielmehr werden sich aus der Kombination der bisher bekannten und teilweise völlig verschiedenen Wirkmechanismen (Zytostatika, Inhibitoren spezifischer Stoffwechselwege der malignen Zelle wie Tyrosinkinasen, BCL2, BTK und andere, epigentische Modifikatoren, monoklonale und bi-spezifische Antikörper, Immunmodulatoren bis hin zu immuntherapeutischen Medikamenten wie CAR-T-Zellen) sowie neuen Substanzgruppen, die im Wesentlichen krankheitsmechanistisch wirken und deren Entwicklung von den beschriebenen molekularen Veränderungen der Zellen bestimmt wird, weitreichende und bisher nicht bekannte Therapieoptionen ergeben, die dann letztendlich zur noch besseren Eliminierung der malignen Zellen und damit zur Wiederherstellung einer normalen funktionellen Hämatopoese bei möglichst vielen Patienten mit hämatologischen Systemerkrankungen führen werden.

Wenn es gelingt, in den nächsten 25 Jahren das Tempo der Entwicklung in der Hämatologie aufrecht zu erhalten bzw. noch zu verbessern, könnte ein krankheitsfreies Gesamtüberleben von mehr als 90 % nach mehr als 15 Jahren hoffentlich für viele Patienten mit myeloischen Neoplasien prognostiziert werden. Eine wichtige Voraus-

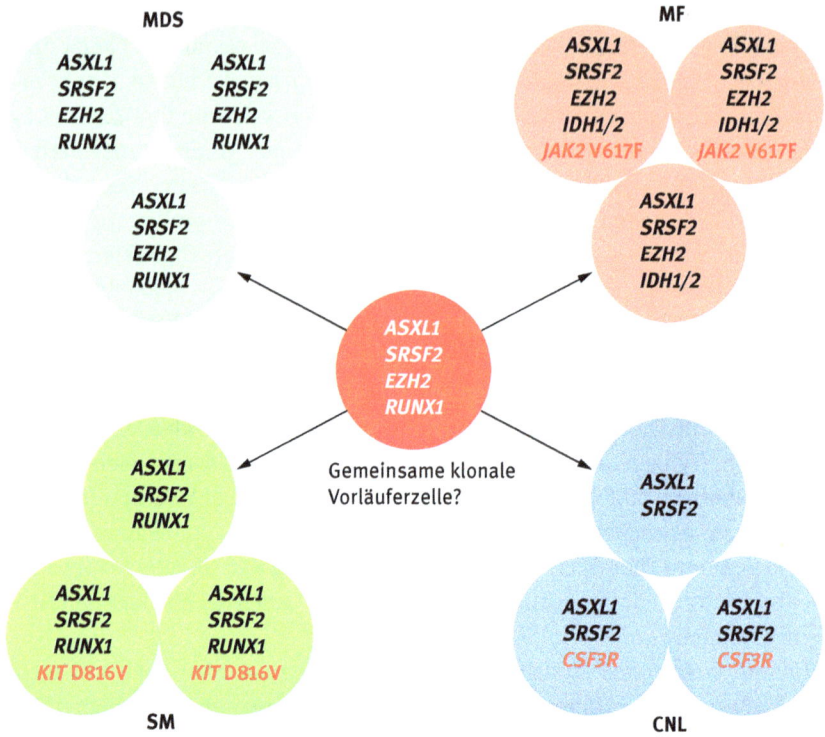

Abb. 4.1: Darstellung verschiedener molekularer Veränderungen (somatischer Mutationen) bei klassisch definierten myeloischen Neoplasien und Zuordnung zu einzelnen Klonen. Zum einen ist die klonspezifische Diversität, zum anderen sind aber auch die analogen Veränderungen bei den verschiedenen Krankheitsentitäten zu erkennen. In rot sind zusätzliche krankheitsdefinierende Mutationen dargestellt.

setzung, um dieses Ziel zu erreichen, ist die intensive translationale Forschungsarbeit im Bereich der klinischen Studien, welche die Grundlage für jede Art von systematischem Erkenntnisgewinn bei der Behandlung von hämatologischen Erkrankungen darstellt. Hier bleibt zu hoffen, dass die zukünftigen regulatorischen Bestimmungen und Gesetze insbesondere im Bereich des Managements von genetischen Daten und der Anwendung früher Entwicklungen zielgerichteter Medikamente für die konsequente Durchführung solcher Studien im Einklang mit den praktischen Erfordernissen bei der Patientenbehandlung in der Hämatologie stehen.

Literatur

[1]   Arber DA, Orazi A, Hasserjian R et al. The 2016 revision to the World Health Organization classification of myeloid neoplasms and acute leukemia. Blood 2016; 127(20), 2391–2405.

[2]   Greenberg PL, Tuechler H, Schanz J et al. Revised international prognostic scoring system for myelodysplastic syndromes. Blood 2012;120(12):2454–2465.

[3]   Haferlach T. Die Leukämiediagnostik steht vor einem großen Umbruch. Best Practice Onkologie 2018, 5, 266–271.

Stichwortverzeichnis

www.ingramcontent.com/pod-product-compliance
Lightning Source LLC
Chambersburg PA
CBHW081512190326
41458CB00015B/5354